# Color Atlas of Histopathology in Non-Human Primates

# 非人类灵长类动物组织病理学图谱

主　编　岑小波　胡春燕

副主编　杜艳春　张银柱　王　莉

编　委　王　莉　刘开凤　刘　斌　李宏霞

　　　　邱　爽　陈　珂　陈　涛　罗冬梅

　　　　魏新玉

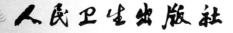

人民卫生出版社

**图书在版编目（CIP）数据**

非人类灵长类动物组织病理学图谱/岑小波、胡春燕
主编. —北京：人民卫生出版社，2011.9
　ISBN　978-7-117-14637-1

　Ⅰ．①非…　Ⅱ．①岑…　②胡…　Ⅲ．①灵长目—
组织病理学—图谱　Ⅳ．①S858.99–64

　中国版本图书馆CIP数据核字（2011）第143272号

| | |
|---|---|
| 门户网：www.pmph.com | 出版物查询、网上书店 |
| 卫人网：www.ipmph.com | 护士、医师、药师、中医 |
| | 师、卫生资格考试培训 |

**非人类灵长类动物组织病理学图谱**

主　　编：岑小波　胡春燕
出版发行：人民卫生出版社（中继线 010-59780011）
地　　址：北京市朝阳区潘家园南里 19 号
邮　　编：100021
E - mail：pmph @ pmph.com
购书热线：010-67605754　010-65264830
　　　　　010-59787586　010-59787592
印　　刷：北京铭成印刷有限公司
经　　销：新华书店
开　　本：787×1092　1/16　印张：21
字　　数：538 千字
版　　次：2011 年 9 月第 1 版　2011 年 9 月第 1 版第 1 次印刷
标准书号：ISBN 978-7-117-14637-1/R·14638
定　　价：126.00元

打击盗版举报电话：010-59787491　E-mail：WQ @ pmph.com
（凡属印装质量问题请与本社销售中心联系退换）

# 前　言

非人类灵长类动物（如食蟹猴、恒河猴）已广泛应用于动物疾病模型、新药安全性评价等生命科学领域。但目前涉及非人类灵长类动物组织学的图谱和专著数量不多，尤其是组织病理形态学的描述与研究以及相关图文资料都极为欠缺。组织病理学是依据实验动物器官、组织形态病变等特点，寻找药（毒）物的靶器官、靶组织和靶细胞，为新药研制、人类疾病的认识与防治提供客观、科学的实验依据。

《非人类灵长类动物组织病理学图谱》是在作者主持的多项国家级课题的研究成果基础上总结撰写而成。本图谱以正常组织学为对照，以器官组织病理学为重点，全面系统的展示了恒河猴及食蟹猴常见的组织病理学特征，并进行了详细描述。全书分为十三章，涵盖了呼吸系统、消化系统、造血系统及心血管系统等，共计12个系统。收集了正常组织学彩色图片170余张，病理组织学图片340余张，另附加部分大体病理图像，文字描述8万余字。本图谱内容系统翔实，图文并茂，图片清晰。

本图谱源于著者近十年来通过自身实践获得的解剖及病理组织学研究的第一手资料，并非获取自信息网络资源或其他研究机构。本图谱涉及了多种药理、毒理学试验中常见的自发及药物相关的病理学改变，部分病理图片弥足珍贵，如辐射猴病理组织图片等。

本图谱不仅是毒性病理学家迫切需要的，也是新药研究、基础医学研究、兽医等领域科技工作者的重要参考资料。

本图谱编写多年，历经多次修改，但限于编者能力及摄影技术，难免有不足之处，祈望各界同道和读者指正。

**编者于成都**
2011年5月18日

# 目　录

## 第一章　呼吸系统（respiratory system）

## 第二章　心血管系统（cardiovascular system）

## 第三章　消化管（digestive tract）

## 第四章　消化腺（digestive glands）

## 第五章　内分泌系统（endocrine system）

## 第六章　泌尿系统（urinary system）

## 第七章　雄性生殖系统（male reproductive system）

## 第八章　雌性生殖系统（female reproductive system）

## 第九章　淋巴系统（lymphatic system）

## 第十章　造血系统（haematopoietic system）

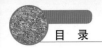
## 第十一章　皮肤（integumentary system）

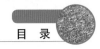

## 第十二章　肌肉骨骼系统（musculoskeletal system）

## 第十三章　神经与特殊感官（nervous system and special sensory organs）

## 附录一　常规猴组织标本的制作及染色方法

## 附录二　现代组织病理学的特殊方法和技术

# 第一章
# 呼吸系统 (respiratory system)

呼吸系统是机体与外界环境直接接触面积最大的器官，由鼻、咽、喉、气管、支气管和肺等器官组成。整个呼吸系统分为导气部和呼吸部，鼻、咽、喉、气管、支气管和肺内的终末细支气管为导气部。导气部管壁多以骨或软骨为支架，表面衬有的黏膜上皮主要为假复层纤毛柱状上皮，内有散在分布的杯状细胞。杯状细胞分泌黏液覆盖在黏膜表面，具有吸附吸入的灰尘、细菌等异物的功能，并可借助于纤毛细胞纤毛的定向摆动，将有害物质随黏液排出。因此，导气部具有防御和保持气道通畅的作用。本章节着重介绍支气管和肺组织及其常见病变。

肺是机体与外界进行气体交换的器官。在解剖结构上，猴类的肺共分为7叶，其中右肺4叶，左肺3叶。支气管从肺门入肺后形成一系列的分支管道，形似一棵倒置的树。支气管树的分支通常为24级，以气管为0级，支气管为1级，以下的分支依次分级，末端肺泡为24级。

气管由黏膜、黏膜下层和外膜组成。黏膜表面是假复层纤毛柱状上皮，由纤毛细胞、杯状细胞、基细胞、刷细胞和神经内分泌细胞构成。此外，还有少量粒细胞和淋巴细胞。黏膜下层由疏松结缔组织组成，与固有层之间无明显分界。外膜由透明软骨和结缔组织构成。软骨环呈马蹄形，缺口朝向气管的背侧，缺口处有平滑肌束和结缔组织。

肺内的呼吸性细支气管、肺泡管、肺泡囊至肺泡为呼吸部，呼吸部管道部分上皮由假复层纤毛柱状上皮逐渐转变为柱状上皮或立方上皮，具有大量肺泡开口——即肺泡孔。肺泡为半球形的小囊，是肺进行气体交换的场所，构成肺的主要结构。肺泡壁很薄，表面由单层肺泡上皮被覆，相邻肺泡之间的组织称为肺泡间隔，分布有大量的毛细血管和丰富的弹性纤维。其中，气血屏障是血液中的二氧化碳与肺泡中的氧气进行气体交换的结构。

鼻嗅黏膜也是嗅感觉器，鼻旁窦和喉发音有关。肺的支气管黏膜上皮分布着一些神经内分泌细胞，因此，肺还具有神经内分泌的功能。药物临床前毒性研究中，呼吸系统常规检查的脏器主要包括气管和肺（非吸入性试验）。对于吸入性试验，则根据试验需要增加鼻腔、咽喉等不同部位的检查。

猴在发育过程中，受到外界环境因素、生物因素或者受试药物的影响，都有可能造成呼吸系统的病变。此外，无论药物是吸入性或系统性给予方式，呼吸道解剖及生理特点都可以影响药物的沉积、代谢及毒性。常见呼吸系统的病变表现为先天发育异常（如囊肿形成）；上皮的改变（如萎缩、变性、坏死、细胞内包涵体、糜烂及溃疡形成、再生修复性改变）；炎症性改变（诸如急性、慢性、肉芽肿性、纤维化及骨化）；血管性改变（如充血、淤血、水肿、出血、血栓形成及栓塞）。换气部因其结构及功能的特殊性，除发生上述病变外还可发生肺泡内组织细胞聚集、脂质沉积、色素及尘埃沉积。发生在该部位的炎症也与身体其他部位不尽相同，如急、慢性肺泡与间质性炎症、肉芽肿性（异物性）炎症、肺纤维化、过度充气、肺气肿、肺不张或肺萎陷等。

由于实验所使用猴的年龄相对年轻，呼吸系统增生性或肿瘤性病变较为少见。呼吸系统增生性病变可发生在呼吸道的鳞状上皮、呼吸上皮和嗅上皮。其中，肺脏增生性病变主要发生在Ⅱ型肺泡上皮细胞。一些许多化学物或药物可以引起Ⅱ型肺泡上皮细胞增生，如臭氧、氮氧化物、纯氧、博来霉素、溴己新、乌拉坦和拟交感胺类药物等。如果增生发生的同时细胞出现了异型变化，即转变为肺肿瘤。常见的肺肿瘤病变有细支气管肺泡腺瘤、细支气管肺泡癌、支气管腺瘤和腺癌、鳞状细胞癌和表皮囊肿、肉瘤、肺转移瘤和间皮瘤。环境因素和致癌物均能引起肺肿瘤性病变，其中环境因素包括重金属粉尘、工业废气等。常见的致癌物有3，4-苯并芘，亚硝胺类化合物等。有报道显示，恒河猴持续给予钚-239九年后可引起支气管纤维肉瘤。

## 1-1 气管（trachea）

气管管壁由内向外依次为黏膜（mucosa，M）、黏膜下层（submucosa，SM）和外膜（adventitia，A）。

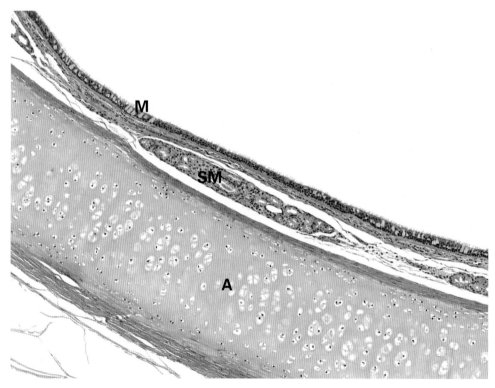

**图 1-1 气管（trachea）**
HE × 100
食蟹猴（cynomolgus monkey），雄性，28个月月龄（正常组织）

## 1-2 气管（trachea）

气管黏膜由上皮和固有层组成。上皮为假复层纤毛柱状上皮（pseudostratified ciliated columnar epithelium，PE），由纤毛细胞（ciliated columnar cell）、杯状细胞（goblet cell）、基细胞（basal cell）等组成。杯状细胞因其形态酷似高脚杯而得名，细胞顶部膨大，内含大量黏原颗粒，透明蓝染（黑色三角），上皮层表面可见由细胞纤毛构成的刷状缘（黑色箭头）。上皮与固有层之间可见明显的基膜（＊）。固有层结缔组织中富含弹性纤维，常见弥散淋巴组织。黏膜下层为疏松结缔组织，与固有层和外膜无明显分界，内含较多混合性腺（白色箭头）。外膜较厚，由透明软骨和致密结缔组织构成。

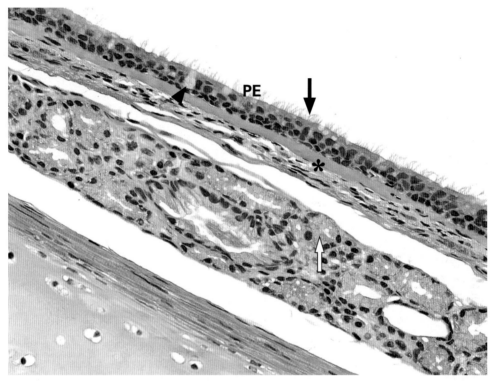

图1-2　气管（trachea）
HE × 400
食蟹猴（cynomolgus monkey），雄性，28个月月龄（正常组织）

## 1-3 气管黏膜上皮杯状细胞增生（goblet cell proliferation）

上图示正常的气管黏膜上皮，杯状细胞（goblet cell）在上皮层内散在分布，下图示上皮杯状细胞数量增多。由于分泌功能亢进而致上皮杯状细胞体积增大，胞浆空亮，常见病因有呼吸道慢性刺激等。

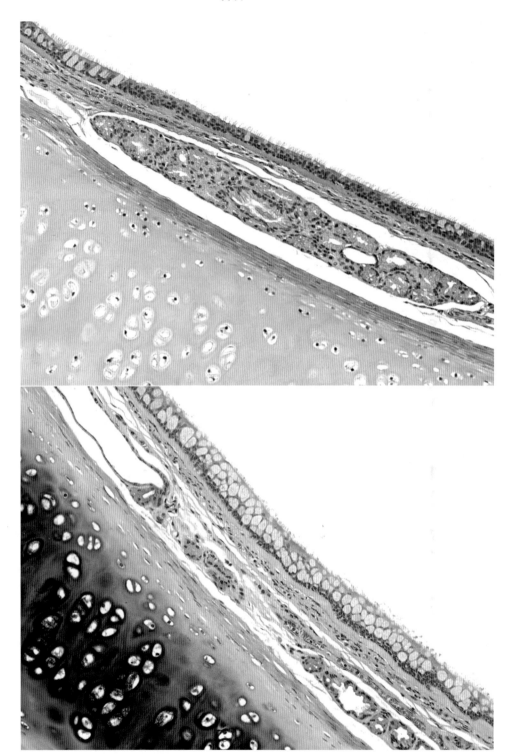

**图 1-3　气管黏膜上皮杯状细胞增生（goblet cell proliferation）**
上图 HE×200，下图 HE×200
食蟹猴（cynomolgus monkey），雌性，27 个月月龄（自发病变）

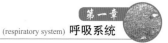

## 1-4 终末细支气管（terminal bronchiole）

肺表面被覆浆膜，即胸膜脏层，其内的肺组织由支气管的各级分支、终末肺泡和富含血管、淋巴管、神经等的纤维结缔组织组成。肺内支气管的结构类似于主支气管，随管径的变小，假复层纤毛柱状上皮逐渐变薄，杯状细胞、腺体和软骨片逐渐减少。主支气管从肺门进入肺内，依次分支为叶支气管、段支气管、小支气管、细支气管、终末细支气管、呼吸性细支气管、肺泡管、肺泡囊和肺泡。

图示终末细支气管（＊）管壁上皮为单层柱状或立方，杯状细胞、腺体和软骨完全消失，环形平滑肌完整。环形平滑肌的舒缩可改变管径的大小，从而达到调节肺泡内气体流量的作用。

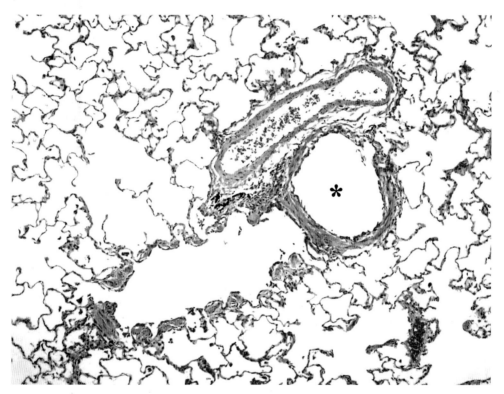

图1-4 终末细支气管（terminal bronchiole）

HE × 100

食蟹猴（cynomolgus monkey），雄性，28个月月龄（正常组织）

## 1-5  肺泡（pulmonary alveoli）

　　肺泡（pulmonary alveoli，PA）壁薄，由单层肺泡上皮组成。肺泡上皮由Ⅰ型肺泡细胞和Ⅱ型肺泡细胞组成。Ⅰ型肺泡细胞扁平，核部略厚（黑色三角）。Ⅱ型肺泡细胞体积较小，呈立方形或圆形，散在凸起于Ⅰ型肺泡细胞之间，细胞核呈圆形，胞浆淡染（白色三角）。相邻肺泡之间的结构称为肺泡间隔（septum）（＊），富含毛细血管（黑色箭头）和弹性纤维，还可见肺巨噬细胞、成纤维细胞、肥大细胞和神经纤维等成分。正常情况下，肺泡内可见少量巨噬细胞（白色箭头）。

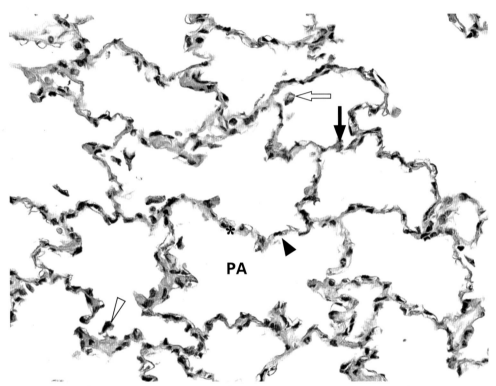

**图 1-5　肺泡（pulmonary alveoli）**
HE×400
食蟹猴（cynomolgus monkey），雄性，28个月月龄（正常组织）

## 1-6  肺脓肿（pulmonary abscess）

　　低倍镜（上图）示局部肺组织结构破坏，正常的蜂窝状结构由实变区所替代，实变区中央部的组织液化坏死，周围大量中性粒细胞为主的急性炎细胞聚集和纤维结缔组织包裹（＊）。

　　高倍镜（下图）示坏死组织中有大量中性粒细胞（白色箭头）、嗜酸性粒细胞（黑色箭头）及少量巨噬细胞，间以纤维母细胞及新生毛细血管形成（黑色三角）。

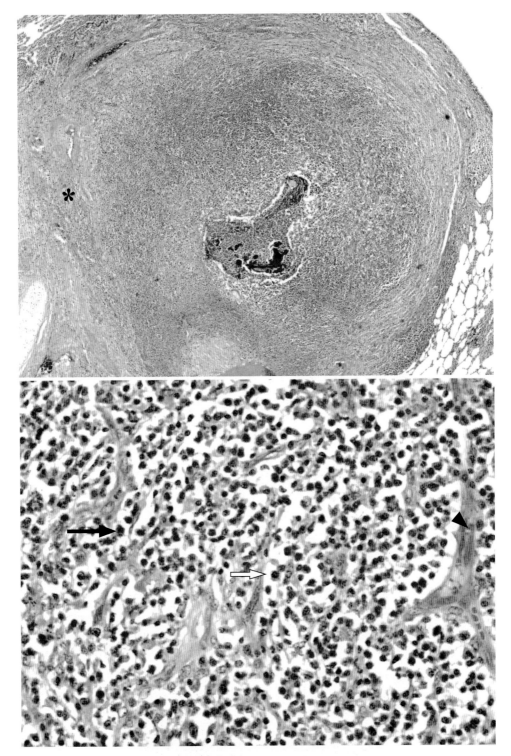

**图1-6 肺脓肿（pulmonary abscess）**
上图HE×40，下图HE×400
恒河猴（rhesus monkey），雌性，32个月月龄（自发病变）

## 1-7 肺肉芽肿（pulmonary granuloma）

上图肺实质内见一纤维组织增生包裹结节，中央为毛发横断面，周围见增生的上皮样细胞和淋巴细胞。下图示炎性肉芽肿，由上皮样细胞和淋巴细胞构成的实性结节性病变。

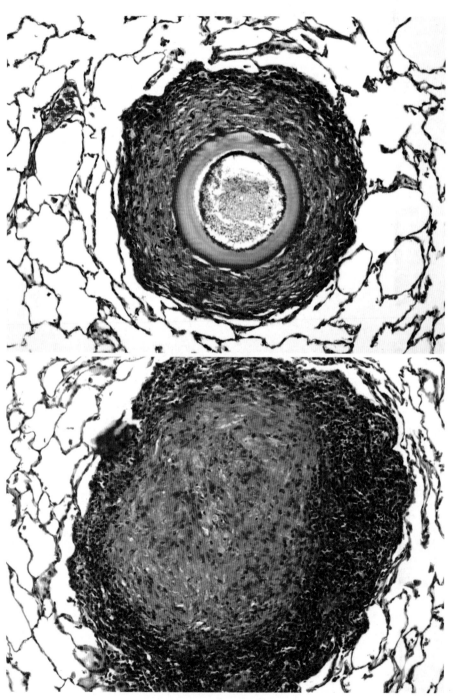

**图1-7 肺肉芽肿（pulmonary granuloma）**
上图HE×200，下图HE×200
恒河猴（rhesus monkey），雄性，26~32个月月龄（自发病变）

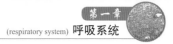
## 1-8  肺肉芽肿性炎（granulomatous pneumonia）

　　左上图为肺组织内异物巨细胞反应性病变，可见异物巨细胞（白色箭头）吞噬嗜碱性物质（黑色箭头）。右上图为相同视野偏光显微镜图像，显示异物具偏光性。下图为另一例异物肉芽肿性炎，见大量巨细胞吞噬增生，多核巨细胞形成（黑色三角）并吞噬有针状结晶样物质（白色三角）。

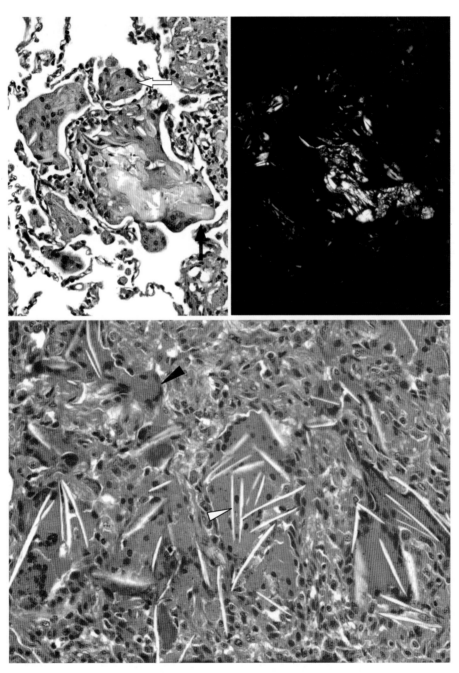

图1-8　肺肉芽肿性炎（granulomatous pneumonia）
左上图 HE×400，右上图 HE×400，下图 HE×400
恒河猴（rhesus monkey），雄性，28~35个月月龄（药物相关）

## 1-9　间质性肺炎（interstitial pneumonia）

　　肺泡间隔明显增宽，细胞成分明显增多，可见以淋巴细胞、单核细胞为主的炎性细胞浸润，肺泡腔内无渗出物。

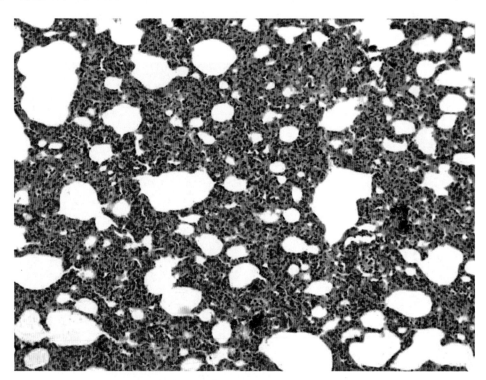

**图1-9　间质性肺炎（interstitial pneumonia）**
HE×200
恒河猴（rhesus monkey），雌性，34个月月龄（自发病变）

## 1-10　小叶性肺炎（lobular pneumonia）

　　小叶性肺炎是以细支气管（bronchiole）为中心的急性化脓性炎症。图示细支气管（白色实线）内及周围肺组织中大量变性坏死的中性粒细胞聚集，病变常以肺小叶为累及范围。图右上部可见出血（＊），病灶周围肺组织出现代偿性肺气肿（pulmonary emphysema，PE）。

## 1-11　肺出血性梗死（pulmonary hemorrhagic infarct）

　　图上部显示肺梗死灶呈凝固性坏死，细胞结构消失，而肺泡轮廓尚存，肺泡腔内充满大量红细胞（黑色箭头）和粉染的水肿液（＊），并见散在蓝色菌团。下部残存的肺组织发生肺水肿性改变。

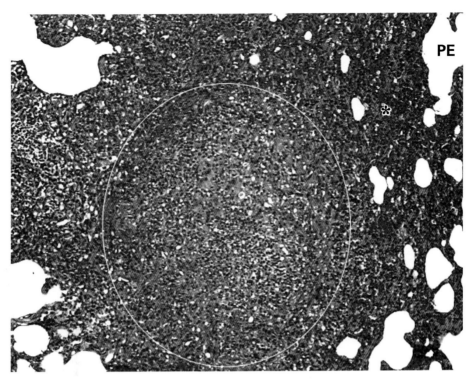

**图1-10　小叶性肺炎（lobular pneumonia）**
HE × 100
恒河猴（rhesus monkey），雌性，38个月月龄（自发病变）

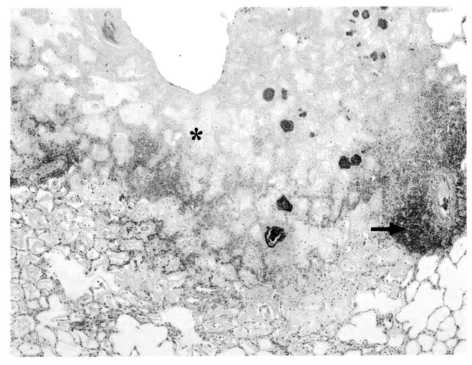

**图1-11　肺出血性梗死（pulmonary hemorrhagic infarct）**
HE × 50
恒河猴（rhesus monkey），雌性，36个月月龄（动物模型）

## 1-12 肺透明血栓 (pulmonary hyaline thrombus)

肺泡壁毛细血管内见均质、嗜酸性的纤维蛋白栓子阻塞血管腔，为肺的透明血栓，又称纤维素性血栓 (fibrous thrombus，黑色箭头)，主要发生于毛细血管，常见于弥漫性血管内凝血。

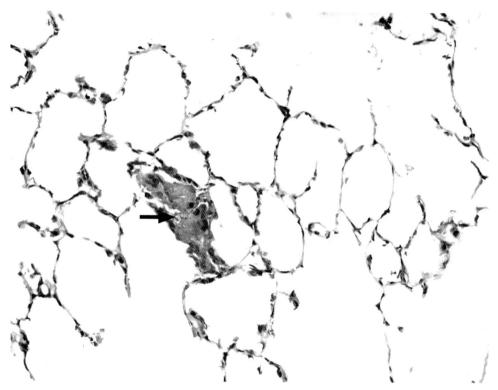

图1-12 肺透明血栓 (pulmonary hyaline thrombus)
HE × 400
恒河猴 (rhesus monkey)，雌性，33个月月龄 (药物相关)

## 1-13 肺胸膜淋巴管囊性扩张 (cystic lymphangiectasis)

上图大体解剖观察发现肺表面灶状区域呈囊泡状隆起，下图示显微镜下脏层胸膜表面淋巴管囊性扩张 (黑色箭头)。

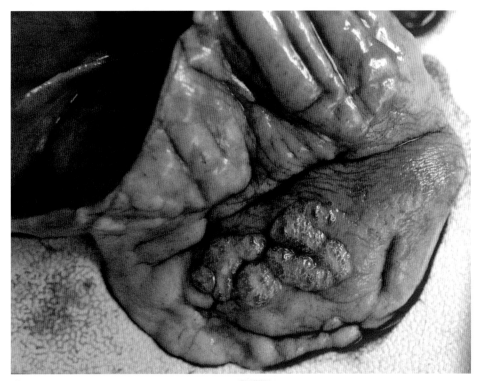

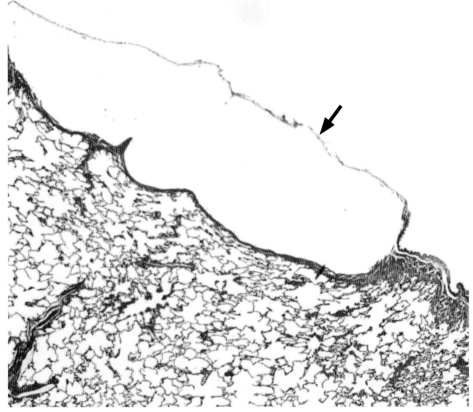

**图1-13　肺胸膜淋巴管囊性扩张（cystic lymphangiectasis）**
上图大体摄像，下图HE×40
恒河猴（rhesus monkey），雄性，28个月月龄（自发病变）

## 1-14 肺水肿 (pulmonary edema)

弥漫性的肺泡腔或肺间质内出现粉红淡染蛋白样物质（＊）聚集，为濒死动物常见的肺部病理学改变。

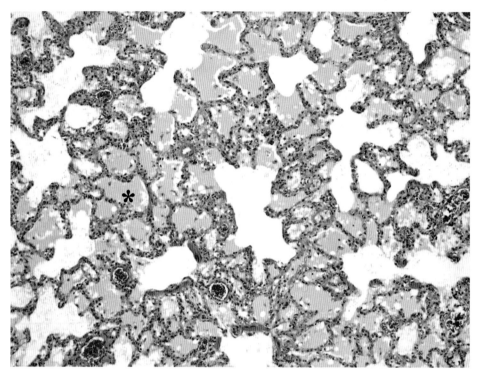

＊

**图1-14 肺水肿（pulmonary edema）**
HE × 100
恒河猴（rhesus monkey），雌性，36个月月龄（自发病变/药物相关）

## 1-15 肺不张 (pulmonary atelectasis)

肺组织萎缩、塌陷，肺泡腔内充满淡蓝色液体，无气体充盈。

## 1-16 肺气肿 (pulmonary emphysema)

图示肺泡腔高度扩张，肺泡壁明显变薄，肺泡隔断裂，相邻肺泡腔融合形成大的囊腔，内含过量残存气体。

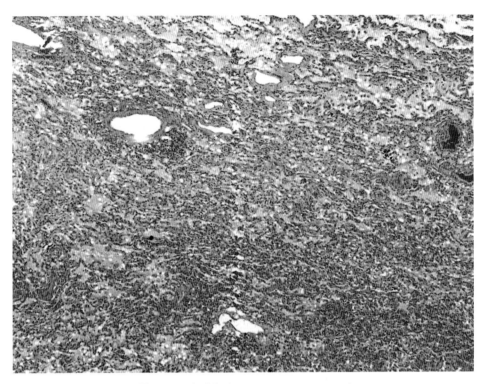

图 1-15　肺不张（pulmonary atelectasis）
HE × 100
食蟹猴（cynomolgus monkey），雄性，30个月月龄（自发病变）

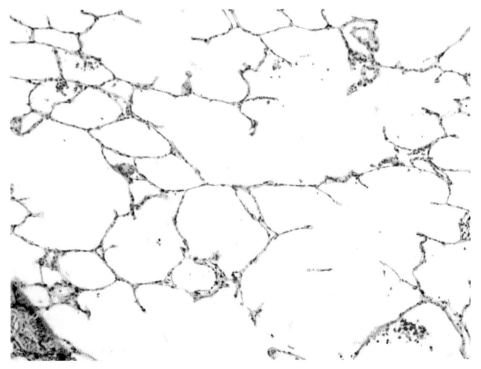

图 1-16　肺气肿（pulmonary emphysema）
HE × 100
恒河猴（rhesus monkey），雌性，32个月月龄（自发病变）

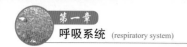
## 1-17 肺间质色素沉着（pigment deposition）

　　肺支气管和血管周围大量褐色色素及吞噬色素的巨噬细胞浸润。巨噬细胞吞噬吸入的灰尘颗粒后称为尘细胞，常见于肺泡隔和各级支气管附近。

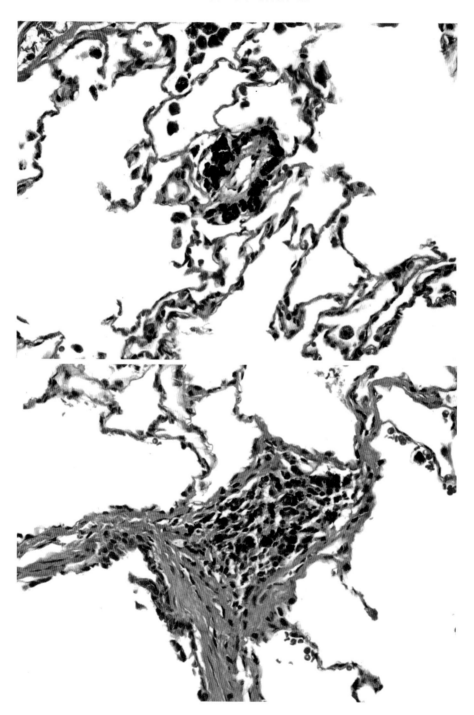

**图1-17　肺间质色素沉着（pigment deposition）**
上图HE×400，下图HE×400
食蟹猴（cynomolgus monkey），雌性，40个月月龄（自发病变）

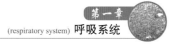

## 1-18 肺支气管/血管周围色素沉着（pigment deposition）

上图示肺支气管（B）及血管（V）周围大量巨噬细胞聚集，巨噬细胞胞浆内吞噬颗粒状棕褐色色素（白色箭头）。下图示色素经普鲁士蓝染色呈蓝色（黑色箭头），为阳性表达，证实该色素为含铁血黄素，多与陈旧性出血有关。

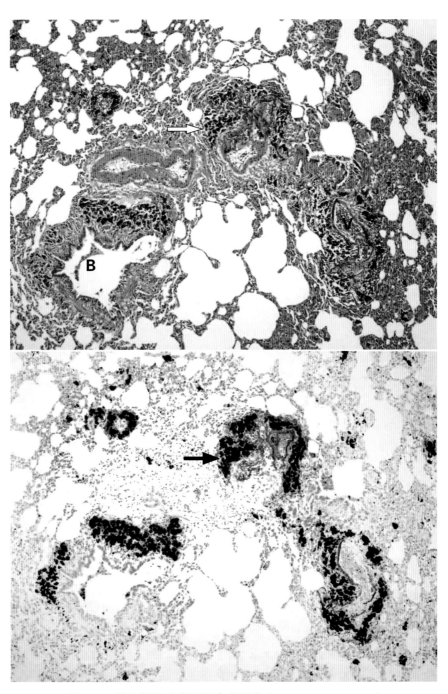

**图1-18 肺支气管/血管周围色素沉着（pigment deposition）**
上图HE×100，下图 Prussian blue 染色 ×100
食蟹猴（cynomolgus monkey），雄性，36个月月龄（自发病变）

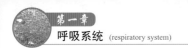
## 1-19 肺巨噬细胞聚集 (macrophage accumulation)

低倍镜（上图）示支气管周围、肺泡（B）腔内，尤其是血管（V）周围见大量成团的巨噬细胞浸润。高倍镜（左下图）显示血管周围巨噬细胞密集，体积增大，胞浆中吞噬灰蓝色物质（黑色箭头）。右下图偏光显微镜证实巨噬细胞内为偏光物质沉积。该例动物为静脉途径给药，灰蓝色异物为渗出药物或其代谢产物沉积。

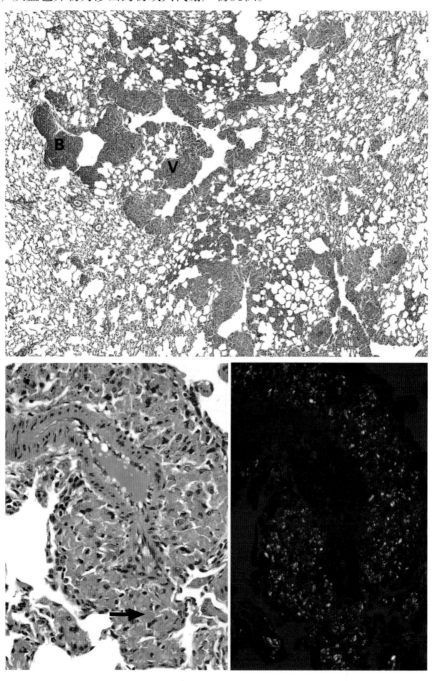

图1-19　肺巨噬细胞聚集（macrophage accumulation）
上图HE×40，左下图HE×400，右下图HE×400
恒河猴（rhesus monkey），雄性，34个月月龄（药物相关）

## 1-20 肺血管内粒细胞增多（increased neutrophils in capillaries）

恒河猴皮下注射长效粒细胞集落刺激因子后，肺泡隔毛细血管内分叶状核粒细胞数量增多（黑色箭头），系粒系造血活跃的全身性反应。

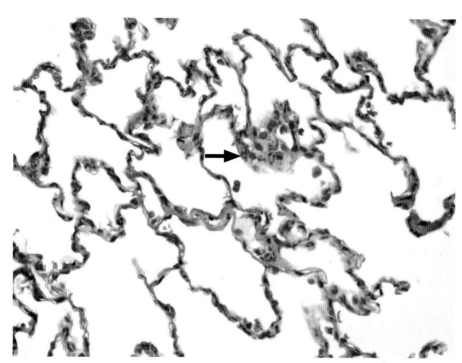

图1-20 肺血管内粒细胞增多（increased neutrophils in capillaries）
HE×400
食蟹猴（cynomolgus monkey），雄性，37个月月龄（药物相关）

## 1-21　肺脂肪栓塞（pulmonary fat embolism）

肺小血管内见脂肪细胞形成栓子堵塞管腔，可能来源于骨折或脂肪组织严重挫伤。

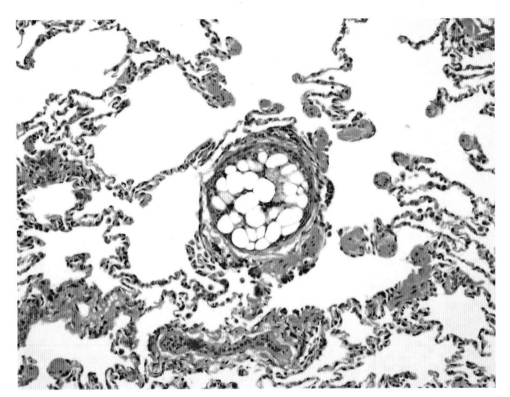

**图1-21　肺脂肪栓塞（pulmonary fat embolism）**
HE×200
食蟹猴（cynomolgus monkey），雌性，33个月月龄（自发病变）

## 1-22　寄生虫性肉芽肿（parasitic granuloma）

图示虫体（＊）周围被大量多核巨细胞、嗜酸性粒细胞及淋巴细胞包裹。

## 1-23　嗜酸性肉芽肿（eosinophilic granuloma）

图示肺血管周围灶状嗜酸性粒细胞聚集及大量巨噬细胞、淋巴细胞浸润。

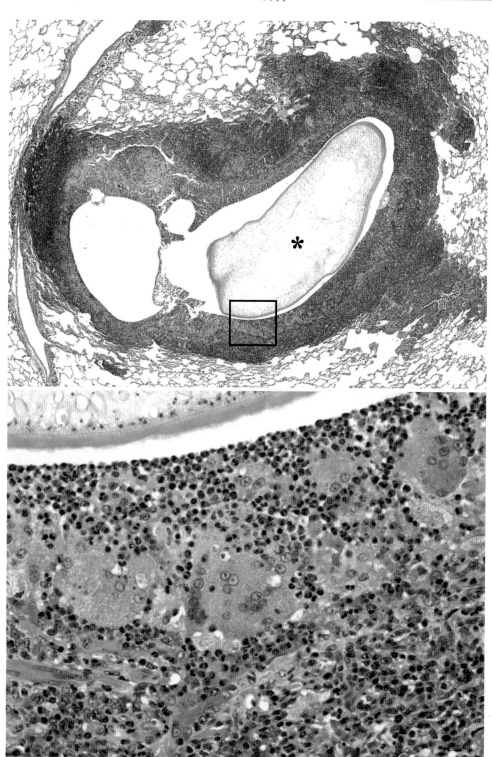

**图1-22　寄生虫性肉芽肿（parasitic granuloma）**
上图HE×40，下图HE×400
食蟹猴（cynomolgus monkey），雌性，35个月月龄（自发病变）

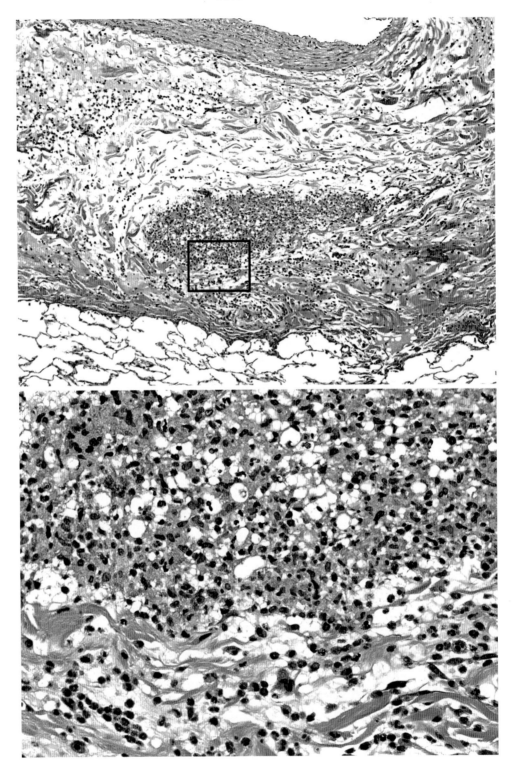

**图1-23　嗜酸性肉芽肿（eosinophilic granuloma）**
上图HE×40，下图HE×400
食蟹猴（cynomolgus monkey），雄性，33个月月龄（自发病变）

（王　莉　李　敏　张银柱）

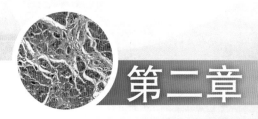

# 第二章

# 心血管系统 (cardiovascular system)

心血管系统由心脏、动脉、毛细血管和静脉构成，是一个封闭的管道系统。心脏将血液泵出，并由动脉、毛细血管将血液分配到各器官、组织。血液在心血管系统中按一定的方向流动，最后经静脉汇入心脏。心血管系统主要功能是为全身组织器官运输血液，通过血液将氧气、营养物质和激素等提供给组织，并将组织代谢物运走，以保证体内正常新陈代谢的进行。心血管系统不仅是体内的循环系统，而且具有重要的内分泌功能。

心血管系统在一般毒性试验中较少受累，心脏的基本病变包括心肌变性、肥大、炎症等。某些化学物质和药物可引起心脏改变，如酒精、抗癌药物、汞、铅等可引起心肌细胞的变性（包括水样变性、脂肪变性、脂褐素沉着和萎缩）；心肌细胞坏死，可伴有钙盐沉着，而且坏死多位于心内膜下和乳头肌。发生于人的心肌梗死但在猴常规毒性试验中极少发生，但偶尔于心耳和三尖瓣可发现血栓。大多数引起外周血管阻力增加的药物可引起心脏重量增加。某些抗癌药物长期应用可导致贫血，氧需求量相对增加，可导致心脏代偿性肥大，但在贫血纠正后可逐渐恢复正常。蒽环抗生素（如阿霉素）可引起中毒性心肌病，主要病变分布在左室和室间隔的心肌，可出现心肌横纹肌消失、空泡变性、肌浆溶解或浓缩，胞浆呈嗜酸性。钙通道阻滞剂可引起局限性心肌炎病变。与人相比，实验猴发生心血管疾病颇为少见，但近年来随着生物技术药物的大量研发和应用，药物相关的血管病变有增多趋势。

血管的基本病变包括变性、坏死、炎症、肥大、纤维化和硬化。细小血管则以微循环障碍的一系列表现为主，细动脉可有纤维素样变性或坏死，如结节性多动脉炎多表现为纤维素样坏死。大动脉则可发现粥样硬化或中层黏液样变性和钙化等。小动脉中层的平滑肌细胞也常有肥大（或增生）、肌层肥厚。血管的纤维化往往导致管壁硬化，管腔缩窄或闭塞，可伴有血栓形成。一些药物如血管紧张素、多巴胺增效剂、去甲肾上腺素等可引起血管内皮细胞的通透性增加，导致血管内皮细胞和中膜平滑肌坏死。茶碱类药物能产生血管毒性，可累及消化道小静脉，引起细小静脉内膜增生和血管外膜淋巴细胞浸润。

常规毒性试验中常可见一些自发性病变，例如心肌间质炎细胞浸润、心肌炎、心肌病、心肌脂肪浸润、色素沉着、动脉粥样硬化等。

## 2-1　心室壁（wall of ventricle）

心脏心室壁在低倍镜下分为三层，由外至内依次为心外膜（epicardium，Epc），心肌膜（myocardium，Myc），心内膜（endocardium，Enc）。

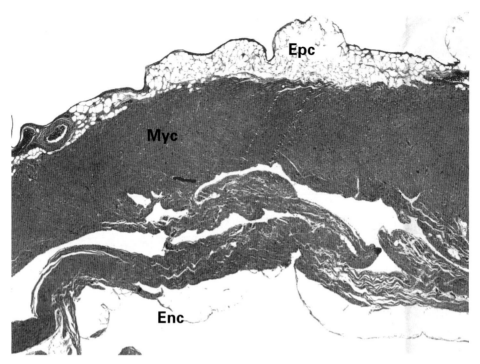

**图2-1　心室壁（wall of ventricle）**
HE × 400
食蟹猴（cynomolgus monkey），雌性，24个月月龄（正常组织）

## 2-2　心外膜（epicardium）

图右上方为心外膜，即心包的脏层，其结构为浆膜，表面被覆一层间皮（黑色箭头），间皮下为薄层疏松结缔组织，与心肌膜（myocardium，Myc）相连。心外膜的深层含较多血管（blood vessel，BV）与神经（nerve，N），常有不定量的脂肪组织（adipose tissue，AT）。

## 2-3　心肌膜（myocardium）

心肌膜为心壁中最厚的一层，是心脏的主体，主要由心肌纤维（cardiac muscle，CM）构成，排列成层或成束。多数心肌纤维有一个核，少数有双核，核呈卵圆形，位于细胞中央（白色箭头）。单个心肌纤维末端彼此相连，相连处称闰盘（intercalated disk），在HE染色标本中，闰盘为深染的粗线，与肌纤维长轴垂直或呈阶梯形（＊）。肌束间的结缔组织内含有丰富的血管（blood vessel）（黑色箭头）。

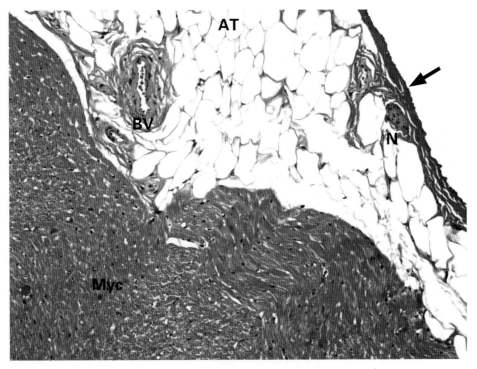

图2-2　心外膜（epicardium）
HE×200
食蟹猴（cynomolgus monkey），雌性，24个月月龄（正常组织）

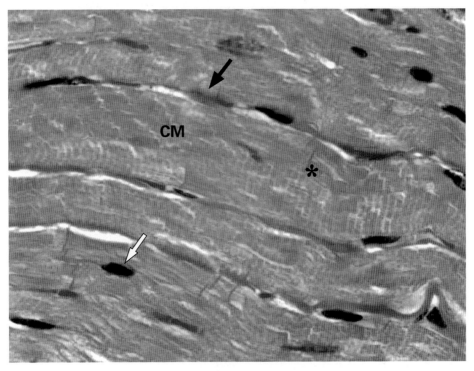

图2-3　心肌膜（myocardium）
HE×1000
食蟹猴（cynomolgus monkey），雌性，24个月月龄（正常组织）

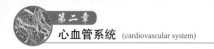

## 2-4　右心房心内膜（endocardium）

　　图左侧为心内膜，由内皮（endothelium，E）和内皮下层（subendocardial layer，SL）组成。内皮为单层扁平上皮，与出入心脏的血管内皮相连。内皮下层由薄层结缔组织构成，内含小血管、胶原纤维、弹性纤维及少量平滑肌。

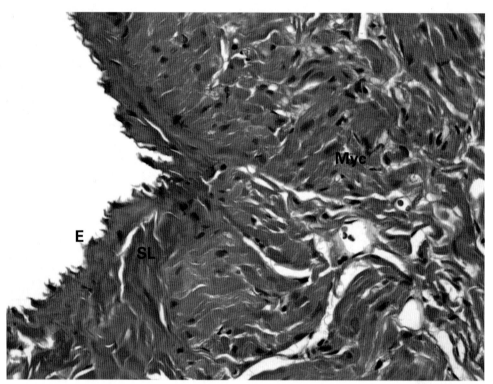

**图2-4　右心房心内膜（endocardium）**
HE × 400
食蟹猴（cynomolgus monkey），雌性，24个月月龄（正常组织）

## 2-5　心瓣膜（cardiac valve）

　　心瓣膜（cardiac valve）是心内膜向腔内凸起形成的薄皮状皱褶，包括房室瓣和动脉瓣，分别位于房室孔和动脉口处。瓣膜表面为内皮细胞覆盖（黑色箭头），内部为致密结缔组织，并与纤维环相连。心瓣膜的功能是阻止心房和心室收缩时血液倒流。

## 2-6　心肌出血（myocardial hemorrhage）

　　心脏左室壁乳头肌内见大量红细胞（黑色箭头），局部伴棕褐色色素沉着。

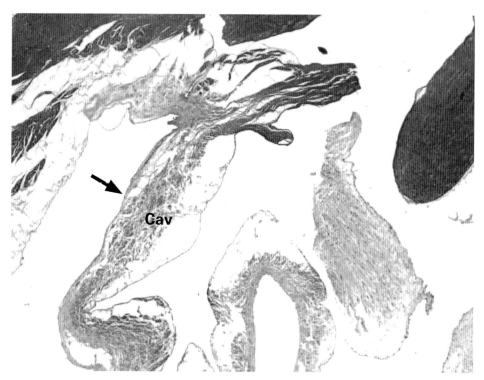

**图2-5  心瓣膜（cardiac valve）**
HE × 100
食蟹猴（cynomolgus monkey），雌性，24个月月龄（正常组织）

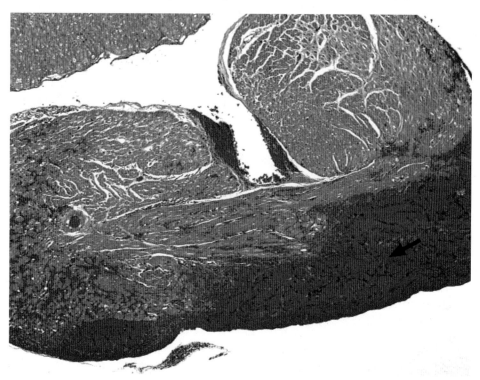

**图2-6  心肌出血（myocardial hemorrhage）**
HE × 100
恒河猴（rhesus monkey），雌性，24个月月龄（药物相关）

## 2-7 菌团 (bacterial colony)

右心耳心腔内见深紫蓝色、颗粒状的细菌菌团（黑色箭头）。

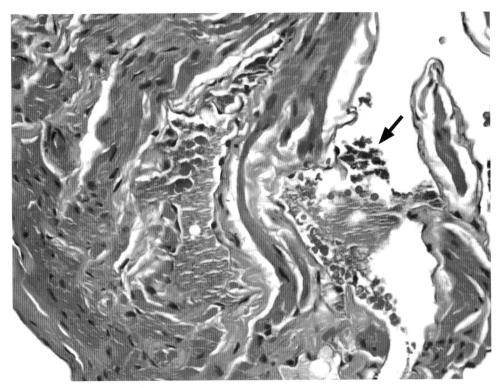

**图2-7 菌团（bacterial colony）**
HE×200
恒河猴（rhesus monkey），雌性，36个月月龄（自发病变）

## 2-8 色素沉着 (pigment deposition)

上图见心内膜下棕褐色颗粒沉积（黑色箭头），下图为普鲁士蓝染色，心内膜下的含铁血黄色颗粒染成蓝色（白色箭头）。

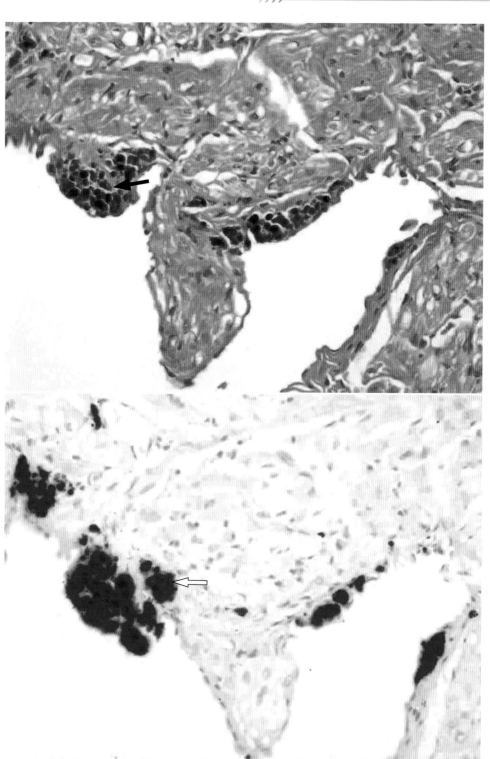

**图2-8 色素沉着（pigment deposition）**
上图HE×400，下图Prussian blue×400
食蟹猴（cynomolgus monkey），雄性，24个月月龄（自发病变）

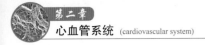

## 2-9　心肌炎（myocarditis）

　　上图低倍镜下见心肌间质内有大量炎细胞浸润，以淋巴细胞为主（黑色箭头），部分心肌纤维有变性坏死；下图高倍镜下见心肌纤维溶解坏死（白色箭头），淋巴细胞浸润。

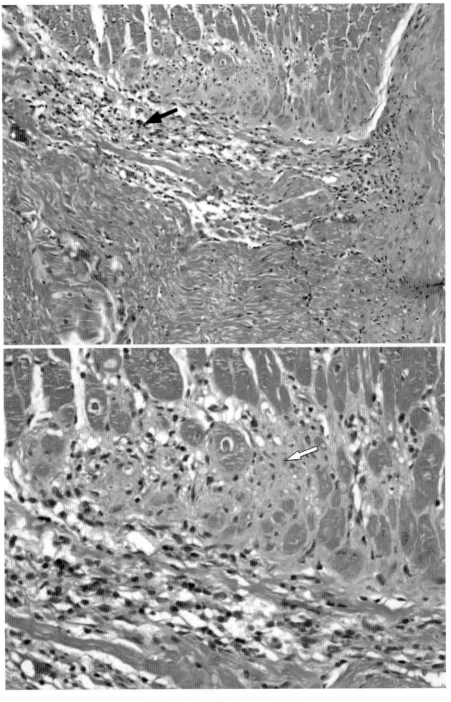

**图2-9　心肌炎（myocarditis）**
上图 HE×100，下图 HE×200
食蟹猴（cynomolgus monkey），雌性，24个月月龄（自发病变）

## 2-10  心外膜炎（epicarditis）

心外膜下炎细胞浸润（黑色箭头），以淋巴细胞为主。

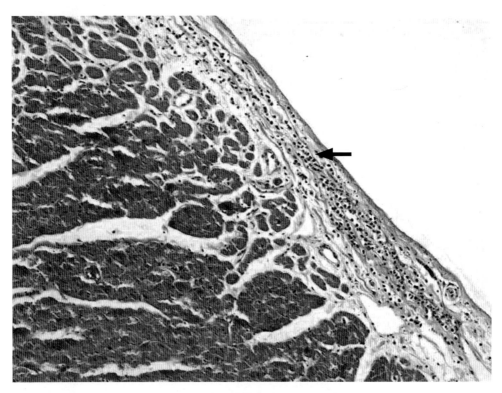

图2-10  心外膜炎（epicarditis）

HE × 100

恒河猴（rhesus monkey），雄性，40个月月龄（自发病变）

## 2-11  心肌病（cardiomyopathy）

上图低倍镜下见心肌间质广泛纤维化（黑色箭头），可见分解、萎缩的肌纤维。下图高倍镜下见心肌细胞呈代偿性肥大（白色箭头），核深染，排列紊乱，间质纤维化并形成瘢痕灶，伴有少量炎细胞浸润。此病变较常见，主要与食物、环境因素相关。

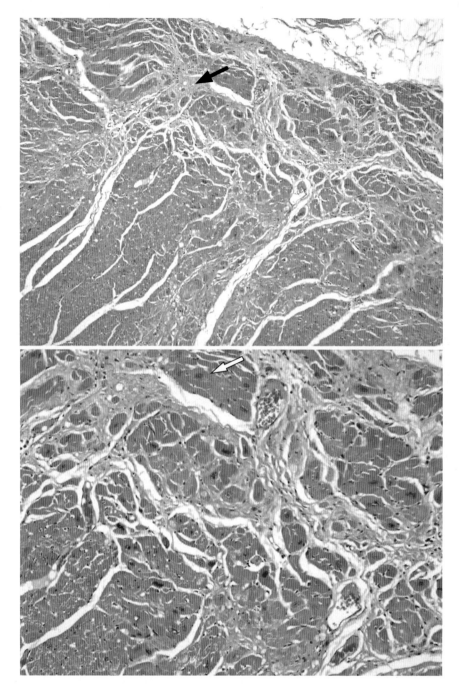

**图2-11　心肌病（cardiomyopathy）**
上图HE×100，下图HE×200
食蟹猴（cynomolgus monkey），雌性，36个月月龄（自发病变）

## 2-12　病毒性心肌炎（viral myocarditis）

食蟹猴心肌注射腺相关病毒（带EGFP报告基因）。左上图HE染色，显微镜下见心肌内灶性炎细胞浸润（黑色箭头），心肌纤维变性，断裂。右上图HE染色，显微镜下见心肌间质水肿伴纤维素样渗出（黑色三角）。左中图HE染色，显微镜下见大量心肌纤维纤维化

（＊）。右中图为 Masson 染色，增生的纤维组织（呈蓝色）取代了变性坏死的心肌细胞（＊）。下图显示荧光显微镜下细胞核呈蓝色（DAPI），心脏注射部位*EGFP*表达阳性，阳性表达的心肌呈绿色（白色箭头）。白色三角示炎细胞浸润及纤维母细胞增生的病变区。

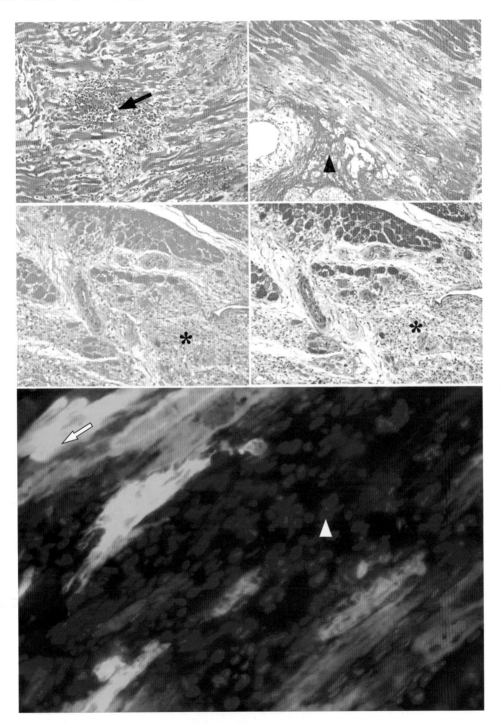

**图2-12 病毒性心肌炎（viral myocarditis）**
左上图 HE×200，右上图 HE×200，
左中图 HE×200 右中图 Masson 染色×200，下图 荧光染色×400
食蟹猴（cynomolgus monkey），雌性，24个月月龄（动物模型）

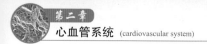

## 2-13　心肌脂肪浸润 (fatty infiltration)

上图示心内膜下和心肌细胞间出现大量脂肪细胞（黑色箭头）；下图示心外膜下及心肌细胞间见大量脂肪细胞（黑色箭头），多发生于肥胖动物。

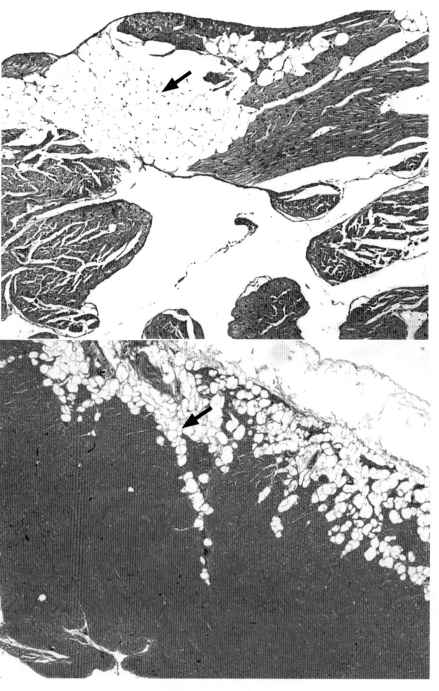

**图2-13　心肌脂肪浸润 (fatty infiltration)**
上图HE×50，下图HE×40
上图为食蟹猴（cynomolgus monkey），雄性，28个月月龄（自发病变）；
下图为恒河猴（rhesus monkey），雄性，32个月月龄（自发病变）

## 2-14 主动脉（aorta）（低倍图像）

主动脉由内膜（tunica intima，TI）、中膜（tunica media，TM）和外膜（tunica adventitia，TA）组成。内膜位于腔面，较薄；中膜厚，主要由数十层弹性纤维组成；外膜为疏松结缔组织。

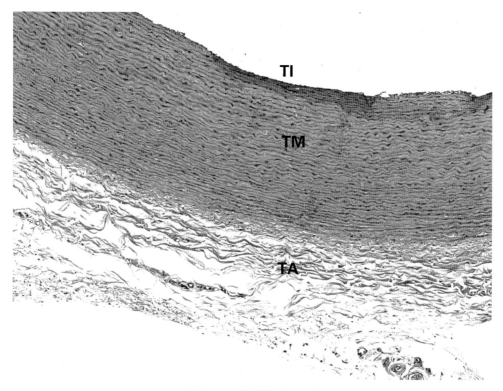

**图2-14　主动脉（aorta）**
HE×100
食蟹猴（cynomolgus monkey），雄性，28个月月龄（正常组织）

## 2-15 主动脉（aorta）（高倍图像）

主动脉内膜由内皮、内皮下层及内弹性膜组成。内皮（黑色箭头）为单层扁平上皮，光镜下内皮下层不明显，内弹性膜与中膜的弹性膜相连续，HE染色无明显分界。中膜由丰富的平滑肌及弹性膜构成（TI：内膜，TM：中膜）。

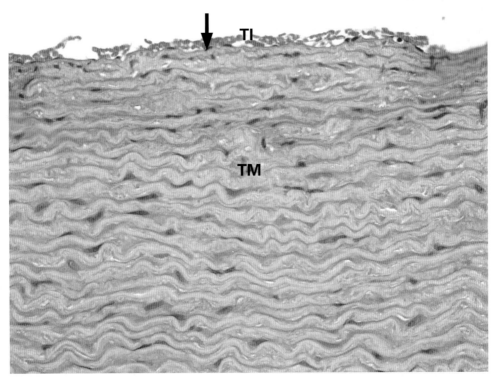

图2-15  主动脉（aorta）
HE×400
食蟹猴（cynomolgus monkey），雄性，28个月月龄（正常组织）

## 2-16　主动脉粥样硬化（atherosclerosis）

　　左图低倍镜下见主动脉管壁局灶性增厚，形成早期动脉粥样硬化斑，致使管腔狭窄。右下图油镜见血管内膜下弹力纤维断裂，间隙增宽，纤维间见淡蓝色黏液样物质沉积（黑色箭头），断裂的弹力纤维，纤维间的黏液样物质中充满脂滴样空泡（白色箭头）。该病变为主动脉粥样硬化早期改变。

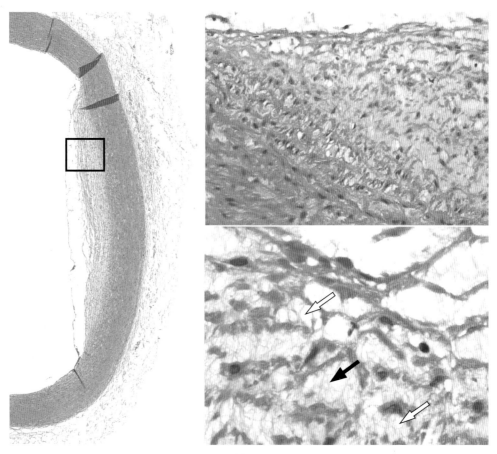

**图2-16　主动脉粥样硬化（atherosclerosis）**
左图HE×100　右上图HE×400　右下图HE×1000
食蟹猴（cynomolgus monkey），雌性，34个月月龄（自发病变）

（罗冬梅　高丽娜　胡春燕）

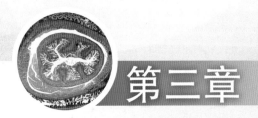

# 第三章

# 消化管 (digestive tract)

消化系统（digestive system）由消化管（digestive tract）和消化腺（digestive gland）两部分组成。消化管是一条起自口腔，延续为食管、胃、小肠、大肠，终于肛门的肌性管道，主要由口腔、咽、食管、胃、小肠（十二指肠、空肠、回肠）和大肠（盲肠、结肠、直肠）等组成。消化管除口腔和咽以外，自内向外均分为黏膜层、黏膜下层、肌层与外膜。由于组成消化管各段的功能不同，所以它们的结构存在差异。

黏膜层（mucosa）由上皮（epithelium）、固有层（lamina propria）和黏膜肌层（muscularis mucosae）组成，是消化管各段结构差异最大、功能最重要的部分。上皮的类型依部位而异。消化管的两端（口腔、咽、食管及肛门）为复层扁平上皮，以保护功能为主；其余部分均为单层柱状上皮，以消化吸收功能为主。表面上皮与黏膜腺体的上皮相延续。固有层为疏松结缔组织，腺体和淋巴组织位于其中，并具有丰富的血管和淋巴管。黏膜肌层为薄层平滑肌，其收缩可使黏膜运动，促进固有层内的腺体分泌物排出和血液运行，利于物质吸收。

黏膜下层（submucosa）由疏松结缔组织组成，内含较大的血管与淋巴管。食管及十二指肠的黏膜下层内分别有食管腺与十二指肠腺。黏膜下层中还有黏膜下神经丛，可调节黏膜肌的收缩和腺体的分泌。食管、胃和小肠等部位的黏膜与黏膜下层共同向管腔内突起，形成皱襞（plica）。

肌层（muscularis externa）大部分为平滑肌。食管上段与肛门处的肌层为骨骼肌。肌层一般分为内（环）、外（纵）两层，其间有肌间神经丛，结构与黏膜下神经丛相似，可调节肌层的运动。

外膜（adventitia）由结缔组织构成，与周围组织无明显界限，主要构成食管、部分升结肠、部分降结肠、直肠和肛管的外层结构。浆膜（serosa）由单层扁平上皮（即间皮和其下的薄层结缔组织）构成。浆膜是肠系膜和腹腔内壁的延续，覆盖于胃、大部分小肠与大肠，其表面光滑，利于胃肠活动。

在消化系统中，消化管炎症细胞浸润是常见的自发性病变，其中以慢性胃炎最为常见，其发生率高、病变程度可达中到重度。胃炎和正常的胃黏膜表面及腺腔内可见螺旋杆菌。此外，有时食管可见灶性肌萎缩和变性。肠道的自发性病变明显低于胃，其中以慢性结肠炎较为常见。

给予实验猴抗癌药物、抗有丝分裂药物或者辐射等，易引起消化管炎症、萎缩和溃疡。大剂量利尿剂可引起严重电解质紊乱，易发生口腔炎。给予人重组蛋白表皮生长因子可引起消化管黏膜增生，而干扰生长因子的药物可引起消化管炎症和溃疡。大剂量长期使用氯化钾、阿司匹林、非甾体抗炎药或（和）血管收缩剂，可引起消化管溃疡。

## 3-1　舌（tongue）

　　舌主要由骨骼肌构成。舌的上面称舌背，下面称舌腹，舌背和舌腹的黏膜表面被覆鳞状上皮。舌背黏膜较厚，表面布满舌乳头（lingual papillae）。舌乳头有丝状乳头（filiform papillae，FPa）和轮廓乳头（circumvallate papillae，CPa）等。舌背的结缔组织内含少量小唾液腺（minor salivary gland）（黑色箭头）。

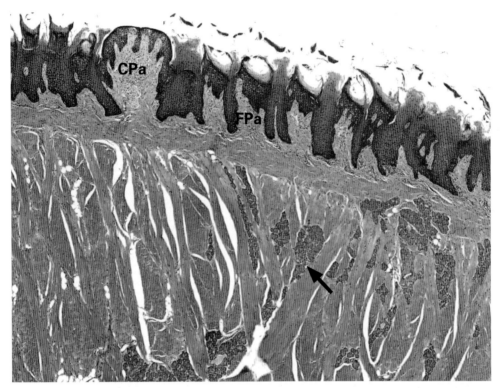

图3-1　舌（tongue）
HE×40
食蟹猴（cynomolgus monkey），雌性，30个月月龄（正常组织）

## 3-2　舌乳头（lingual papillae）

　　上图示舌乳头（lingual papillae）的表面被覆角化或未角化的鳞状上皮。味蕾（黑色三角）呈椭圆形，位于舌乳头的鳞状上皮内，黏膜固有层内可见淋巴细胞。下图示上图黑色三角所示部位的放大。油镜下见味蕾（taste bud，TaB）借顶端的味孔（taste pore）（黑色箭头）与口腔相通。

　　味蕾主要由三种细胞构成，即神经上皮性细胞（neuroepithelial cell）、支持细胞（supporting cell）和基底细胞（basal cell）。神经上皮性细胞和支持细胞呈长梭形，胞体的顶端都有微绒毛。基底细胞位于味蕾的底部，是前两种细胞的干细胞，细胞间有少量无定形黏液样物质。

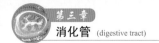

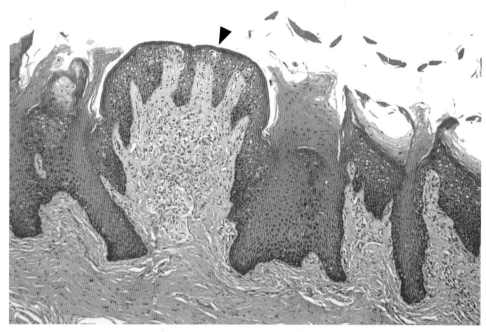

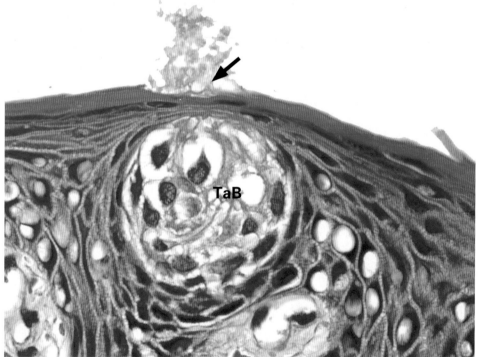

图3-2　舌乳头（lingual papillae）
上图HE×100，下图HE×1000
食蟹猴（cynomolgus monkey），雌性，30个月月龄（正常组织）

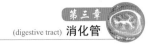

## 3-3 口疮（aphtha）

　　上图示低倍镜下见舌表面黏膜灶状缺损，缺损表面附有纤维素性渗出物（黑色三角），缺损深部的鳞状上皮层内见小的囊肿（黑色箭头）。下图示高倍镜下见黏膜表面的纤维素性渗出物，内有变性、坏死和脱落的鳞状上皮。囊肿（黑色箭头）位于鳞状上皮颗粒层内，囊肿内充满红细胞，囊肿壁周围鳞状细胞被挤压变薄。

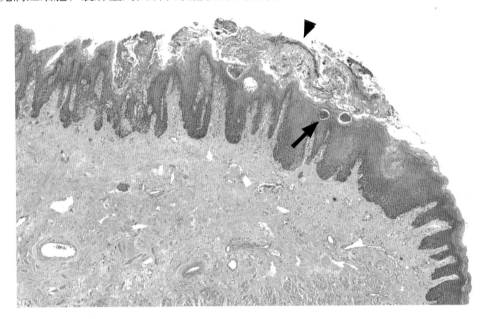

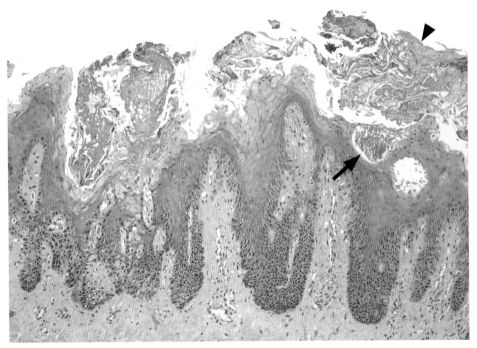

**图3-3　口疮（aphiha）**
上图 HE×40，下图 HE×100
恒河猴（rhesus monkey），雌性，34个月月龄（动物模型）

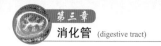
## 3-4  舌溃疡（tongue ulcer）

图右侧可见深达肌层的大面积溃疡（ulcer）。溃疡龛（＊）内充满了大片变性坏死的组织，其内混有深蓝色的菌团（黑色箭头）。溃疡底部可见炎细胞浸润。图左侧为溃疡边缘，在鳞状上皮颗粒层内见充满红细胞及水肿液的囊肿（黑色三角）。溃疡周边的黏膜下层及肌层间见炎细胞浸润及水肿液。

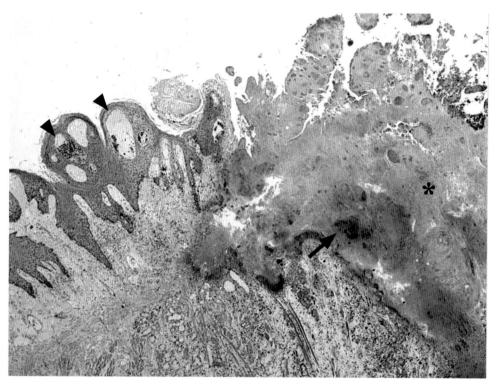

图3-4  舌溃疡（tongue ulcer）

HE × 25

恒河猴（rhesus monkey），雄性，20个月月龄（药物相关）

## 3-5  口腔溃疡（mouth ulcer）

右上图为肉眼观察大体摄像，口腔黏膜见弥散分布直径为0.5~2cm的溃疡。左上图低倍镜下见口腔黏膜的鳞状上皮灶状缺失（黑色三角），病变穿过黏膜层，深达黏膜下层和肌层。下图高倍镜下见溃疡龛内充满变性坏死的组织。在坏死的组织中可见蓝色深染的细菌菌团（黑色箭头）。

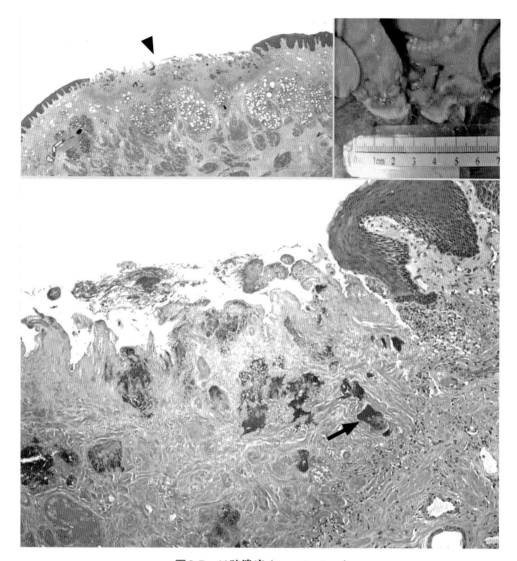

**图3-5　口腔溃疡（mouth ulcer）**
右上图为大体摄像，左上图HE×25，下图HE×100
恒河猴（rhesus monkey），雌性，27个月月龄（动物模型）

## 3-6　食管（esophagus）

食管由黏膜（mucosa，Muc）、黏膜下层（submucosa，SubM）、肌层（muscularis externa，ME）和外膜（adventitia，Ad）组成。黏膜层由上皮、固有层和黏膜肌层构成，肌层由内环和外纵两层肌组织构成，黏膜表面被覆未角化的复层鳞状上皮。在食管的固有层和黏膜下层，可见弥漫的淋巴组织和淋巴滤泡（黑色三角）。食管腺（黑色箭头）较集中于食管上半部分的黏膜下层。分泌导管（＊）由复层鳞状上皮构成。有时分泌物黏稠，导管可形成暂时性的囊肿。

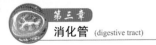

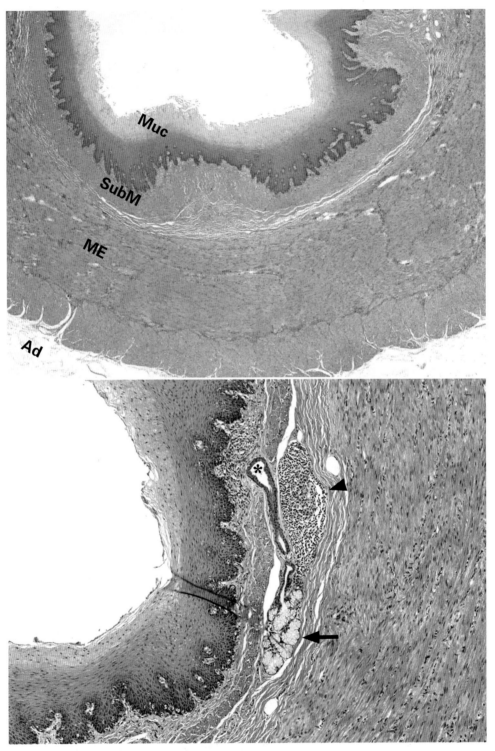

图3-6 食管（esophagus）
上图HE×40，下图HE×100
食蟹猴（cynomolgus monkey），雄性，30个月月龄（正常组织）

## 3-7 食管腺局部淋巴滤泡增生（lymphofollicular hyperplasia）

食管黏膜下层的食管腺及导管周围，见淋巴滤泡体积增大，各级淋巴细胞数目增多，生发中心扩大。

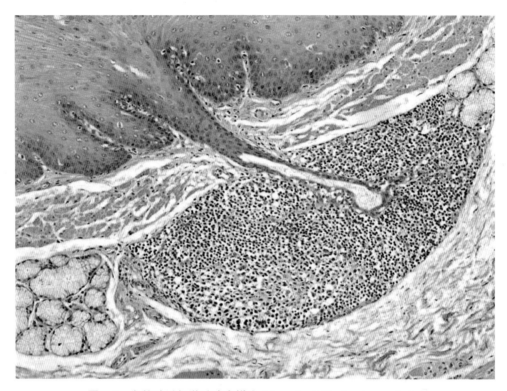

**图3-7 食管腺局部淋巴滤泡增生（lymphofollicular hyperplasia）**
HE×100
恒河猴（rhesus monkey），雌性，20个月月龄（自发病变）

## 3-8 食管炎 (esophagitis)

　　左上图食管黏膜固有层弥漫炎细胞浸润，黏膜下层水肿（＊）。右上图黏膜固有层乳头延长（黑色箭头），固有层大量炎细胞弥漫性浸润，上皮细胞层与固有层之间界限模糊。左下图基底细胞增生并可见核分裂（黑色三角）。右下图黏膜鳞状上皮层内见中性粒细胞浸润（黑色三角）。

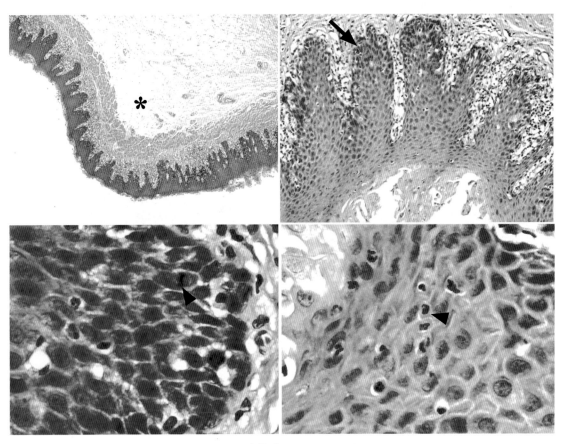

**图3-8　食管炎 (esophagitis)**
左上图HE×25，右上图HE×200，左下图HE×1000，右下图HE×1000
食蟹猴 (cynomolgus monkey)，雄性，25个月月龄（自发性病变）

## 3-9 食管黏膜下层出血 (submucosal hemorrhage of the esophagus)

　　食管黏膜下层疏松结缔组织内见大量的红细胞（黑色箭头）。

## 3-10 食管糜烂伴出血 (esophageal erosion and hemorrhage)

　　图右下方为胃与食管交界处。在食管的近贲门处，见食管黏膜鳞状上皮灶状缺损（黑色箭头）。黏膜层见多个血性囊肿形成（＊），囊壁周围鳞状上皮被挤压变薄，黏膜下层结缔组织内见红细胞（黑色三角）。食管黏膜表面见大片坏死细胞和黏液构成的假膜（pseudomembrane，Pm）被覆。

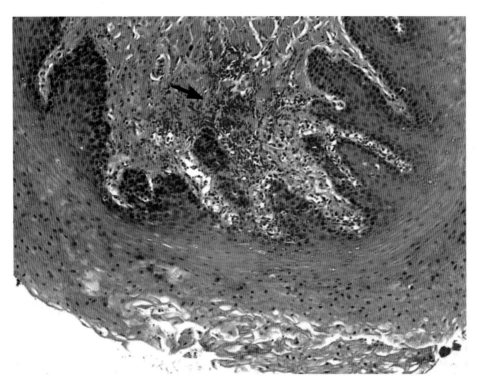

**图3-9 食管黏膜下层出血（submucosal hemorrhage of the esophagus）**
HE × 100
恒河猴（rhesus monkey），雄性，42个月月龄（自发性病变）

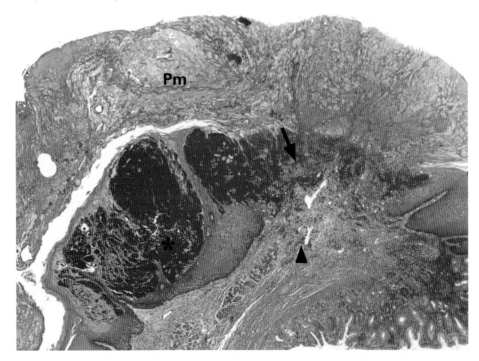

**图3-10 食管糜烂伴出血（esophageal erosion and hemorrhage）**
HE × 40
恒河猴（rhesus monkey），雌性，25个月月龄（动物模型）

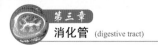

## 3-11 胃（stomach）

胃由黏膜（mucosa，Muc）、黏膜下层（submucosa，SubM）、肌层（muscularis externa，ME）和浆膜（serosa，Se）组成。黏膜的表面和胃小凹被覆单层柱状上皮（黑色三角）。胃底部的胃小凹比胃体部深，胃小凹向下延伸形成胃腺。除了少部分的贲门腺和幽门腺外，胃的大部分被胃底腺占据。胃底腺简称胃腺，为单管或分支管状腺。

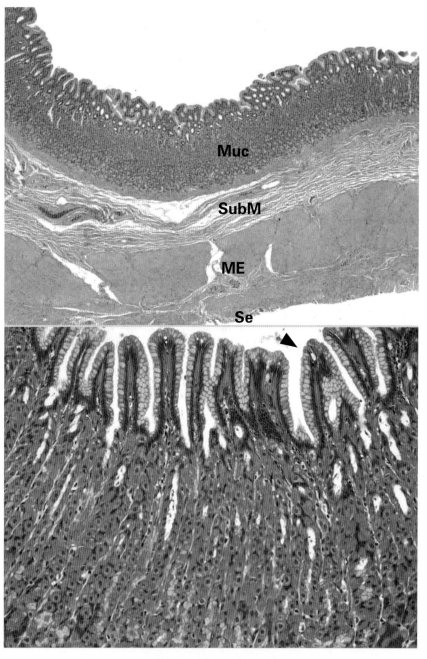

**图3-11　胃（stomach）**
上图 HE×40，下图 HE×200
食蟹猴（cynomolgus monkey），雄性，25个月月龄（正常组织）

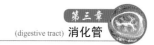

## 3-12　胃腺（gastric gland）

　　胃腺主要由壁细胞（parietal cell）、主细胞（chief cell）和黏液细胞（mucous cell）组成。壁细胞（黑色三角）多位于腺体的表浅部位，细胞体积较大，呈锥状，锥尖向腺腔，锥底浑圆，胞浆嗜酸性，核小而圆，有的有双核。主细胞（黑色箭头）多位于腺体的深部，为典型的蛋白质分泌细胞。主细胞呈锥状或柱状，核圆，核位于细胞基底部。胞浆顶部可见嗜酸性的分泌颗粒，底部嗜碱性。黏液细胞（＊）通常插在壁细胞间，核扁平深染位于细胞的基底部，细胞质中充满了透明的颗粒。

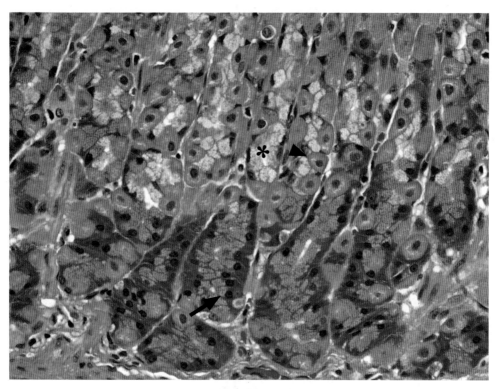

图3-12　胃腺（gastric gland）
HE×400
食蟹猴（cynomolgus monkey），雄性，25个月月龄（正常组织）

## 3-13 胃黏膜固有层（lamina propria of the stomach）

胃黏膜固有层由结缔组织构成，内含胶原纤维、血管和大量淋巴细胞和浆细胞等。黏膜固有层中淋巴细胞常常聚集成大小不一的灶状，或形成淋巴滤泡（＊），这些灶状聚集的淋巴细胞和淋巴滤泡有时穿过黏膜肌层进入黏膜下层。

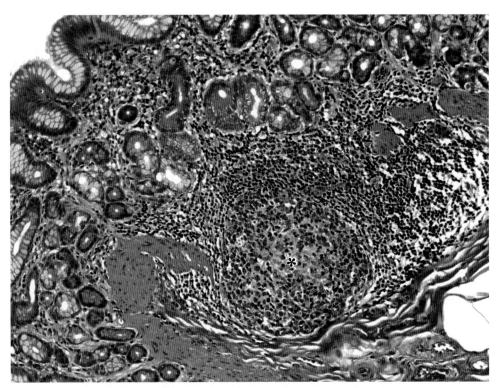

**图3-13　胃黏膜固有层**（lamina propria of the stomach）

HE×200

食蟹猴（cynomolgus monkey），雄性，27个月月龄（正常结构）

## 3-14 慢性胃炎（chronic gastritis）

胃黏膜固有层炎细胞数量明显增多，累及黏膜的全层，以淋巴细胞和浆细胞为主，常伴有淋巴滤泡增多和腺体的减少。

## 3-15 胃黏膜糜烂（gastric mucosal erosion）

大片胃黏膜表层腺上皮变性、坏死并形成缺损。病变范围大而表浅，仅限于黏膜层，未穿透黏膜肌层。

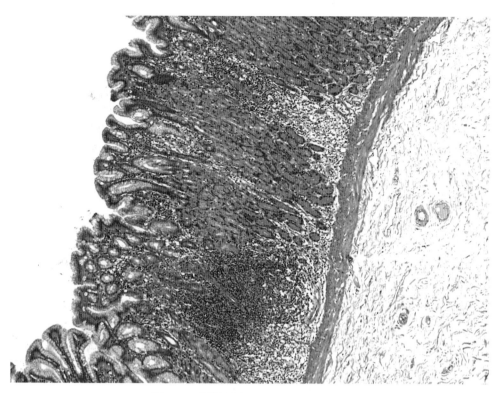

**图3-14　慢性胃炎（chronic gastritis）**
HE×100
恒河猴（rhesus monkey），雌性，31个月月龄（自发病变）

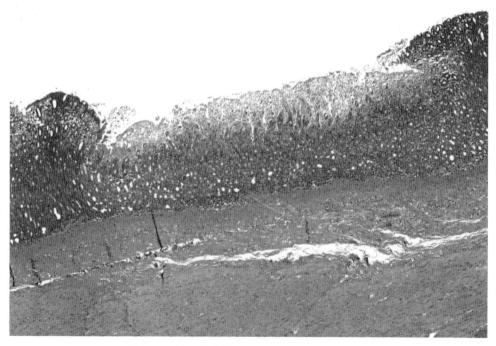

**图3-15　胃黏膜糜烂（gastric mucosal erosion）**
HE×40
恒河猴（rhesus monkey），雄性，30个月月龄（动物模型）

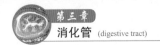
## 3-16 胃黏膜糜烂伴溃疡形成（gastric ulcer）

胃黏膜腺体大部分消失，可见大片变性、坏死的组织，病变局部见出血（＊）和蓝色深染的细菌菌团（黑色箭头），病变局部穿过黏膜肌层深达黏膜下层。

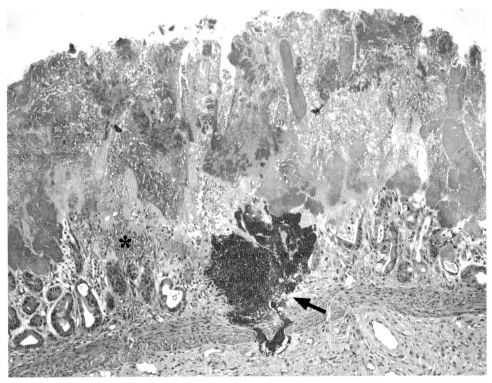

**图3-16 胃黏膜糜烂伴溃疡形成（gastric ulcer）**
HE × 100
恒河猴（rhesus monkey），雄性，33个月月龄（动物模型）

## 3-17 胃黏膜出血（mucosal hemorrhage）

胃黏膜浅层固有层间质内见大量红细胞。

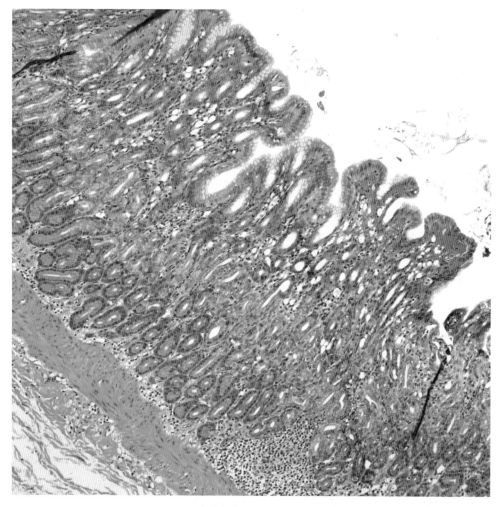

**图3-17 胃黏膜出血（mucosal hemorrhage）**
HE × 100
食蟹猴（cynomolgus monkey），雌性，33个月月龄（自发病变）

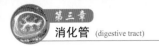
## 3-18 胃黏膜表浅糜烂伴血管内血栓（mucosal erosion with thrombosis）

大部分胃黏膜表面的覆盖上皮脱落（黑色箭头）。黏膜和黏膜下层的血管扩张淤血，固有层及黏膜下层部分血管内见血栓形成（黑色三角），即血小板小梁间纤维素网眼内充满红细胞。

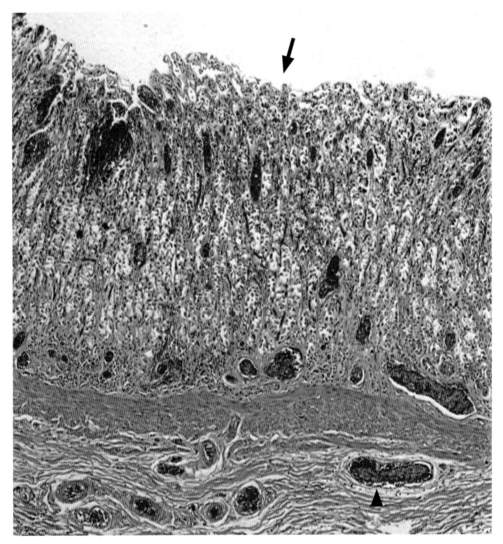

图3-18　胃黏膜表浅糜烂伴血管内血栓（mucosal erosion with thrombosis）
HE × 50
恒河猴（rhesus monkey），雄性，36个月月龄（药物相关）

## 3-19 慢性萎缩性胃炎（chronic atrophic gastritis）

黏膜层厚度较正常变薄，黏膜固有腺体松散，体积减小，数量减少，细胞成分趋向单一，以黏液细胞为主，而壁细胞、主细胞等明显减少。间质成分相对增多，累及黏膜全层的炎细胞浸润，浸润的炎细胞以淋巴细胞和浆细胞为主。

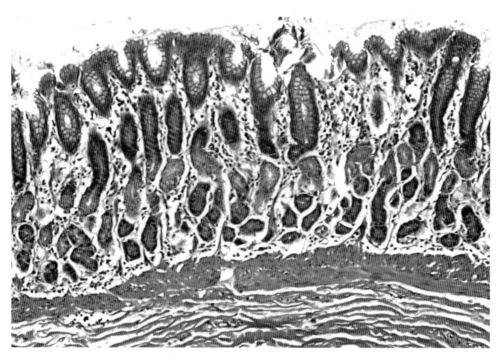

**图3-19 慢性萎缩性胃炎（chronic atrophic gastritis）**
HE×50
恒河猴（rhesus monkey），雌性，35个月月龄（自发病变）

## 3-20 胃黏膜上皮不典型增生（atypical epithelial hyperplasia）

上图低倍镜视野下见胃黏膜表面局部嗜碱性增强。

下图高倍镜下见胃黏膜表面被覆上皮灶状的变性、坏死和增生（黑色箭头），部分上皮由单层柱状上皮变为复层上皮（黑色三角）。区域性胃腺上皮细胞核增大、深染、核/浆比例增加（＊）。

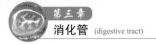
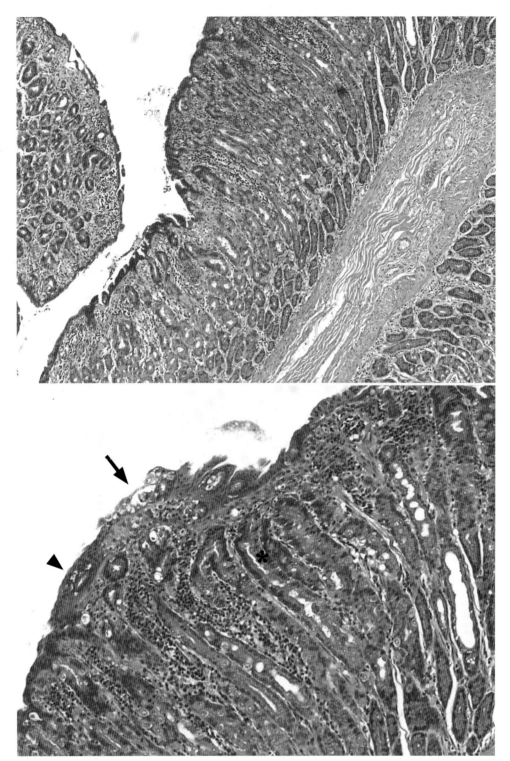

**图3-20 胃黏膜上皮不典型增生（atypical epithelial hyperplasia）**

上图 HE×100，下图 HE×200

恒河猴（rhesus monkey），雄性，31个月月龄（自发病变）

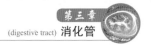

## 3-21 胃黏膜层嗜酸性粒细胞浸润（eosinophil infiltration）

胃黏膜固有层淋巴细胞、浆细胞和嗜酸性粒细胞浸润，以嗜酸性粒细胞（黑色三角）为主。

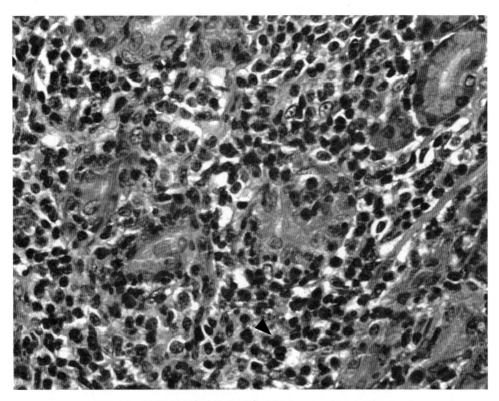

图3-21 胃黏膜层嗜酸性粒细胞浸润（eosinophil infiltration）
HE×400
恒河猴（rhesus monkey），雌性，30个月月龄（自发病变）

## 3-22 小肠（small intestine）

小肠分为十二指肠、空肠和回肠。小肠管壁由黏膜（mucosa，Muc）、黏膜下层（submucosa，SubM）、肌层（muscularis externa，ME）和浆膜或外膜（serosa or adventitia，Se/Ad）构成。黏膜由上皮、固有层和黏膜肌层构成。除十二指肠后壁为外膜（adventitia，Ad）外，其余小肠的外表面均覆盖浆膜（serosa，Se），浆膜由一层扁平上皮（间皮）和少量的结缔组织构成。肠黏膜的表面有许多绒毛（villi，白色三角），由上皮和固有层构成。左下图可见绒毛和肠腺的表面被覆单层柱状上皮。绒毛上皮主要有肠上皮细胞（enterocyte）（黑色三角）和杯状细胞（goblet cell）（黑色箭头）。绒毛根部上皮向固有层下陷，形成管状的肠腺（＊），其构成细胞除肠上皮细胞和杯状细胞外，还有潘氏细胞（Paneth cell）（白色箭头）。右下图黏膜下层由疏松结缔组织构成，内含血管和神经。

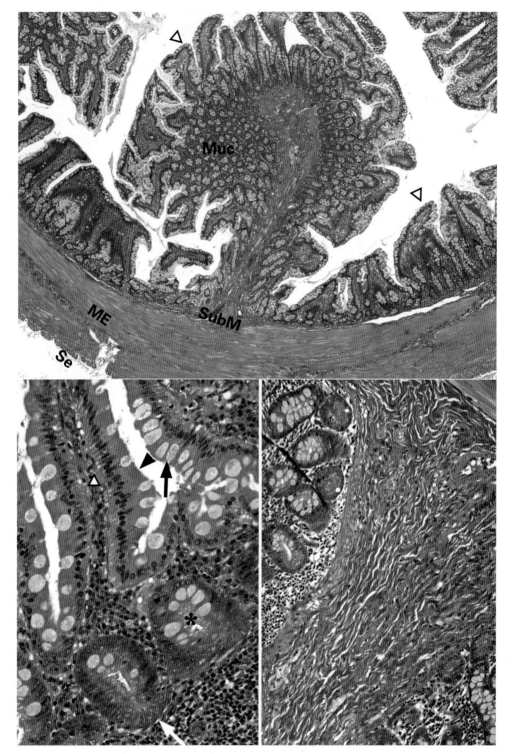

**图3-22 小肠（small intestine）**
上图 HE×40，左下图 HE×400，右下图 HE×200
食蟹猴（cynomolgus monkey），雌性，30个月月龄（正常组织）

## 3-23　黏膜下腺体（submucosal glands）

　　十二指肠与空肠和回肠不同之处在于：十二指肠黏膜下层内大部分被十二指肠腺（submucosal glands）占据。十二指肠腺又称布伦纳腺（＊），为柱状上皮构成的分支管状腺（上图）。空肠和回肠的黏膜下层无此黏膜下腺体（下图）。

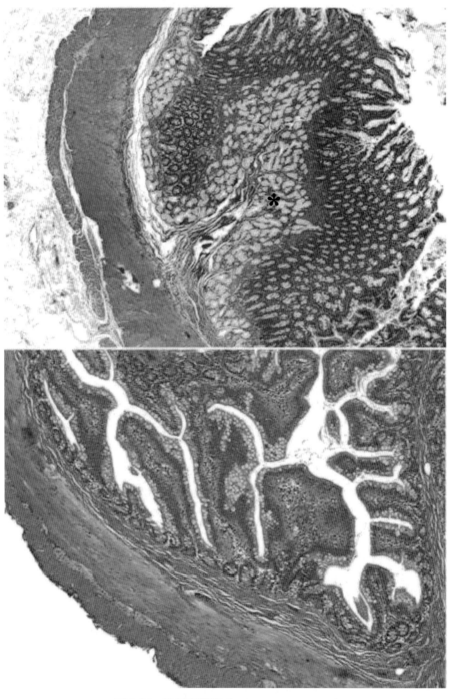

**图3-23　黏膜下腺体（submucosal glands）**
上图HE×40，下图HE×100
食蟹猴（cynomolgus monkey），雌性，30个月月龄（正常组织）

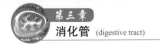

## 3-24　布伦纳腺（Brunner's glands）

　　布伦纳腺（Brunner's glands）又称十二指肠腺（＊），位于十二指肠的黏膜下层内。布伦纳腺为分支管状腺，主要由分泌细胞构成，根据所处不同的分泌阶段，细胞有两种形态。左下图为禁食后，细胞（黑色箭头）之间界限清楚，细胞呈柱状，胞浆内充满了黏液样的分泌物；核染色深，扁平，位于细胞的底部。右下图为未禁食，细胞（黑色三角）之间界限不清，细胞呈立方状，胞浆内缺乏黏液样的分泌物；核呈圆形或椭圆形，染色浅，也位于细胞的底部。

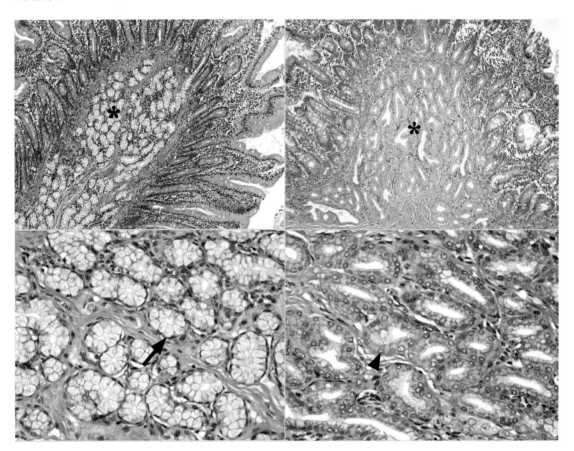

图3-24　布伦纳腺（Brunner's glands）
左上图HE×100，右上图HE×100，左下图HE×400，右下图HE×400
恒河猴（cynomolgus monkey），雌性，28~30个月月龄（正常组织）

## 3-25　小肠急性化脓性炎症（acute purulent enteritis）

　　上图低倍镜下见小肠黏膜下层水肿（＊），黏膜及黏膜下层可见局灶性大量炎细胞聚集（黑色箭头）。下图高倍镜下见黏膜及黏膜下层大量炎细胞浸润，以中性粒细胞为主（白色箭头），并伴出血。周围黏膜上皮变性、坏死（黑色三角）。

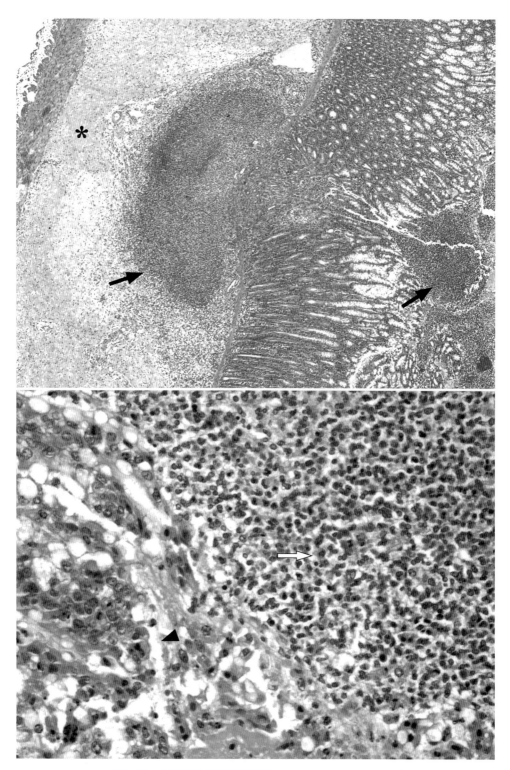

**图3-25 小肠急性化脓性炎症（acute purulent enteritis）**
上图HE×40，下图HE×400
恒河猴（rhesus monkey），雄性，24个月月龄（自发病变）

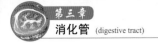

## 3-26　慢性十二指肠炎（chronic duodenitis）

十二指肠黏膜层大量炎细胞浸润，并伴有淋巴滤泡增多和生发中心的扩大。

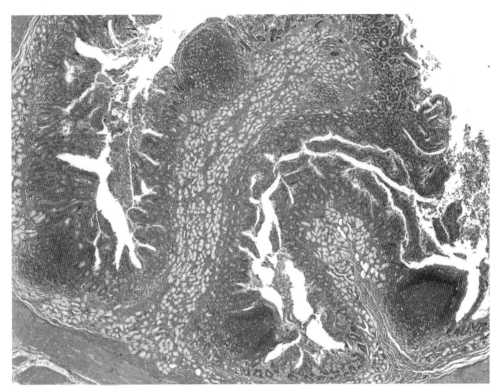

**图3-26　慢性十二指肠炎（chronic duodenitis）**
HE×40
恒河猴（rhesus monkey），雌性，28个月月龄（自发性病变）

## 3-27　小肠黏膜水肿（small-bowel mucosal edema）

空肠黏膜固有层疏松水肿（黑色三角），间质炎细胞增多。

## 3-28　小肠绒毛融合（fusion of villi）

空肠绒毛变粗变短，相邻绒毛顶端融合（黑色箭头）。融合的绒毛固有层内可见三个以上并排的腺体。

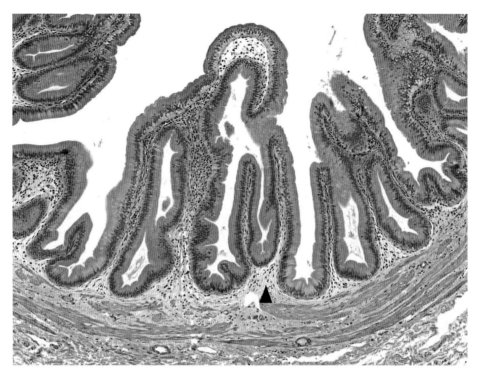

**图3-27　小肠黏膜水肿（small-bowel mucosal edema）**
HE×100
食蟹猴（cynomolgus monkey），雄性，31个月月龄（自发性病变）

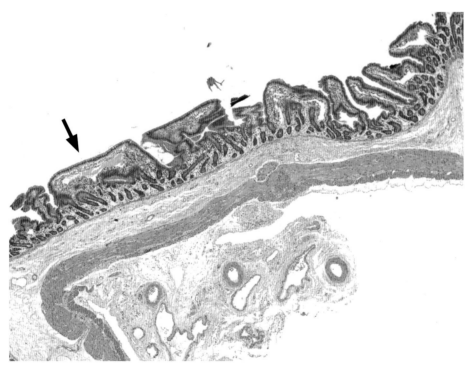

**图3-28　小肠绒毛融合（fusion of villi）**
HE×40
恒河猴（rhesus monkey），雌性，30个月月龄（动物模型）

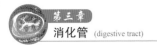

## 3-29 小肠肠壁出血 (intestinal hemorrhage)

　　小肠黏膜表面上皮细胞变性、坏死和脱落，形成广泛性表浅糜烂。上图十二指肠黏膜和黏膜下层出血，尤以黏膜下层为重。下图空肠黏膜固有层出血，黏膜层大量炎细胞浸润，并伴有淋巴滤泡形成和增多。

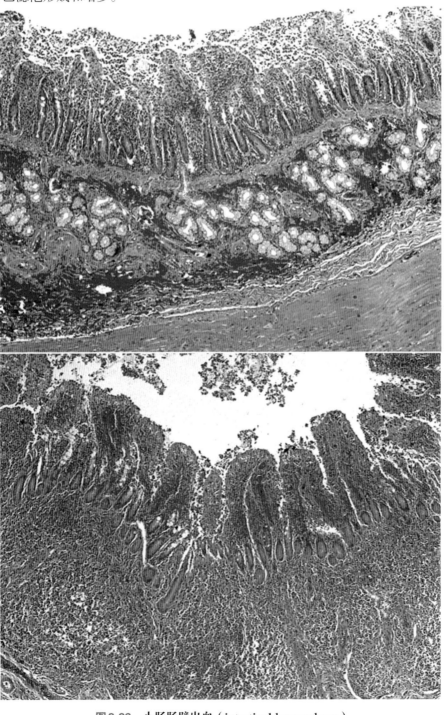

**图3-29　小肠肠壁出血 (intestinal hemorrhage)**
上图 HE×50，下图 HE×50
恒河猴 (rhesus monkey)，雄性，31个月月龄 (药物相关)

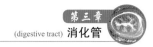

## 3-30　小肠溃疡（intestinal ulcer）

空肠黏膜层正常的绒毛和肠腺等结构消失，取而代之的是大片变性坏死的组织。坏死组织穿过黏膜肌层，深达黏膜下层和肌层。坏死区见大片出血（＊）和蓝色深染的菌团（黑色箭头）。

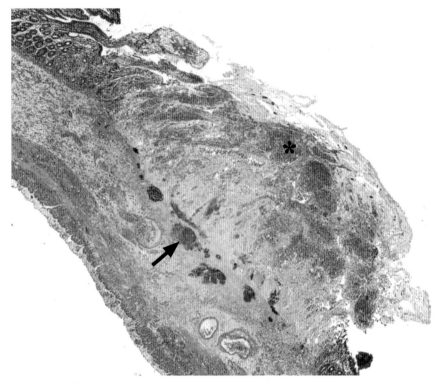

**图3-30　小肠溃疡（intestinal ulcer）**
HE×40
恒河猴（rhesus monkey），雌性，30个月月龄（动物模型）

## 3-31　胰腺异位（ectopic pancreas）

上图在十二指肠的黏膜层和肌层之间见成团、边界清楚的胰腺组织（＊）。下图高倍镜下见异位的胰腺组织，由外分泌部（黑色箭头）和内分泌部（黑色三角）两部分组成，排列杂乱，内分泌部散在穿插于外分泌腺泡之间。

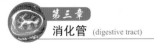

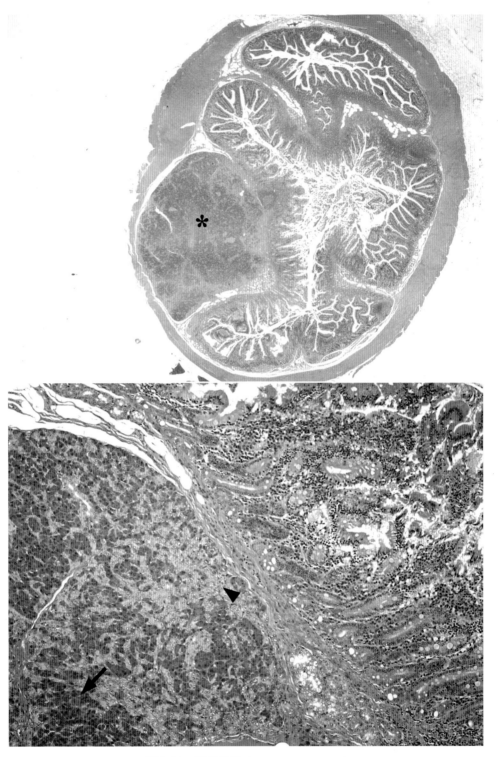

图3-31　胰腺异位（ectopic pancreas）
上图HE×25，下图HE×100
食蟹猴（cynomolgus monkey），雌性，30个月月龄（自发病变）

## 3-32 回肠套叠（intussusception of the ileum）

上图大体摄像见回肠两处肠管套叠（黑色箭头），左侧一处可见肠管浆膜面颜色暗红。
下图显微镜下见回肠组织全部套入相连的远端肠管，形成由三层肠壁组成的肠套叠。

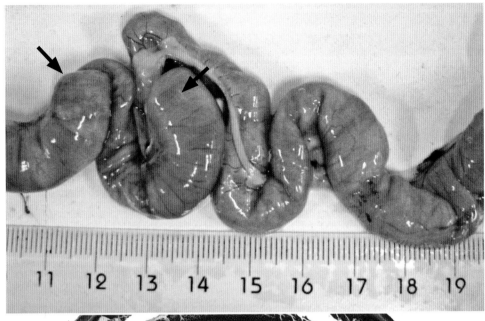

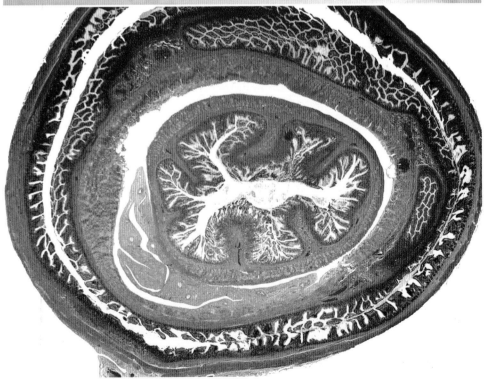

**图3-32 回肠套叠（intussusception of the ileum）**
上图 大体摄像，下图 HE×25
恒河猴（rhesus monkey），雄性，30个月月龄（动物模型-辐射相关病变）

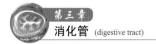

## 3-33 小肠肠壁寄生虫伴肉芽肿形成 (parasitic granuloma)

空肠肠壁肌层见一寄生虫虫体（黑色箭头）。相邻的浆膜侧组织局灶性增厚（＊），毛细血管、纤维组织增生和炎细胞浸润。

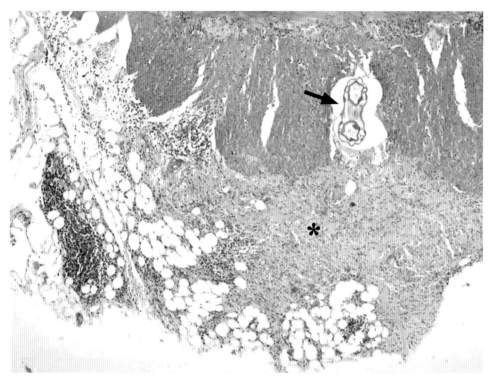

图3-33　小肠肠壁寄生虫伴肉芽肿形成 (parasitic granuloma)
HE × 50
恒河猴 (rhesus monkey)，雌性，32个月月龄（自发病变）

## 3-34 大肠 (large intestine)

大肠包括盲肠 (cecum)、结肠 (colon) 和直肠 (rectum)，但恒河猴和食蟹猴没有阑尾 (vermiform appendix)。盲肠、结肠和直肠的上端结构相似，由黏膜 (mucosa，Muc)、黏膜下层 (submucosa，SubM)、肌层 (muscularis externa，ME) 和浆膜 (serosa，Se) 构成。黏膜表面光滑无绒毛，有大量肠腺开口，大肠腺（黑色三角）呈直管状。大肠黏膜表面被覆柱状上皮，由肠上皮细胞和大量杯状细胞（黑色箭头）构成。杯状细胞数量从盲肠（左下图）到直肠（右下图）逐渐增多。固有层内有许多淋巴细胞、巨噬细胞和浆细胞。结肠固有层散在分布淋巴小结（＊），有时可深达黏膜下层。黏膜下层由疏松结缔组织组成，内含血管、神经丛等。

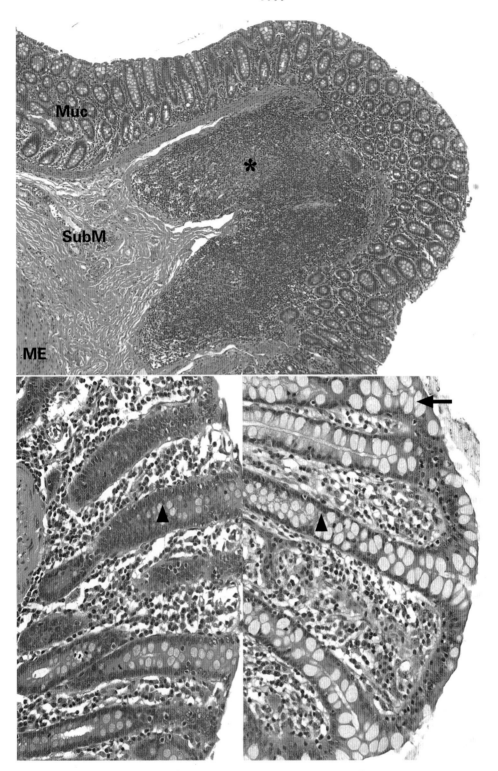

**图3-34　大肠（large intestine）**
上图HE×100，左下图HE×400，右下图HE×400
恒河猴（rhesus monkey），雌性，30个月月龄（正常组织）

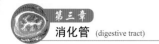

## 3-35 大肠肠壁出血（mucosal hemorrhage）

上图结肠黏膜层（＊）内见大量的红细胞。下图结肠黏膜下层（黑色三角）疏松结缔组织内见大量红细胞。

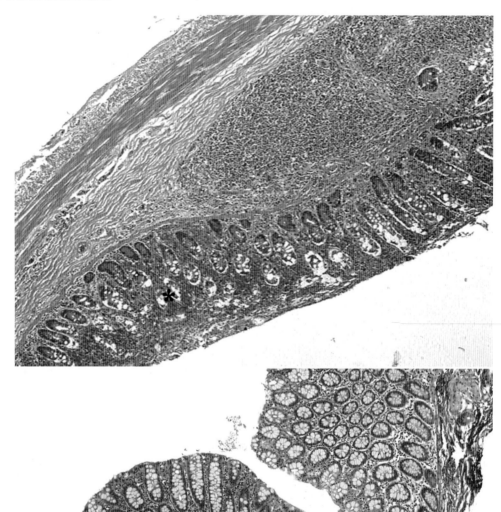

**图3-35 大肠肠壁出血（mucosal hemorrhage）**
上图HE×200，下图HE×200
恒河猴（rhesus monkey），雌性，32个月月龄（药物相关性病变）

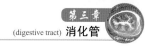
## 3-36 大肠轻度急性炎症（mild acute colitis）

结肠黏膜固有层的浅层见毛细血管扩张充血（黑色三角），间质内见大量粉红色的水肿液（白色三角），深层间质内见大量中性粒细胞浸润。

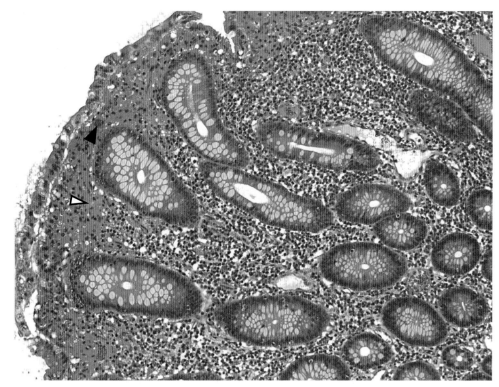

**图3-36 大肠轻度急性炎症（mild acute colitis）**
HE×200
恒河猴（rhesus monkey），雌性，29个月月龄（自发病变）

## 3-37 大肠重度急性炎症（severe acute colitis）

上图低倍镜视野见结肠表面肠黏膜糜烂、脱失（＊），固有层血管扩张充血。下图高倍镜视野下见结肠黏膜腺体及上皮细胞变性、坏死和脱落（＊），间质水肿，血管充血、出血。黏膜下层内见大量的中性粒细胞浸润（黑色三角），部分肠腺扩张，形成隐窝脓肿（黑色箭头）。

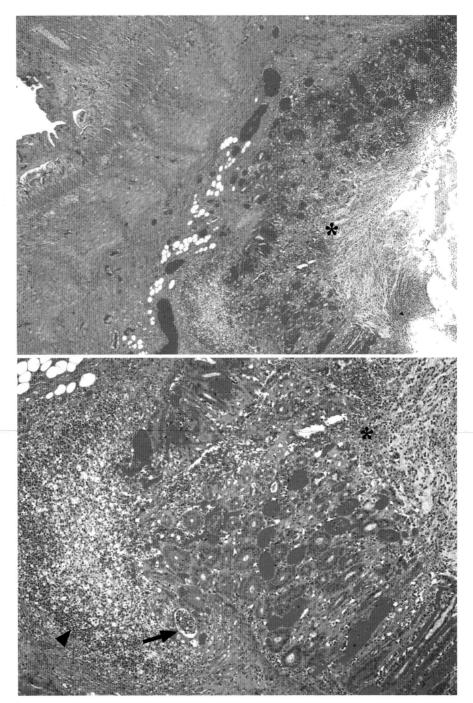

**图 3-37 大肠重度急性炎症 (severe acute colitis)**
上图 HE × 100，下图 HE × 200
恒河猴 (rhesus monkey)，雌性，32 个月月龄 (动物模型 - 辐射相关病变)

## 3-38 大肠慢性炎症 (chronic colitis)

上图低倍镜视野下见结肠黏膜固有层大量炎细胞浸润，部分腺腔扩张 (黑色三角)。下图高倍镜视野下见扩张的肠腺形成隐窝脓肿（crypt abscess）（黑色箭头）。脓肿的腺上皮细胞由立体变成扁平，部分上皮变性、坏死。腔内见变性坏死的细胞碎片和中性粒细胞。隐窝脓肿周围结缔组织轻度水肿。

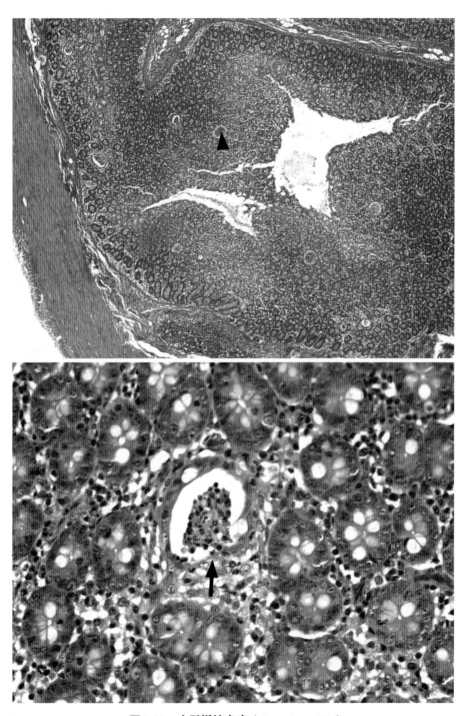

**图3-38　大肠慢性炎症（chronic colitis）**
上图HE×40，下图HE×200
食蟹猴（cynomolgus monkey），雌性，28个月月龄（自发病变）

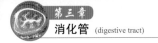

## 3-39 大肠溃疡 (large intestine ulcer)

　　盲肠黏膜面见一边缘整齐、底部平坦的溃疡,溃疡较浅,累及黏膜下层。溃疡龛(＊)内见渗出的纤维素、黏液、坏死组织和菌团。溃疡底部黏膜下层组织变性、坏死并伴有出血,底部及周围组织内血管扩张伴炎细胞浸润。

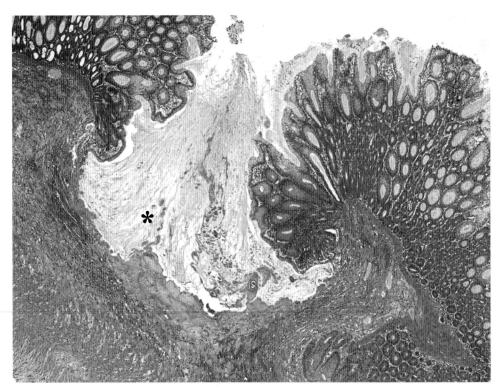

图3-39　大肠溃疡 (large intestine ulcer)

HE × 40

恒河猴 (rhesus monkey),雄性,30个月月龄 (动物模型)

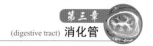

## 3-40　大肠外膜炎性肉芽肿形成（granuloma formation in serosa）

图左侧为黏膜层（mucosa，Muc），图中间为肌层（muscularis Externa，ME），图右侧可见增厚的结肠外膜（serosa，Se），由增生的纤维组织、毛细血管和炎细胞构成。

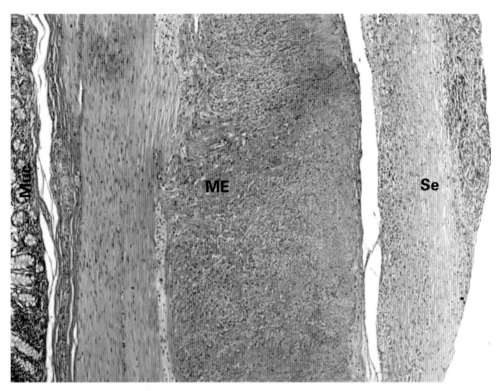

图 3-40　大肠外膜炎性肉芽肿形成（granuloma formation in serosa）

HE × 200

恒河猴（rhesus monkey），雌性，28个月月龄（动物模型）

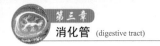

## 3-41　大肠寄生虫感染 (parasitic infection of large intestine)

　　右上角插图为大体摄像。结肠肠壁内见一个直径约0.3cm的蓝黑色结节（黑色三角），剖开其内可见寄生虫虫体。显微镜下见黏膜层内寄生虫虫体（黑色箭头），腔面黏膜局灶性变性坏死，深部及周围间质有轻度的慢性炎性细胞反应。

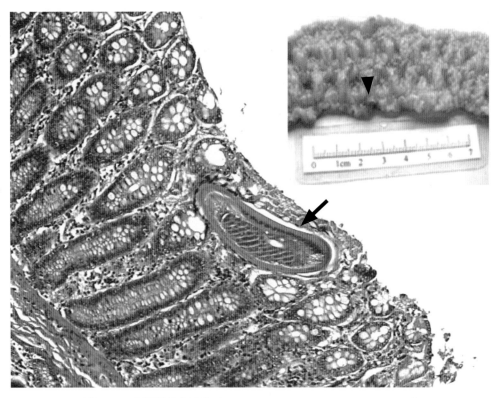

**图3-41　大肠寄生虫感染 (parasitic infection of large intestine)**
右上角图 大体摄像，左下角图 HE × 100
恒河猴 (rhesus monkey)，雄性，30个月月龄（自发病变）

（杜艳春　陈 尧）

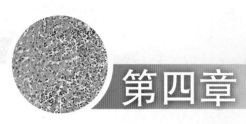

# 第四章

# 消化腺 (digestive glands)

消化系统由消化管和消化腺两部分组成。消化腺主要由唾液腺（salivary gland）、胰腺（pancreas）和肝脏（liver）构成，它们均由导管将分泌物排入消化管内。消化腺的基本结构是实质与间质，腺泡与导管。

猴有三对较大的唾液腺，即腮腺、颌下腺和舌下腺，唾液腺由腺泡和导管构成。腺泡分为浆液性、黏液性与混合性腺泡。腮腺为浆液性腺泡，颌下腺为混合性腺泡，舌下腺主要是黏液性腺泡。导管是反复分支的上皮性管道，是腺体的排泄部，末端与腺泡相连。唾液腺导管可分为闰管（intercalated duct）、纹状管（striated duct）、小叶间导管和总导管。闰管直接与腺泡相连，管径细，管壁为单层立方或单层扁平上皮。纹状管又称为分泌管（secretory duct），与闰管相连接，管壁为单层高柱状上皮，核位于细胞顶部，胞质嗜酸性。细胞基部可见垂直纵纹。纹状管汇合形成小叶间导管，行于小叶间结缔组织内。小叶间导管较粗，管壁为假复层柱状上皮。小叶间导管逐级汇合并增粗，最后形成一条或几条总导管，开口于口腔，导管近口腔开口处渐变为复层扁平上皮，与口腔上皮相连续。颌下腺为混合腺，是常规毒理病理研究中需检查的唾液腺，其灶性慢性炎症为常见的自发性病变。颌下腺的萎缩可为年龄和营养不良的相关性病变。例如，辐射能诱发颌下腺的炎症、萎缩和纤维化；表皮生长因子类药物可引起颌下腺导管上皮的增生。

胰腺分为外分泌腺和内分泌腺两部分，外分泌腺由腺泡和腺管组成。腺泡分泌胰液，通过胰腺导管排入十二指肠，具有消化蛋白质、脂肪和糖的作用。内分泌腺由大小不同的细胞团（即胰岛）组成，分泌胰岛素，调节糖代谢。外分泌腺常见的自发性病变有炎细胞灶性浸润、腺泡萎缩、导管增生及腺泡细胞脱颗粒。雌激素、皮质类固醇、利尿剂、抗生素、抗有丝分裂类药物、咪唑硫嘌呤和一些抗炎药物等可引起急性胰腺炎。加替沙星作为一种广谱的氟喹诺酮类抗生素，可引起腺泡的萎缩。

肝脏的结构和功能单位是肝小叶。肝小叶呈多面菱柱体，每个肝小叶的中央都贯穿一条静脉，称为中央静脉（central vein）。门管区（portal area）位于相邻几个肝小叶的交角处。在小叶的横断面可见肝细胞排列呈索条状，称肝板。肝板围绕中央静脉呈放射状分布。肝板与肝板之间是肝血窦（hepatic sinusoid）。出入肝门的三个主要管道即门静脉、肝动脉和肝管。门静脉的分支称小叶间静脉；肝动脉的分支称小叶间动脉；胆管的属支称小叶间胆管。这些管道连同所在部位的结缔组织合称为门管区或汇管区。肝细胞分泌的胆汁经胆小管、小叶间胆管、左右肝管、肝总管、胆囊管汇集于胆囊。作为药物的新陈代谢和解毒的主要场所，肝脏是药物毒性病理检查的主要脏器。常见的自发性病变有肝实质或门管区灶性炎细胞

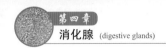

浸润，偶尔伴有坏死和少许肝细胞的凋亡，弥漫肝细胞的空泡变。此外，有时可见轻度到中度的灶性被膜下出血、炎症和纤维化。极少数情况下，在恒河猴和食蟹猴肝脏中可以看到多核肝细胞。

在正常肝脏组织中，凋亡的肝细胞偶尔可见。酒精、二甲基亚硝胺、可卡因、亚胺环己酮和抗癌药可引起肝细胞凋亡增加。此外，有些可引起肝细胞肥大的药物，停药后也可引起肝细胞凋亡增加。小灶性肝细胞坏死伴炎症是猴常见的自发性病变。大片的区域性肝细胞坏死通常由长期大量使用某种药物引起，如溴苯和醋胺酚能引起小叶中央的肝细胞坏死；丙烯醇可引起门管区周围肝细胞坏死。

胆囊是贮存和浓缩胆汁的囊状器官，结构与人相似。胆囊壁由黏膜、肌层和外膜组成，没有黏膜下层和黏膜肌层，常见的自发性病变是胆囊壁的炎细胞浸润。第三代头孢菌素头孢曲松可诱发胆汁淤积，生长激素抑制素奥曲肽可诱发胆囊结石。

## 4-1 颌下腺（submandibular gland）

左上图可见颌下腺的表面被覆结缔组织被膜（黑色箭头），被膜结缔组织伸入腺体内，将腺泡分隔成叶和小叶。右上图可见结缔组织间隔内含有血管（黑色三角）和分泌导管（＊）。正常情况下，结缔组织间隔内常见数量不等的淋巴细胞和浆细胞。下图可见颌下腺腺泡由分泌浆液和黏液的两种腺细胞构成。常规 HE 染色下，黏液性细胞（黑色三角）位于腺泡的顶端，浆液性细胞（黑色箭头）位于腺泡的底部，呈新月体形包绕着黏液性细胞，胞体细长，插入黏液性细胞之间。腺泡的分泌物通过闰管、纹状管和排泄管等唾液腺导管（＊）进入口腔。

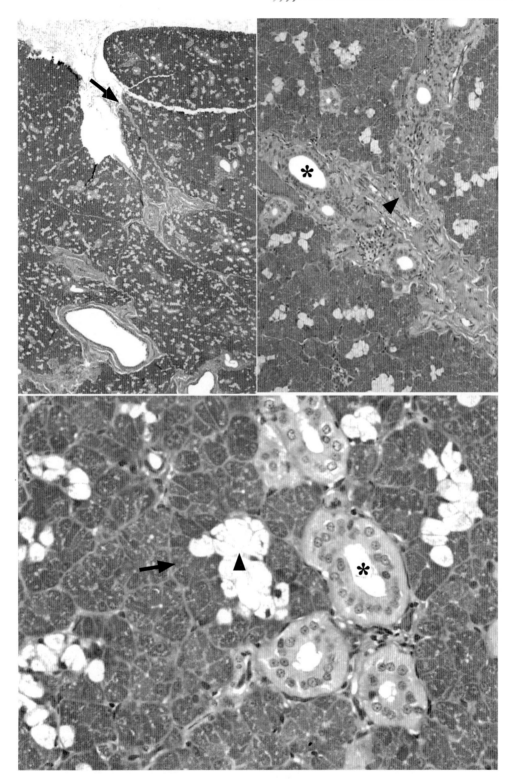

**图4-1 颌下腺（submandibular gland）**
左上图HE×40，右上图 HE×200，下图 HE×400
食蟹猴（cynomolgus monkey），雄性，30个月月龄（正常组织）

## 4-2　颌下腺慢性炎细胞浸润（chronic sialoadenitis）

图中见小灶状颌下腺腺泡变性、坏死（黑色三角），间质见大量炎细胞浸润（＊）。

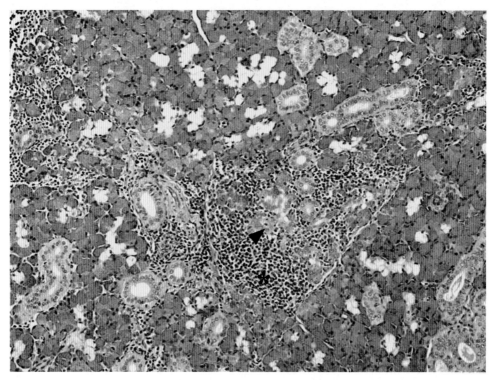

**图4-2　颌下腺慢性炎细胞浸润**
（chronic sialoadenitis）HE × 100
恒河猴（rhesus monkey），雄性，27个月月龄（自发病变）

## 4-3　颌下腺腺泡变性坏死（submandibular gland degeneration and necrosis）

上图低倍镜视野下见大片颌下腺腺泡减少（＊），间质水肿伴出血。下图高倍镜视野下见病变处腺泡细胞变性、坏死（黑色三角）；导管上皮细胞变性、坏死（黑色箭头）。

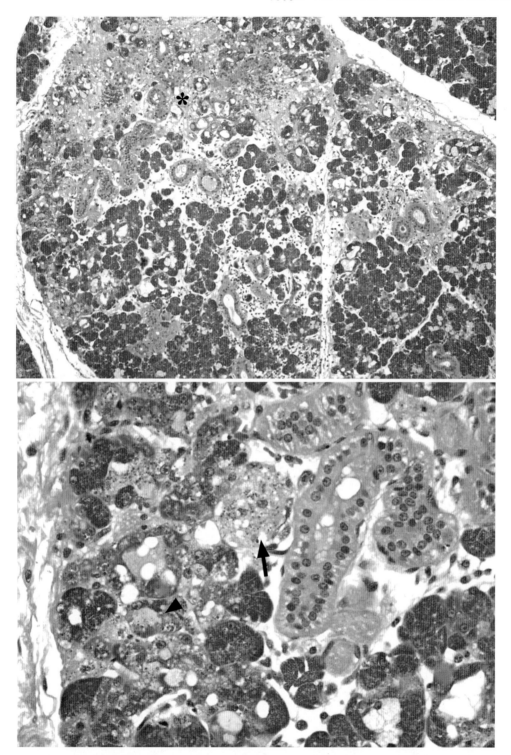

**图4-3　颌下腺腺泡变性坏死**（submandibular gland degeneration and necrosis）

上图HE×100，下图HE×400

食蟹猴（cynomolgus monkey），雌性，32个月月龄（自发病变）

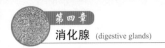

## 4-4 颌下腺导管结石 (sialolithiasis)

颌下腺部分导管扩张，导管腔内见微小结石（黑色箭头）形成。扩张的导管周围见大量淋巴细胞浸润，部分腺泡变性、坏死（＊）。

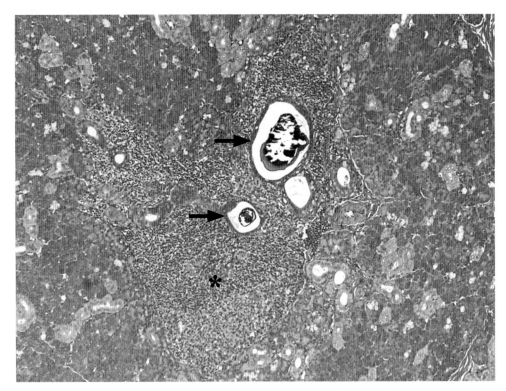

**图4-4 颌下腺导管结石 (sialolithiasis)**
HE×100
食蟹猴 (cynomolgus monkey)，雄性，32个月月龄（自发病变）

## 4-5 胰腺 (pancreas)

胰腺的表面被覆包膜，由薄层的疏松结缔组织构成。

上图低倍镜下见包膜伸向腺实质内，将其分成许多小叶（＊）。小叶间大量的结缔组织内包含导管（白色箭头），血管（黑色箭头）和神经。外分泌腺的分泌物经导管排出。胰腺的实质由外分泌部（exocrine pancreas）和内分泌部（endocrine pancreas）组成。

下图高倍镜下见内分泌部由大小不一、散在分布于腺泡之间的胰岛（黑色三角）构成。胰岛是由胰岛细胞组成的球形细胞团，胰岛细胞呈多边形，团索状分布，细胞间有丰富的毛细血管。HE染色下，内分泌部的胰岛较外分泌腺的腺泡染色浅。外分泌部由浆液性腺泡（白色三角）构成，腺泡由一层锥状的细胞围成。腺泡细胞的基底部宽大，胞浆嗜碱性；腺泡细胞朝向腺泡腔的顶部窄小，胞浆内含有嗜酸性的酶原颗粒，禁食后酶原颗粒增加。

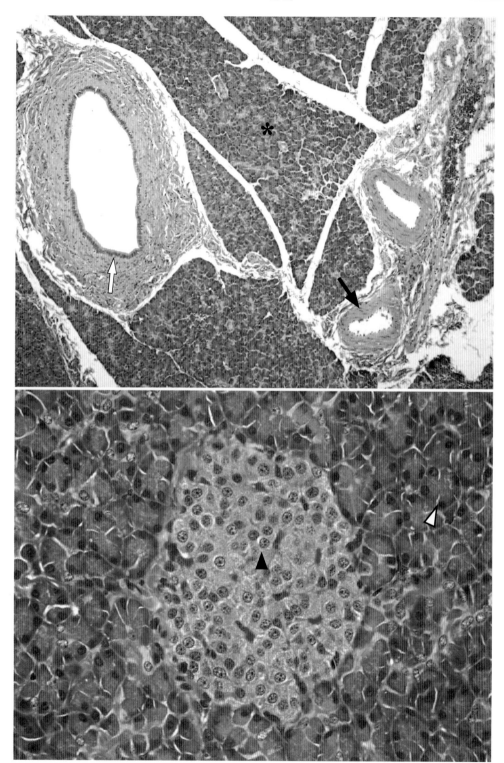

图4-5　胰腺（pancreas）

上图HE×100，下图HE×400

食蟹猴（cynomolgus monkey），雌性，28个月月龄（正常组织）

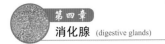

## 4-6 胰岛毛细血管扩张充血 (angiotelectasis in islet)

胰岛内可见部分毛细血管或血窦扩张、淤血（＊）。

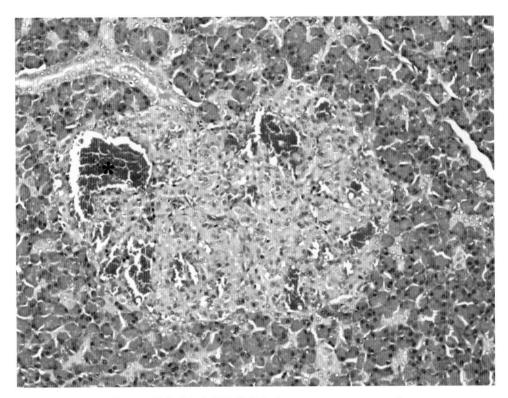

图4-6　胰岛毛细血管扩张充血 (angiotelectasis in islet)
HE × 200
食蟹猴 (cynomolgus monkey)，雄性，33个月月龄（自发病变）

## 4-7 胰腺导管上皮细胞增生 (hyperplasia of pancreatic duct epithelium)

　　左中框内图低倍镜见内分泌腺的胰岛（＊）大小及形态正常，胰岛周围的外分泌腺内见小灶状、树枝状或条索状散在分布的浅着色细胞。上图高倍镜下胰岛（＊）细胞大小形态正常，胰岛周围外分泌腺内增生的细胞，似胰岛细胞或导管上皮细胞（黑色箭头）。下图是免疫组化 (insulin) 染色，胰岛（＊）细胞胞浆呈棕色，外分泌腺腺泡及增生的细胞（黑色箭头）染色均为阴性，表明外分泌腺泡内增生的细胞为导管上皮细胞。

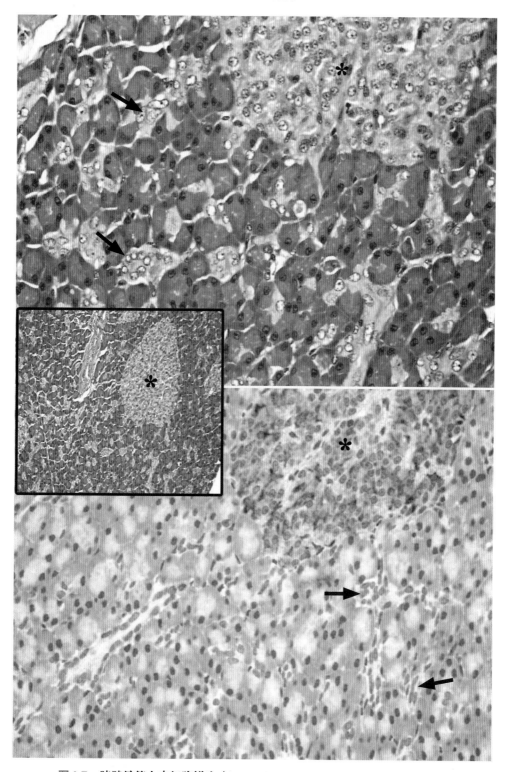

**图4-7 胰腺导管上皮细胞增生**（hyperplasia of pancreatic duct epithelium）
左中框内图HE×200，上图HE×400，下图Insulin免疫组化染色×400
食蟹猴（cynomolgus monkey），雌性，38个月月龄（自发病变）

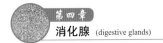
**4-8** 胰腺灶状炎细胞浸润（focal inflammatory cell infiltration）

　　上图低倍镜下见胰腺外分泌部灶性炎细胞浸润（＊），下图高倍镜下见灶性炎细胞浸润，以单核细胞和淋巴细胞为主，病灶区内可见残存的变性坏死的腺泡（黑色箭头）。

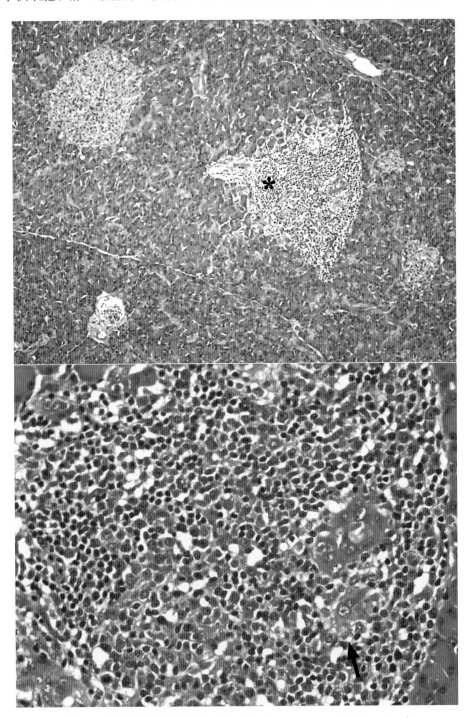

**图4-8　胰腺灶状炎细胞浸润（focal inflammatory cell infiltration）**
上图HE×100，下图 HE×400
食蟹猴（cynomolgus monkey），雄性，26个月月龄（自发病变）

## 4-9 慢性胰腺炎（chronic pancreatitis）

胰腺单个小叶萎缩（黑色箭头），萎缩的小叶颜色变浅，胰岛消失，腺泡明显减少、萎缩，导管相对增多，间质纤维化并有少量炎细胞浸润。

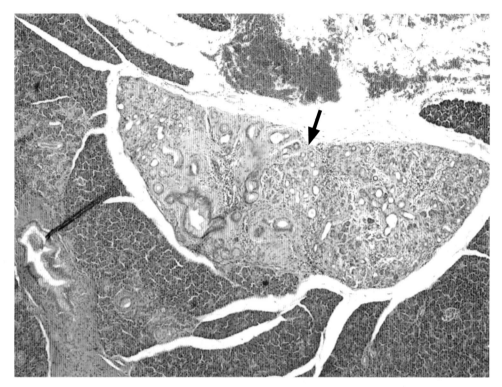

**图4-9 慢性胰腺炎（chronic pancreatitis）**
HE×50
恒河猴（rhesus monkey），雄性，35个月月龄（自发病变）

## 4-10 肝脏（liver）

肝的基本结构单位是肝小叶（lobule），肝小叶呈多边形，小叶中央是中央静脉（central vein）（上图黑色三角），门管区（portal area）（上图黑色箭头）位于小叶之间。猴的肝小叶分界不清，多边形的结构也不十分清楚。左下图高倍镜下见位于肝小叶中央的中央静脉，由内皮和极少量的结缔组织构成。肝细胞呈多边形，胞浆嗜酸性，胞核圆而大，位于细胞中央，有时可见双核（白色箭头），核膜清楚。肝细胞呈索条状以中央静脉为轴心呈放射状排列。肝细胞索又称肝板，由单层肝细胞构成。肝板之间为肝窦，窦壁由扁平的内皮细胞围成，窦腔内见库普弗细胞（黑色三角）。右下图高倍镜下见位于疏松结缔组织中的门管区，门管区内可见小叶间静脉（＊）、小叶间动脉（黑色箭头）和小叶间胆管（黑色三角）。

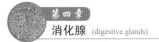
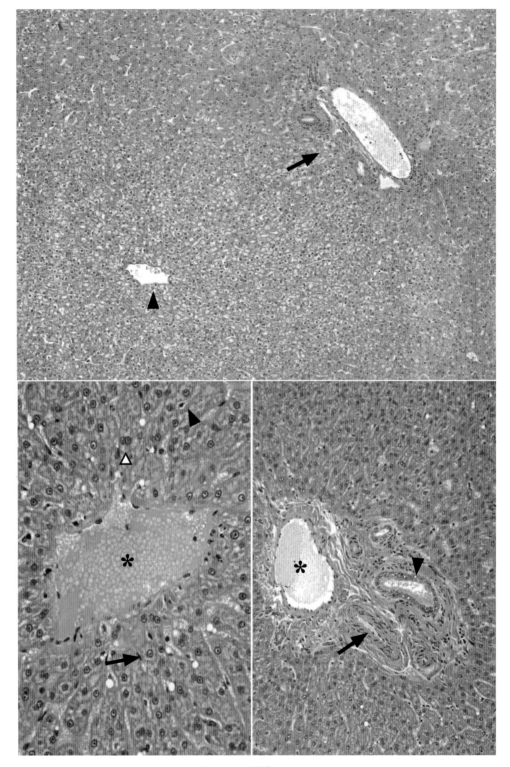

**图4-10　肝脏（liver）**
上图HE×100，左下图HE×400，右下图HE×200
食蟹猴（cynomolgus monkey），雌性，32个月月龄（正常组织）

## 4-11 肝脏肉芽肿（granuloma）

图中央部分见灶状球形肉芽肿，境界较清楚（＊）。肉芽肿由变性和坏死的肝细胞、淋巴细胞、巨噬细胞和上皮样细胞构成。

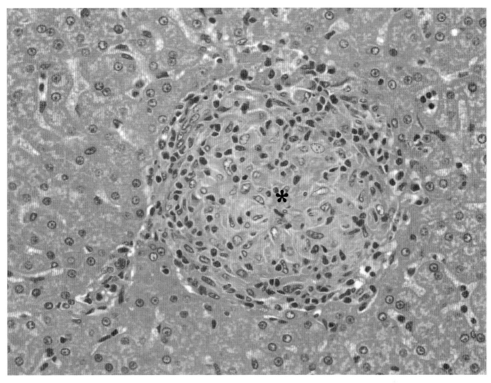

**图4-11 肝脏肉芽肿（granuloma）**
HE × 400
恒河猴（rhesus monkey），雄性，24个月月龄（自发病变）

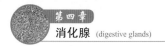

## 4-12 肝细胞灶性坏死伴炎细胞浸润（focal hepatocellular necrosis with inflammatory cell infiltration）

小灶状肝细胞变性坏死伴淋巴细胞和浆细胞浸润（黑色箭头）。

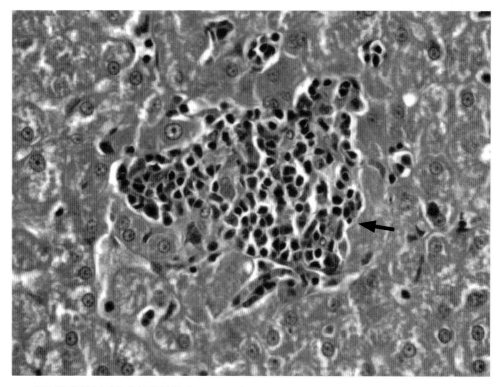

图4-12　肝细胞灶性坏死伴炎细胞浸润（focal hepatocellular necrosis with inflammatory cell infiltration）

HE×400

恒河猴（rhesus monkey），雄性，27个月月龄（自发病变）

## 4-13 多灶性肝细胞变性坏死伴炎细胞浸润（multifocal hepatocellular necrosis with inflammatory cell infiltration）

多灶性肝细胞变性坏死伴淋巴和单核细胞浸润。

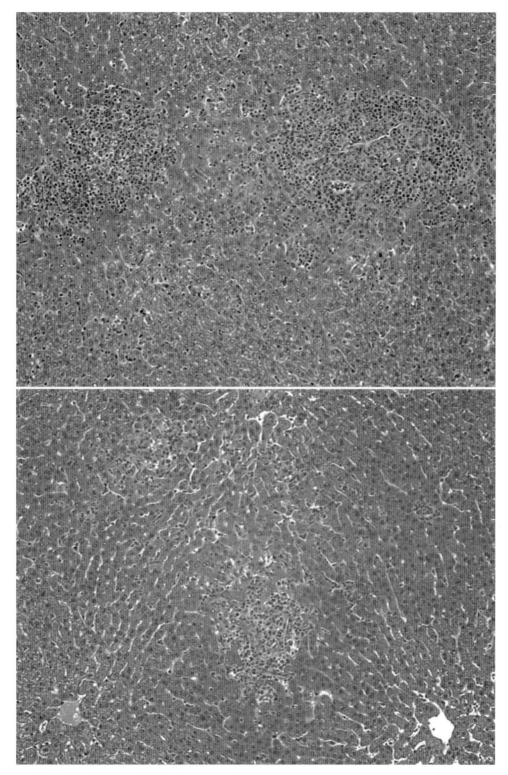

**图4-13 多灶性肝细胞变性坏死伴炎细胞浸润**（multifocal hepatocellular necrosis with inflammatory cell infiltration）
上图HE×100，下图HE×100
恒河猴（rhesus monkey），雄性，38个月月龄（药物相关）

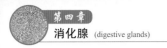

## 4-14 肝窦内炎细胞增多（inflammatory infiltration in hepatic sinusoids）

局部肝窦轻度扩张，窦内淋巴细胞及浆细胞增多，未见明显肝细胞损伤。

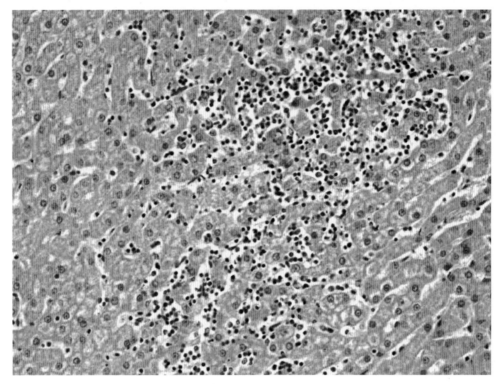

**图4-14 肝窦内炎细胞增多（inflammatory infiltration in hepatic sinusoids）**

HE×200

恒河猴（rhesus monkey），雌性，33个月月龄（自发病变）

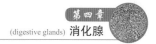

## 4-15 肝门管区慢性炎细胞浸润（inflammatory infiltration in portal area）

肝门管区结缔组织内见大量淋巴细胞和浆细胞浸润。

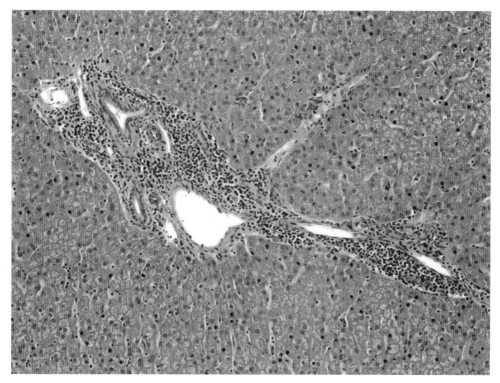

**图4-15　肝门管区慢性炎细胞浸润（inflammatory infiltration in portal area）**
HE×100
恒河猴（rhesus monkey），雄性，30个月月龄（自发病变）

## 4-16 肝细胞空泡变（hepatocyte vacuolation）

上图见小灶状的肝细胞空泡变（黑色箭头）。下图见弥漫性肝细胞空泡变。

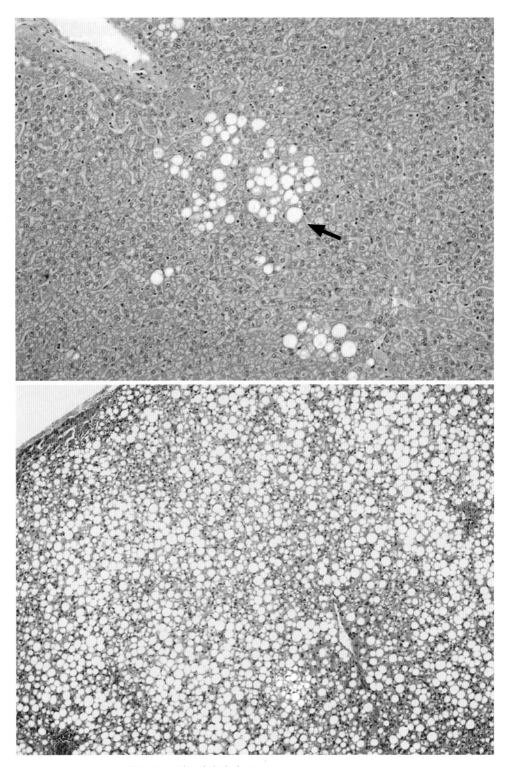

**图4-16　肝细胞空泡变（hepatocyte vacuolation）**
上图HE×100，下图HE×100
恒河猴（rhesus monkey），雌性，39个月月龄（自发病变）

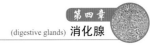

## 4-17 肝细胞嗜酸性变（hepatocyte eosinophilic change）

门管区周围散在的肝细胞皱缩、嗜酸性增强（黑色箭头），细胞核浓缩。

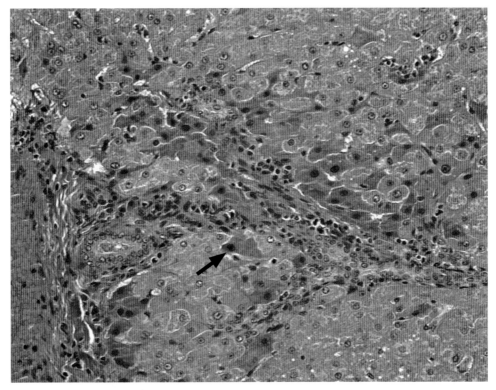

**图4-17 肝细胞嗜酸性变（hepatocyte eosinophilic change）**
HE×200
恒河猴（rhesus monkey），雄性，37个月月龄（药物相关）

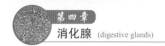
## 4-18 肝细胞灶性坏死（focal hepatocellular necrosis）

视野中央见肝板结构消失（＊），肝细胞坏死。坏死区周围肝细胞深染，嗜碱性增强，坏死区及周围间质有少量炎细胞浸润。

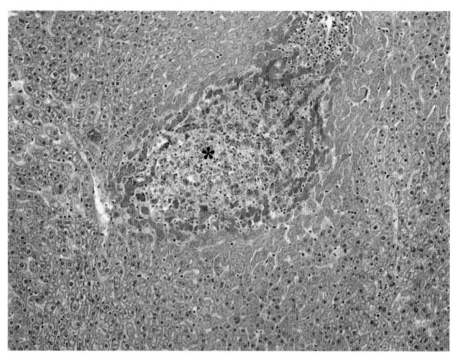

**图4-18　肝细胞灶性坏死**（focal hepatocellular necrosis）
HE × 100
恒河猴（rhesus monkey），雄性，42个月月龄（自发病变）

>>>>

## 4-19 肝细胞桥接性坏死（bridging necrosis）

　　左上图见肝细胞大片坏死（＊），呈区带状分布，多连接于汇管区与汇管区之间。左下图为坏死区（＊）与相对正常汇管区（黑色箭头）交界处，交界区见明显出血。右上图坏死区见肝板结构消失，取而代之的是无结构的嗜伊红物质和少量嗜碱性灶（黑色箭头）。右下图油镜下见坏死区边缘部分肝细胞染色加深，胞浆内见大小不一的空泡，细胞核消失；部分坏死肝细胞轮廓已消失；肝窦内见大量嗜碱性杆状菌团。

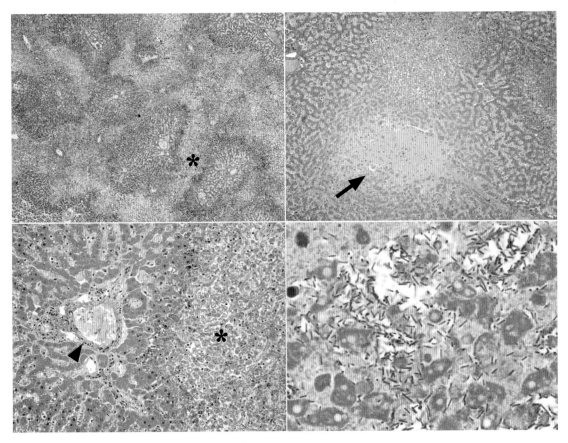

**图4-19　肝细胞桥接性坏死（bridging necrosis）**
左上图HE×40，右上图HE×100，左下图HE×200，右下图HE×1000
食蟹猴（cynomolgus monkey），雌性，28个月月龄（药物相关）

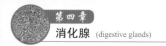
## 4-20 肝脏陈旧性寄生虫囊肿（chronic parasitic cyst）

　　左上图低倍镜下见肝脏被膜下一包裹完整的囊肿（黑色箭头）。右上图见囊肿壁周围大量慢性炎细胞浸润（白色箭头）。左下图高倍视野下见囊壁（＊）由增生的纤维组织构成，囊内见坏死的细胞碎片（白色箭头）。右下图为高倍视野下的囊肿的中心区，见大量残存的虫卵，部分因钙化呈蓝色（黑色三角）。

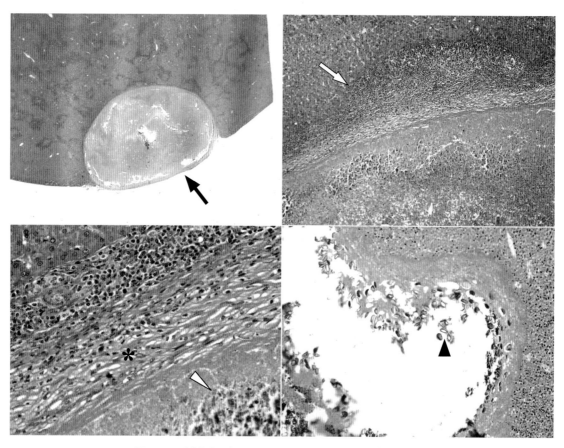

**图4-20　肝脏陈旧性寄生虫囊肿（chronic parasitic cyst）**
左上图HE×25，右上图HE×100，左下图HE×400，右下图HE×200
恒河猴（rhesus monkey），雄性，41个月月龄（自发病变）

## 4-21 肝脏内钙化灶伴周围纤维组织包裹（calcification and fibrosis）

　　上图低倍镜下见肝脏实质内近被膜处一包膜完整的囊性结构（黑色箭头）。高倍镜下见囊壁由增生的纤维组织构成，囊内组织钙化（黑色三角）。

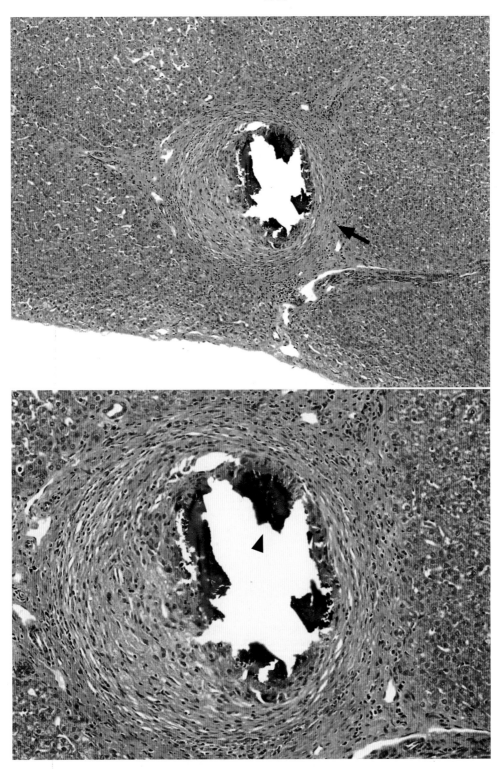

**图4-21　肝脏内钙化灶伴周围纤维组织包裹（calcification and fibrosis）**
上图HE×100，下图HE×200
恒河猴（rhesus monkey），雌性，35个月月龄（自发病变）

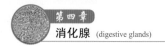

## 4-22 肝内胆管囊性增生（bile duct cystic hyperplasia）

视野的中央见肝脏内灶状胆管增生，管腔扩张。

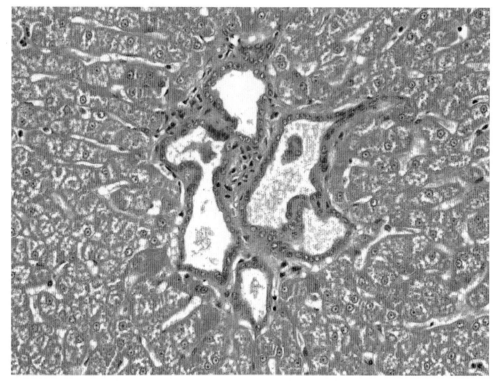

图 4-22　肝内胆管囊性增生（bile duct cystic hyperplasia）

HE × 200

恒河猴（rhesus monkey），雄性，47个月月龄（自发病变）

## 4-23 肝内胆管囊肿（bile duct cyst）

上图低倍视野下见肝脏实质内一囊肿（＊），境界清楚。下图高倍视野下见囊壁被覆单层柱状上皮，柱状上皮的顶端可见微绒毛（黑色箭头）。

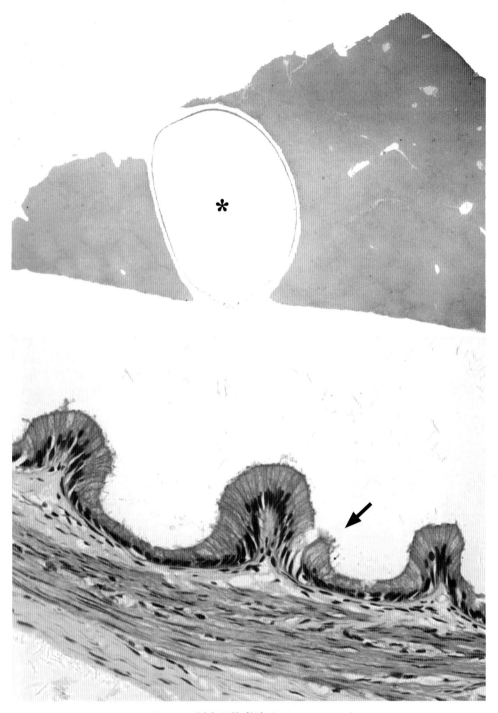

**图4-23 肝内胆管囊肿（bile duct cyst）**
上图 HE×25，下图 HE×1000
恒河猴（rhesus monkey），雄性，31个月月龄（自发病变）

## 4-24 肝脓肿（hepatic abscess）

　　左上图低倍镜下见大面积肝脏病变，尤以门管区为重。右上图为 * 所示部位的放大，见局部增生的胆管。左中图为框中区域的放大，可见门管区结构不清，间质有大量炎细胞浸润。右中图为黑色三角所示部位的放大，可见局部胆管增生，胆管上皮细胞变性坏死，周围可见大量的中性粒细胞。左下图为黑色箭头所示部位的放大，可见局部卵圆细胞增生（白色箭头）。右下图高倍镜视野下见门管区间质内大量的炎细胞浸润，以中性粒细胞为主，另可见大量嗜酸性粒细胞和单核细胞。

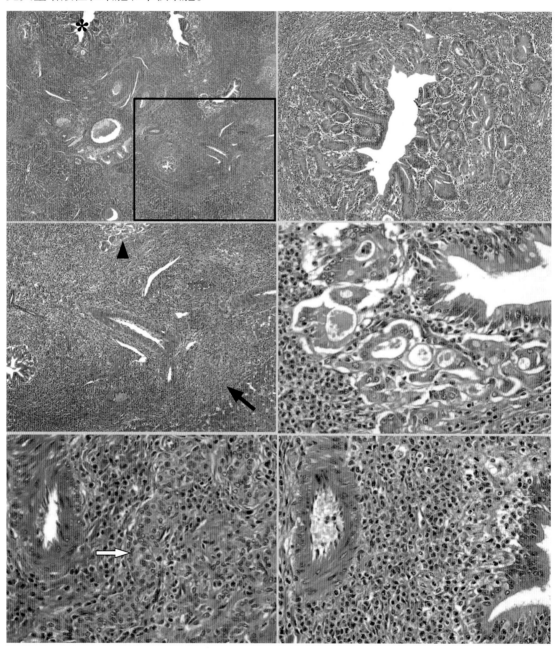

**图4-24　肝脏脓肿（hepatic abscess）**
左上图 HE×25，右上图HE×100，左中图HE×100，右中图HE×400，左下图HE×400，右下图HE×400
恒河猴（rhesus monkey），雄性，39个月月龄（药物相关）

## 4-25 胆囊（gallbladder）

　　上图低倍镜见胆囊壁由黏膜（mucosa，Muc），肌层（muscularis externa，ME）和浆膜/外膜（serosa/adventia，Se/Ad）构成。猴胆囊壁缺乏黏膜肌层和黏膜下层。胆囊壁与肝脏连接的一面称外膜，不与肝脏连接的一面称浆膜。下图高倍镜下见黏膜表面被覆单层柱状上皮（黑色箭头），上皮的顶端有无数的微绒毛。黏膜固有层（黑色三角）含丰富的毛细血管和小静脉。固有层内含许多淋巴细胞和浆细胞。

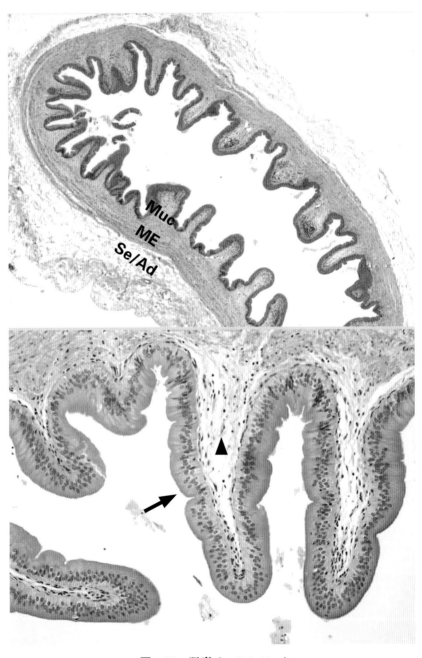

**图 4-25　胆囊（gallbladder）**
上图 HE×25，下图 HE×40
食蟹猴（cynomolgus monkey），雌性，29 个月月龄（正常组织）

## 4-26 慢性胆囊炎（chronic cholecystitis）

胆囊黏膜固有层炎细胞与正常相比增多（黑色箭头），以淋巴细胞为主。

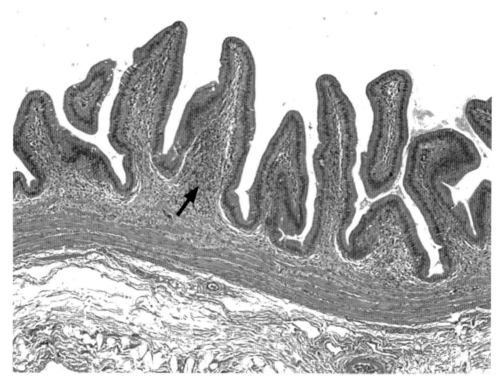

**图4-26 慢性胆囊炎（chronic cholecystitis）**
HE×50
恒河猴（rhesus monkey），雌性，36个月月龄（自发性病变）

## 4-27 胆囊固有层嗜酸性粒细胞浸润（eosinophil infiltration）

胆囊固有层见大量嗜酸性粒细胞浸润（黑色箭头）。

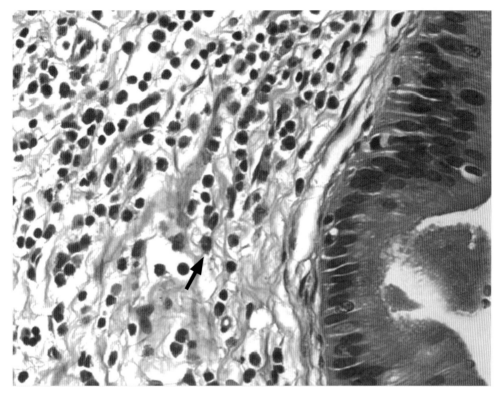

图 4-27　胆囊固有层嗜酸性粒细胞浸润（eosinophil infiltration）
HE × 400
恒河猴（rhesus monkey），雌性，35 个月月龄（自发病变）

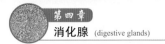

## 4-28 胆囊壁出血（hemorrhage）

胆囊壁浆膜层结缔组织内见大量红细胞（＊）。

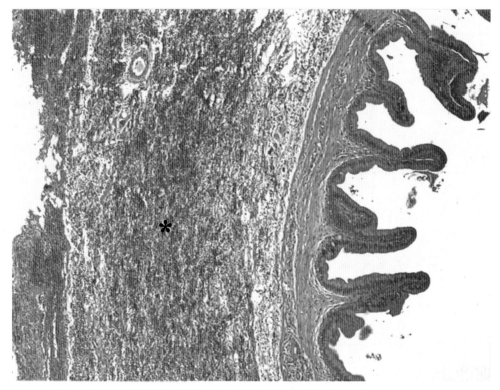

**图4-28 胆囊壁出血（hemorrhage）**
HE × 100
恒河猴（rhesus monkey），雌性，37个月月龄（药物相关）

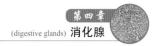

## 4-29　胆囊多灶性血管周围炎细胞浸润（perivasculitis）

胆囊壁浆膜层内血管周围见大量淋巴细胞、浆细胞和嗜酸性粒细胞浸润。

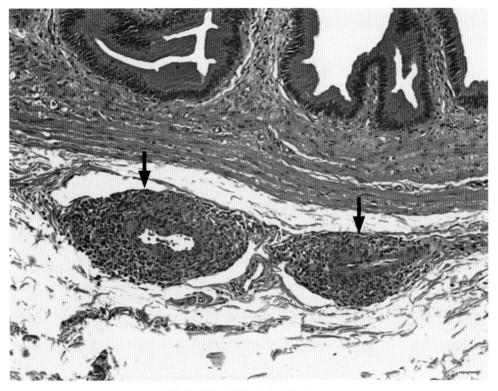

**图4-29　胆囊多灶性血管周围炎细胞浸润（perivasculitis）**
HE × 100
恒河猴（rhesus monkey），雌性，29个月月龄（药物相关）

（杜艳春　陈 尧）

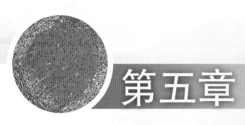

# 第五章
# 内分泌系统 (endocrine system)

内分泌系统是机体的第二大调节系统，内分泌器官主要包括垂体、肾上腺、甲状腺和甲状旁腺。内分泌器官的调控作用通过将激素分泌进入血液，由血液带至含有该激素受体的靶细胞。在致癌试验或长期毒性试验中，过度或长时间的刺激内分泌器官可引起该器官的增生性病变，通过形态学鉴别增生性病变属于单纯性增生或良、恶性肿瘤有很大的难度。据研究报道，短期毒性试验中，灵长类动物内分泌器官对毒性的敏感性较大鼠低。在药物毒性试验中，对激素水平敏感的器官如乳腺和生殖器官等，在内分泌器官的评价中有着相当重要的作用。

垂体虽小，但是机体内最重要的内分泌腺，能够分泌多种激素，作用于靶器官，在神经与内分泌两大整合系统的相互关系中居枢纽地位。垂体常见的自发病有囊肿、垂体前叶细胞肥大、炎细胞浸润等。药物直接导致垂体的病变很少见，某些生理学的改变常常与年龄、泌乳、应激和去势等相关。

肾上腺实质分皮质和髓质两部分，皮质来源于胚胎时期的体腔上皮，髓质来源于神经外胚层的神经嵴。皮质分泌甾体激素，调节机体的脂肪、蛋白质、糖代谢和水盐平衡。髓质分泌儿茶酚胺，调节心率及血管平滑肌收缩等。肾上腺常见的自发性病变有钙化、灶性皮质肥大、皮质细胞空泡变、肾上腺肝脏融合/粘连等。某些药物如丙烯腈、硫鸟嘌呤、硫代乙酰胺等可导致肾上腺皮质的坏死和出血性梗死。不同状态的肾上腺皮质细胞胞浆内脂类含量不同，非应激状态下，皮质细胞内含大量的脂类小滴。随着年龄的增加和一些生理学改变的刺激，脂类小滴会变得更大、更明显。某些药物和一些外源性物质也可以引起球状带、束状带或网状带细胞的胞浆内脂类小滴增多，这些脂类小滴在常规HE染色后显示细胞的空泡变。某些抑制肾素血管紧张素系统的物质可导致球状带萎缩。

甲状腺是体内最大的内分泌腺，位于颈前部，分左右两个侧叶，位于气管两侧。两侧叶通过峡部相连。甲状腺表面有薄层结缔组织被膜，被膜中的结缔组织随血管和神经伸入腺实质，将实质分为界限不清、大小不等的小叶。甲状腺滤泡上皮细胞分泌甲状腺素，促进机体的新陈代谢，提高神经兴奋性，促进生长发育。甲状腺滤泡旁细胞合成和分泌降钙素，参与调节钙、磷代谢。常见的自发性病变如胸腺异位、囊肿、滤泡囊性扩张、淋巴细胞性甲状腺炎，另外，甲状腺炎也可由甲状腺提取物导致。研究表明，给予四环素类衍生物、米诺环素等1个月以上，可引起甲状腺黑色素沉着。甲状腺滤泡上皮细胞增生性改变与促甲状腺激素长期刺激有关。硫酰胺类、芳香胺类和多氢酚类化合物能阻碍甲状腺素的合成。

猴的甲状旁腺共有4个，每侧2个，分别位于甲状腺侧叶后面，颜色较浅，呈扁椭圆形。甲状旁腺表面包有薄层结缔组织被膜，结缔组织伸入体内形成小梁和小隔，把腺实质分隔成不规则的细胞团索。甲状旁腺主细胞合成和分泌甲状旁腺激素，调节血钙和血磷水平。其常见的自发性病变如胸腺异位、囊肿等，迄今很少见到由化合物直接引起甲状旁腺毒性反应的报告。

## 5-1  垂体（pituitary gland）

垂体位于颅骨蝶鞍垂体窝内，由腺垂体（anterior lobe）和神经垂体（posterior lobe，PL）两部分组成，表面包以结缔组织被膜。腺垂体分为远侧部（pars distalis，PD）、中间部（pars intermedia，PI）和结节部（pars tuberalis）。

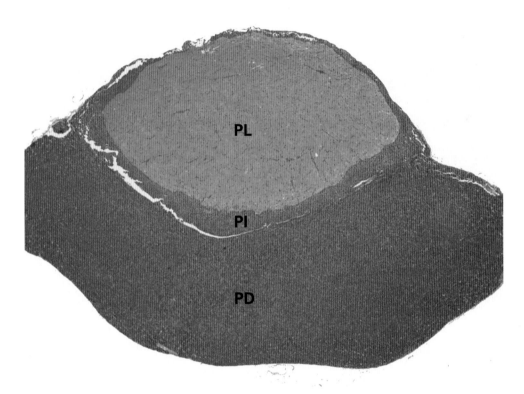

图5-1  **垂体（pituitary gland）**
HE × 100
食蟹猴（cynomolgus monkey），雌性，32个月月龄（正常组织）

## 5-2 垂体远侧部 ( pars distalis )

远侧部是腺垂体的主要部分，腺细胞集合成团索状，细胞间有丰富的窦样毛细血管。腺垂体主要由3种细胞构成：嫌色细胞（chromophobes，黑色箭头）、嗜酸性细胞（acidophils，白色箭头）及嗜碱性细胞（basophils，黑色三角）。

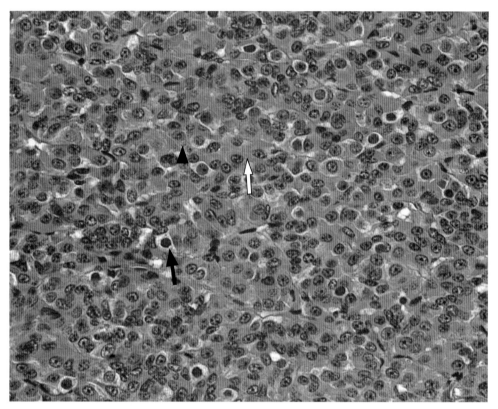

**图5-2　垂体远侧部（pars distalis）**
HE × 400
食蟹猴（cynomolgus monkey），雌性，32个月月龄（正常组织）

## 5-3 垂体中间部 ( pars intermedia ) 及神经垂体 ( posterior lobe )

垂体中间部（＊）是位于远侧部与神经部之间的狭窄部分，主要由嗜碱性细胞及嫌色细胞构成。神经垂体主要由无髓神经纤维和神经胶质细胞组成，并含有丰富的有孔毛细血管和少量网状纤维。高倍镜下神经垂体内的嗜酸性团块，为神经轴突内的分泌物，称为赫令体（Herring bodies，黑色箭头）。

## 5-4 垂体囊肿 ( pituitary cyst )

低倍镜（上图）见腺垂体外侧有一囊肿形成。高倍镜（下图）见囊肿由单层扁平上皮或立方上皮围成，腔内含少量嗜酸性物质（黑色箭头），囊肿周围细胞轻微受压。

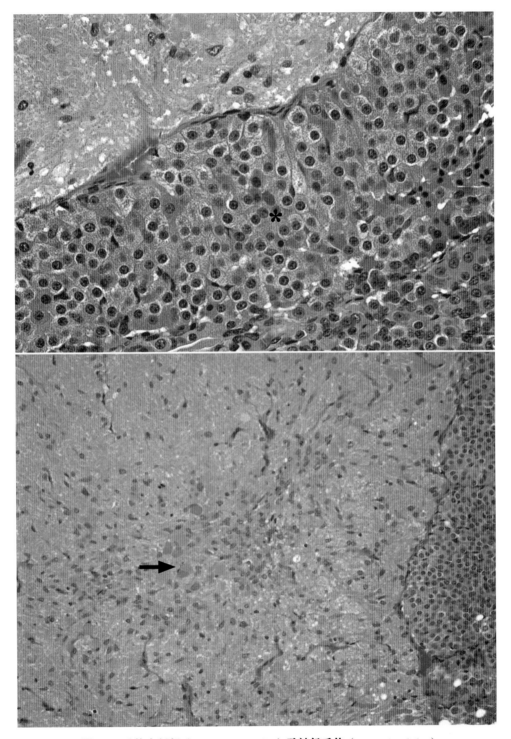

图5-3　垂体中间部（pars intermedia）及神经垂体（posterior lobe）
HE×400
食蟹猴（cynomolgus monkey），雌性，32个月月龄（正常组织）

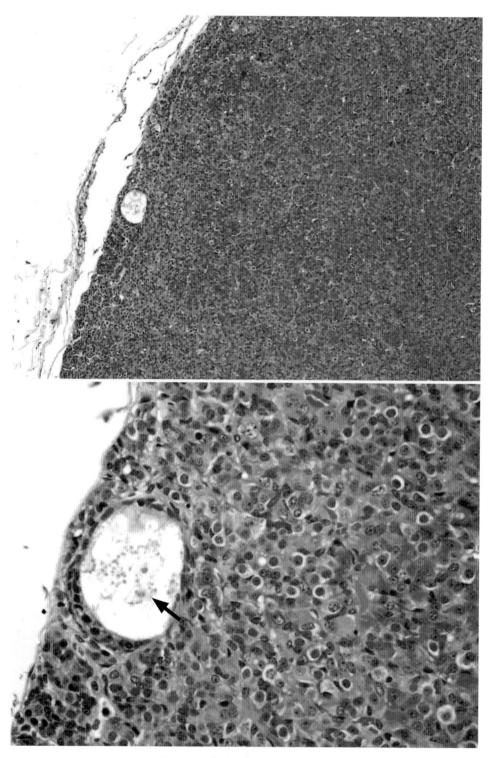

**图5-4　垂体囊肿（pituitary cyst）**
上图HE×100，下图HE×400
恒河猴（rhesus monkey），雌性，30个月月龄（自发病变）

## 5-5 垂体前叶细胞肥大（anterior lobe hypertrophy）

垂体前叶部分腺细胞体积增大，胞浆丰富，颜色变浅。肥大细胞的类型可通过免疫组织化学（immunocytochemistry）方法鉴别。上图为正常腺垂体。

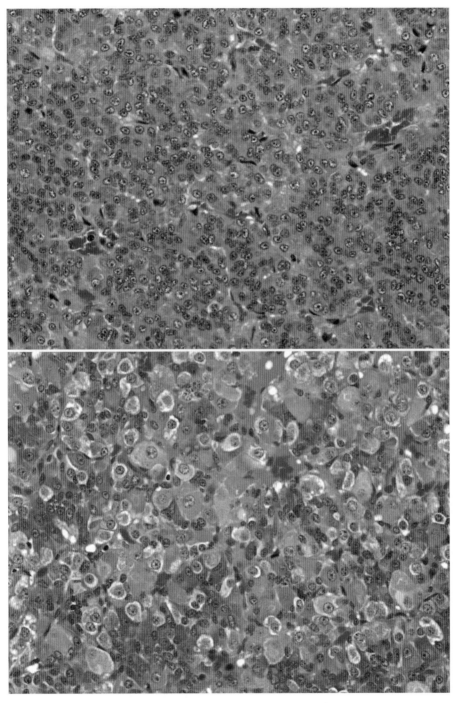

**图5-5　垂体前叶细胞肥大（anterior lobe hypertrophy）**
HE×400
食蟹猴（cynomolgus monkey），雄性，46个月月龄（自发病变）

## 5-6 肾上腺 (adrenal gland)

肾上腺表面包以结缔组织被膜 (capsule, C), 少量结缔组织伴随血管和神经伸入腺实质内。肾上腺实质由周边的皮质和中央的髓质 (medulla, M) 两部分构成。皮质可分为3个带, 即球状带 (zona glomerulosa, ZG)、束状带 (zona fasciculata, ZF) 和网状带 (zona reticularis, ZR), 三个带之间并无截然的界限。

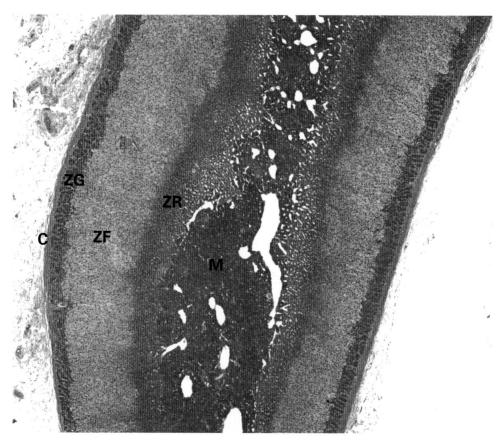

图5-6　肾上腺 (adrenal gland)

HE×40

食蟹猴 (cynomolgus monkey), 雄性, 37个月月龄 (正常组织)

## 5-7 肾上腺球状带 (zona glomerulosa)

肾上腺球状带位于被膜下方, 较薄, 细胞排列成球状、团块或拱形。细胞为卵圆形或柱状, 体积较小, 核为球形, 染色深, 含1~2个核仁。胞质少, 内含少量脂滴。球状带细胞分泌盐皮质激素, 主要为醛固酮。

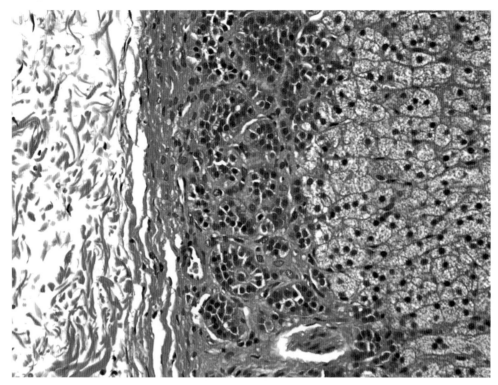

**图 5-7　肾上腺球状带（zona glomerulosa）**
HE × 400
食蟹猴（cynomolgus monkey），雄性，37个月月龄（正常组织）

## 5-8　肾上腺束状带（zona fasciculata）

肾上腺束状带位于球状带深面，是皮质中最厚的部分。细胞排列成束，呈放射状伸向髓质，束宽度为1~2个细胞。细胞大，多边形，常有双核，核圆形，染色淡，有1~2个核仁，雌性动物的核较大。胞浆呈嗜酸性，也含有嗜碱性物质，胞质内常见丰富的大脂滴，脂滴内主要含胆固醇及其酯类物质。束状带细胞分泌的糖皮质激素主要为皮质醇。

## 5-9　肾上腺网状带（zona reticularis）

肾上腺网状带位于皮质最深部，细胞索相互吻合成网。细胞比束状带细胞小，细胞核深染。细胞胞浆少，嗜酸性，内含脂褐素和少量脂滴。网状带细胞主要分泌雄激素，也分泌少量雌激素和糖皮质激素。

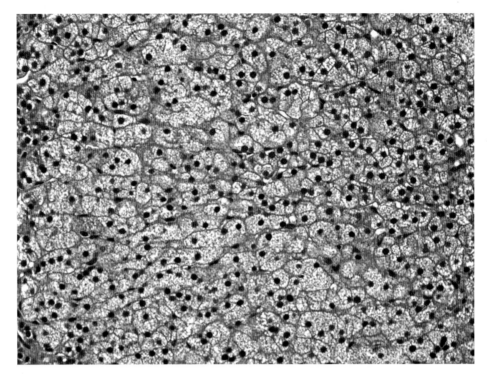

**图5-8　肾上腺束状带 (zona fasciculata)**
HE×400
食蟹猴 (cynomolgus monkey)，雄性，37个月月龄 (正常组织)

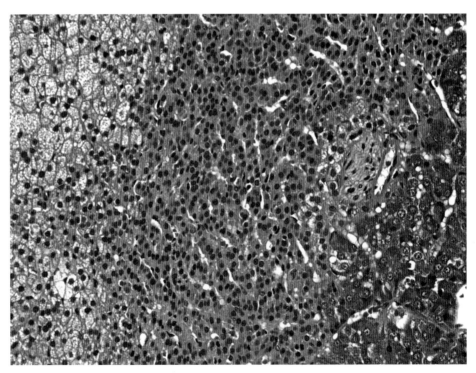

**图5-9　肾上腺网状带 (zona reticularis)**
HE×400
食蟹猴 (cynomolgus monkey)，雄性，37个月月龄 (正常组织)

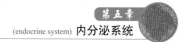
## 5-10 肾上腺髓质（adrenal medulla）

肾上腺髓质位于实质的中央部位，由排列成索或团的髓质细胞（medullary cells）、结缔组织、神经和大量的血窦组成。髓质细胞体积较大，呈卵圆形或多边形。胞浆内含有嗜铬颗粒，故髓质细胞又称为嗜铬细胞（chromaffin cells）。下图为免疫组化酪氨酸羟化酶（tyrosine hydroxylase，TH）染色，髓质细胞胞浆内见大量的棕黄色颗粒。

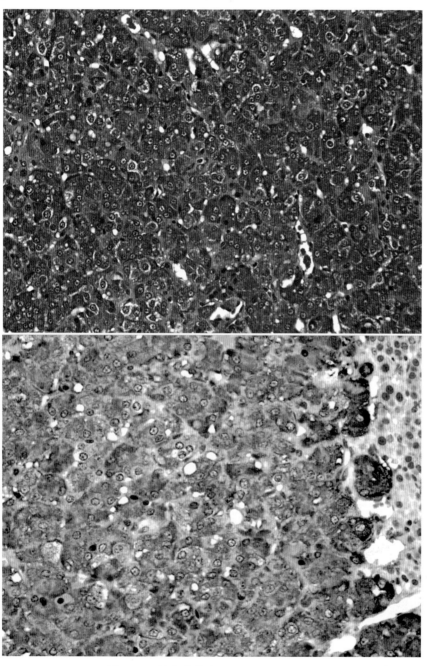

图5-10　肾上腺髓质（adrenal medulla）
上图HE×400，下图TH免疫组化染色×400
食蟹猴（cynomolgus monkey），雄性，37个月月龄（正常组织）

## 5-11　副肾上腺 (accessory adrenal tissue)

　　肾上腺被膜外见一包膜完整的结节。高倍镜下（下图）见其细胞成分由正常的皮质细胞构成，细胞排列缺乏正常的带状排列，无髓质成分。

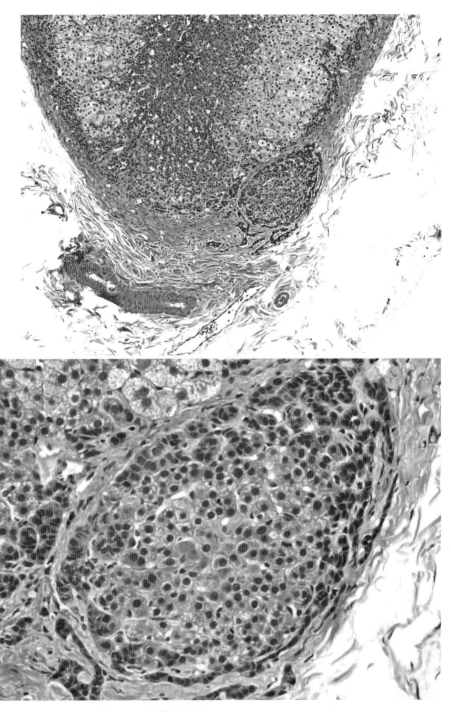

**图5-11　副肾上腺 (accessory adrenal tissue)**
上图 HE × 100，下图 HE × 400
食蟹猴 (cynomolgus monkey)，雌性，32个月月龄（正常组织）

## 5-12 肾上腺球状带萎缩（atrophy of zona glomerulosa）

低倍镜下（左下图）肾上腺球状带与正常（上图）相比明显变薄，高倍镜下（右下图）球状带细胞胞浆浓缩，细胞体积减小、数量减少，细胞间隙增宽。

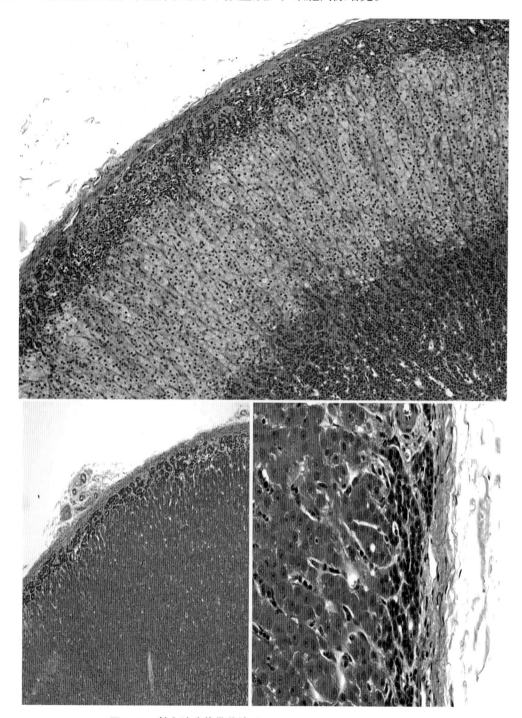

**图5-12　肾上腺球状带萎缩（atrophy of zona glomerulosa）**
上图 HE×100，左下图 HE×100，右下图 HE×400
食蟹猴（cynomolgus monkey），雌性，20个月月龄（药物相关）

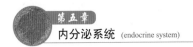

## 5-13 肾上腺髓外造血 (extramedullary hematopoiesis)

　　肾上腺皮质血窦内见大量原始的红细胞系细胞及粒细胞系细胞。高倍镜下观察，原始的造血细胞体积较周围皮质细胞为小，细胞核深染，胞浆较少而浓密（黑色箭头）。

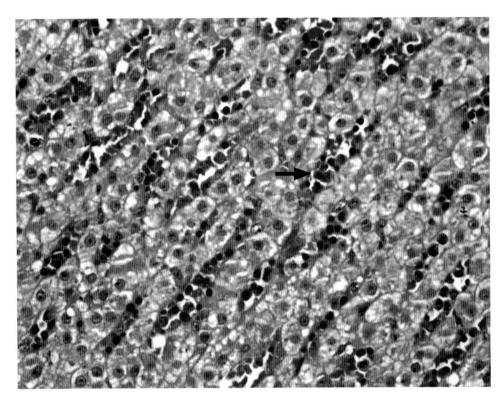

**图5-13　肾上腺髓外造血（extramedullary hematopoiesis）**
HE × 400
恒河猴（rhesus monkey），雌性，33个月月龄（药物相关）

## 5-14  肾上腺窦内粒细胞增多（intrasinusoidal granulocytosis）

肾上腺皮质血窦内见大量的粒细胞系细胞。

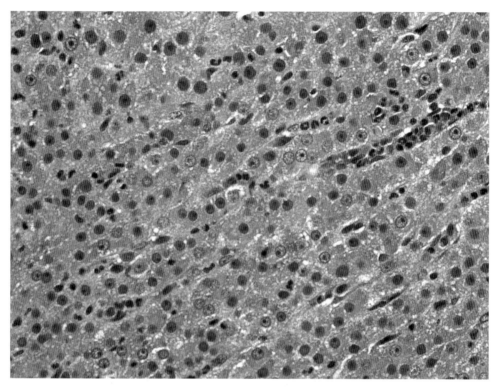

**图5-14  肾上腺窦内粒细胞增多（intrasinusoidal granulocytosis）**
HE × 400
食蟹猴（cynomolgus monkey），雌性，20个月月龄（药物相关）

## 5-15  肾上腺皮质灶性肥大（focal cortical hypertrophy）

肾上腺皮质（上图）见一灶性球状区域，高倍镜下（下图）见细胞体积比正常细胞大，胞浆浓缩，嗜酸性增强，胞浆内脂滴减少，对周围组织有轻微压迫。

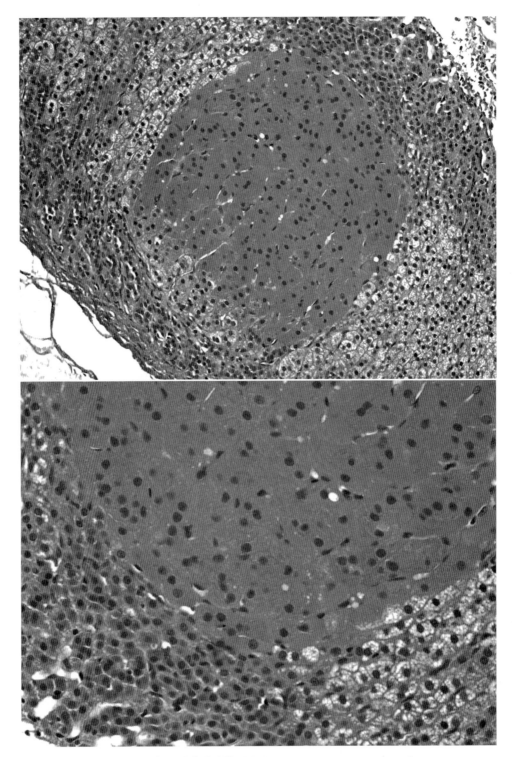

**图5-15 肾上腺皮质灶性肥大（focal cortical hypertrophy）**
上图 HE×200，下图 HE×400
食蟹猴（cynomolgus monkey），雌性，34个月月龄（自发病变）

## 5-16 肾上腺肝脏粘连（adrenohepatic adhesion）

肉眼观察见肾上腺皮质部位一暗红色区域（黑色箭头）。低倍镜下（右上图）肾上腺皮质部分与肝脏组织紧密结合，但两个组织之间界限清楚。肾上腺组织结构正常，由皮质和髓质构成，皮质区可见球状带、束状带和网状带。高倍镜下（左下图）肝组织由正常的肝细胞、肝索、肝窦和胆管（白色箭头）构成。右下图嗜银染色清楚可见肝脏的网状结构、图上方的肾上腺髓质细胞网和两个组织之间的结缔组织间隔。

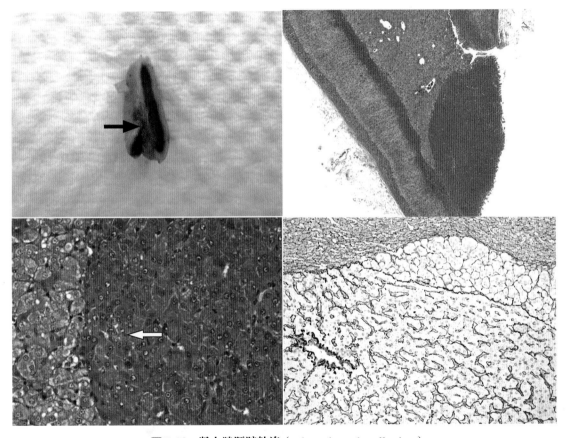

**图5-16 肾上腺肝脏粘连（adrenohepatic adhesion）**
左上图 大体解剖图片，右上图 HE×100，左下图 HE×400，右下图嗜银染色 ×200
食蟹猴（cynomolgus monkey），雌性，28个月月龄（自发病变）

## 5-17　肾上腺皮质灶性钙化（focal calcification）

肾上腺皮质与髓质交界处见两个深蓝色、致密团块状的钙化灶。肾上腺钙化多发生于皮髓交界处，系猕猴常见的自发性病变。

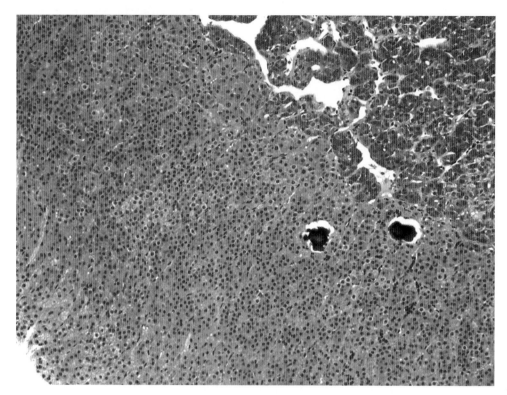

**图5-17　肾上腺皮质灶性钙化（focal calcification）**
HE×200
恒河猴（rhesus monkey），雌性，40个月月龄（自发病变）

## 5-18　肾上腺灶性坏死（focal necrosis）

肾上腺髓质的血管周围见一灶性的细胞团（黑色箭头），团块内可见变性坏死的髓质细胞及少量单核细胞浸润。

## 5-19　甲状腺（thyroid gland）

甲状腺分左右两叶，中间以峡部相连，表面包有结缔组织被膜。腺实质由甲状腺滤泡（thyroid follicle，F）和滤泡旁细胞（parafollicular cell）组成，滤泡间有少量结缔组织和丰富的血管。高倍镜下见甲状腺滤泡大小不等，呈圆形或不规则形。滤泡由单层立方上皮细胞围成，滤泡腔内充满胶质。胶质为滤泡上皮细胞分泌，呈均质状，嗜酸性。滤泡可因功能状态不同而有大小、形态差异。功能活跃时，滤泡上皮细胞增高呈低柱状，腔内胶质减少（右下图）；反之，细胞变矮呈扁平状，腔内胶质较多（左下图）。猴的滤泡旁细胞主要集中在外侧叶中轴的中上1/3，该细胞在光镜下很难识别。

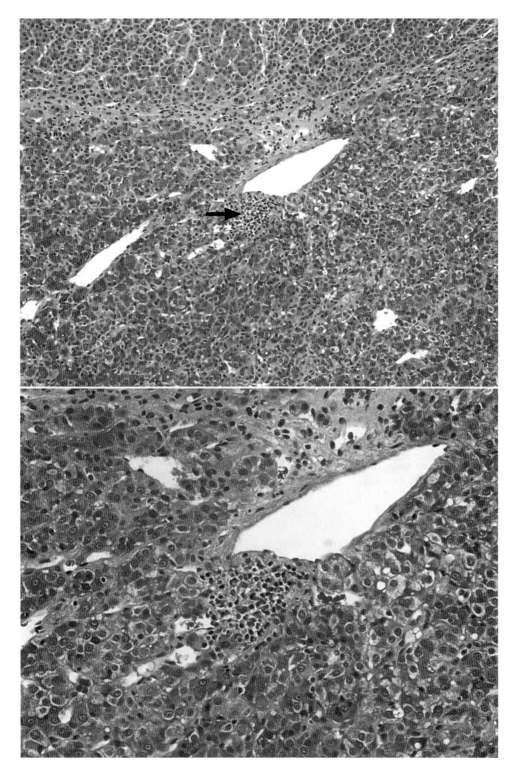

**图5-18　肾上腺灶性坏死（focal necrosis）**
上图HE×200，下图HE×400
恒河猴（rhesus monkey），雄性，39个月月龄（自发病变）

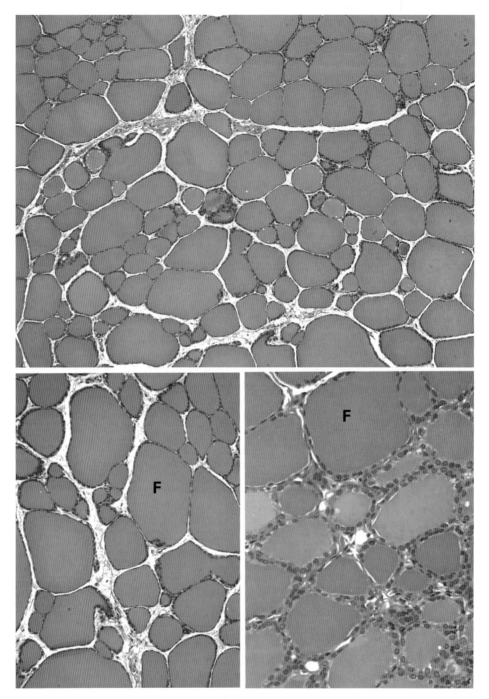

图5-19 甲状腺（thyroid gland）
上图HE×100，左下图及右下图HE×400
食蟹猴（cynomolgus monkey），雌性，25个月月龄（正常组织）

## 5-20 甲状腺胸腺异位（ectopic thymus）

　　甲状腺周围见灶性呈团块状的胸腺组织，皮质髓质结构清晰可辨。高倍镜下（下图）可见胸腺的上皮样细胞（黑色箭头）。

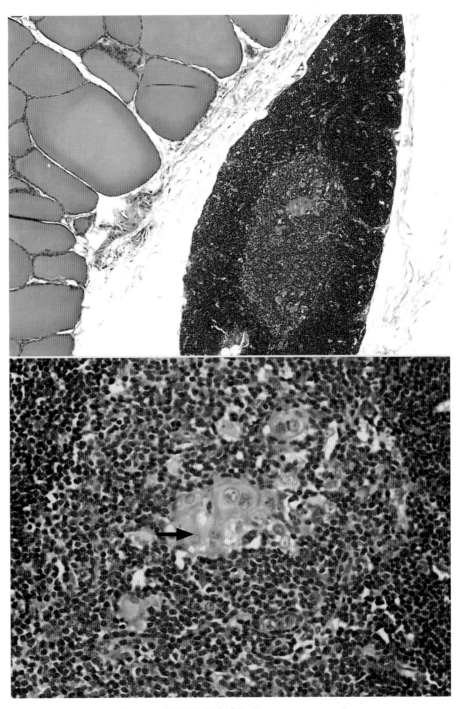

**图5-20　甲状腺胸腺异位（ectopic thymus）**
上图 HE×100，下图 HE×400
食蟹猴（cynomolgus monkey），雄性，31个月月龄（自发病变）

## 5-21 甲状腺滤泡内巨噬细胞聚集（intrafollicular macrophage accumulation）

甲状腺滤泡内胶质减少，见少量呈泡沫状的巨噬细胞（黑色箭头）。

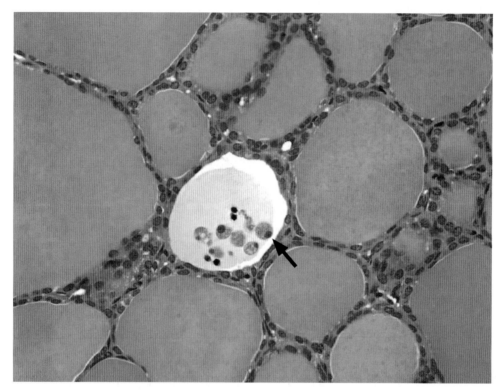

**图5-21** 甲状腺滤泡内巨噬细胞聚集（intrafollicular macrophage accumulation）

HE×400

食蟹猴（cynomolgus monkey），雌性，27个月月龄（自发病变）

## 5-22 甲状腺滤泡囊性扩张（follicular dilation）

滤泡囊性扩张常常发生于甲状腺外周的滤泡。滤泡扩张至正常直径的几倍，高倍镜下（下图）见上皮由单层扁平上皮围成，囊内含少量淡粉色物质。

## 5-23 甲状腺滤泡囊肿（follicular cyst）

滤泡囊性扩张进一步发展为滤泡囊肿。滤泡体积比正常滤泡大很多倍，对其周围的甲状腺实质有轻微的压迫。滤泡由单层扁平上皮围成，其内含少量染色较淡的胶质。

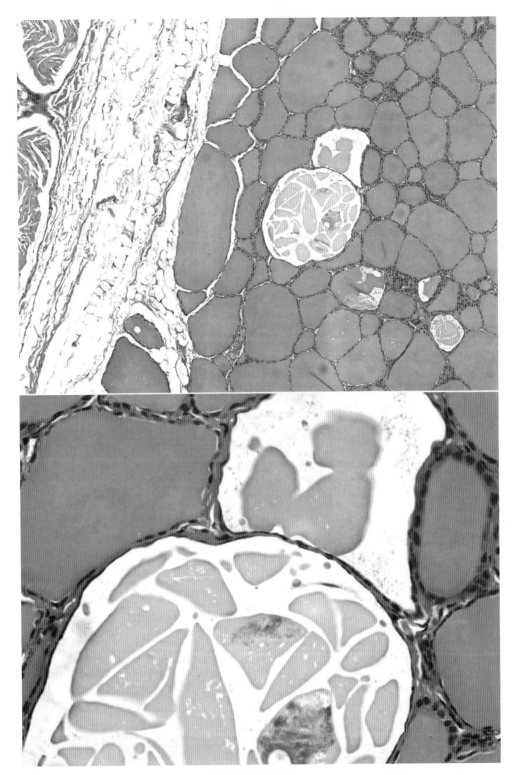

**图5-22  甲状腺滤泡囊性扩张（follicular dilation）**
上图 HE×100，下图 HE×400
食蟹猴（cynomolgus monkey），雌性，28个月月龄（自发病变）

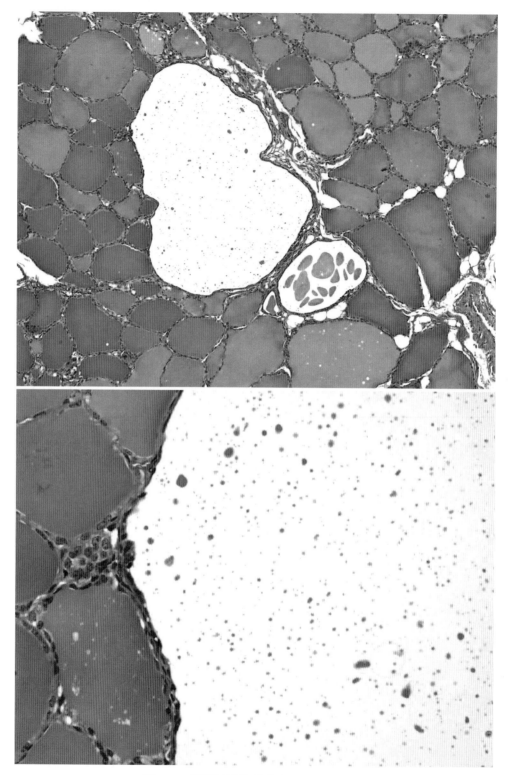

**图5-23　甲状腺滤泡囊肿（follicular cyst）**
上图HE×100，下图HE×400
食蟹猴（cynomolgus monkey），雌性，30个月月龄（自发病变）

## 5-24 甲状腺腮后体残留（ultimobranchial cyst）

胚胎期向滤泡旁细胞分化的甲状腺腮后体的原基，因未能分化而残留于甲状腺，形成囊肿。囊壁为鳞状上皮围成，内含一些嗜酸性物质。

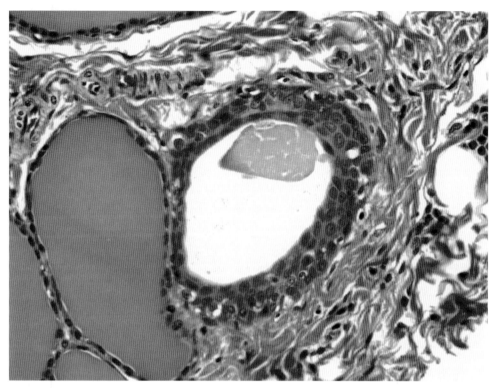

图5-24　甲状腺腮后体残留（ultimobranchial cyst）
HE×400
食蟹猴（cynomolgus monkey），雄性，24个月月龄（自发病变）

## 5-25 甲状舌管残留（persistent thyroglossal duct）

甲状舌管在胚胎发育过程中没有闭锁，局部残留形成囊肿。囊肿壁由立方状至柱状上皮围成，囊肿周围见腺管样结构，单核细胞浸润，囊内见少量淡蓝色黏液物质。

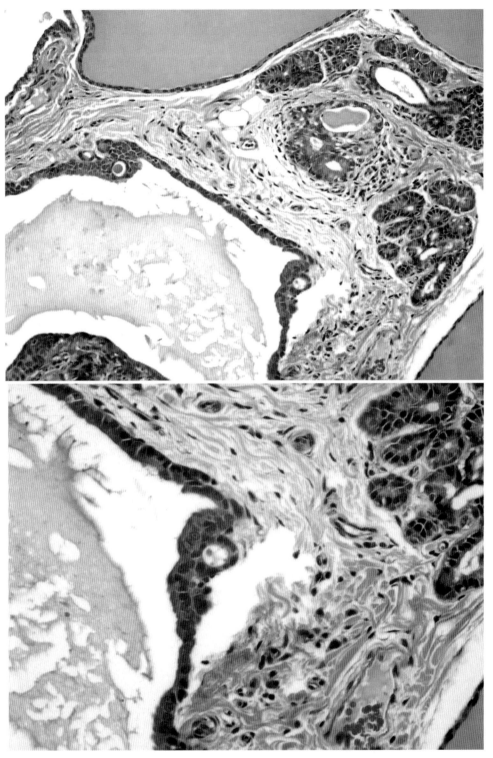

**图5-25 甲状舌管残留（persistent thyroglossal duct）**
上图 HE×200，下图 HE×400
食蟹猴（cynomolgus monkey），雄性，31个月月龄（自发病变）

## 5-26 甲状腺淋巴细胞浸润（lymphocyte infiltration）

甲状腺滤泡之间见灶性的淋巴细胞浸润，形成淋巴滤泡样结构。该病变系猕猴属常见的甲状腺自发性病变。

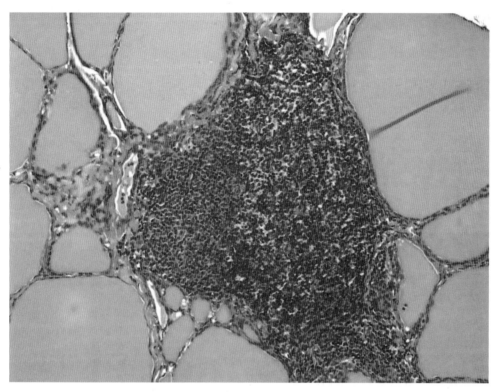

**图5-26 甲状腺淋巴细胞浸润（lymphocyte infiltration）**
HE×200
食蟹猴（cynomolgus monkey），雄性，37个月月龄（自发病变）

## 5-27 弥漫性滤泡上皮增生（diffuse follicular cell hyperplasia）

低倍镜下见弥漫性甲状腺滤泡内胶质减少，结构紊乱，甲状腺滤泡上皮细胞弥漫性增生。高倍镜下（下图）见增生的滤泡上皮细胞体积增大，核肥大。

## 5-28 甲状旁腺（parathyroid gland）

甲状旁腺与甲状腺之间以一薄层结缔组织分隔，腺细胞排列成索团状，毛细血管丰富。高倍镜下（下图）见腺细胞主要由主细胞（principal cell）构成，该细胞体积小，呈多边形，核位于中央，胞浆嗜酸性。

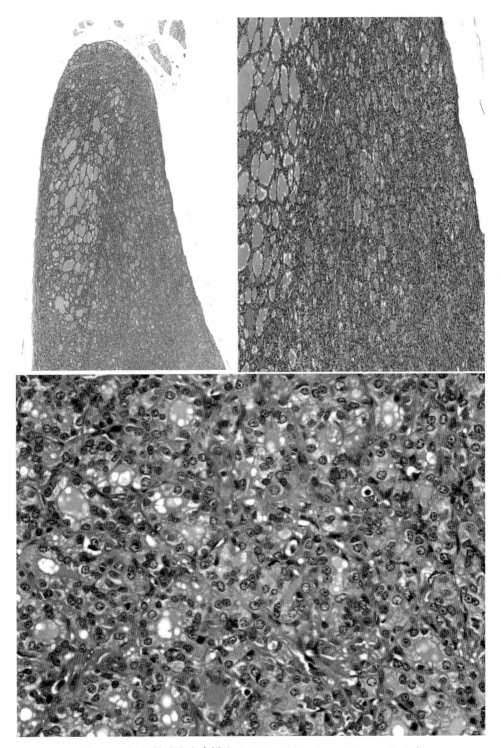

**图5-27 弥漫性滤泡上皮增生（diffuse follicular cell hyperplasia）**
左上图 HE×40，右上图 HE×200，下图 HE×400
恒河猴（rhesus monkey），雄性，42个月月龄（自发病变）

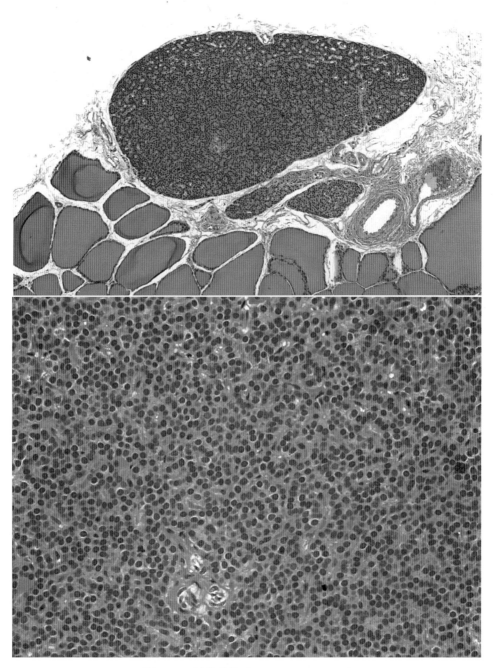

图5-28　甲状旁腺（parathyroid gland）

上图HE×100，下图HE×400

食蟹猴（cynomolgus monkey），雌性，28个月月龄（正常组织）

## 5-29　甲状旁腺囊肿（parathyroid cyst）

　　甲状旁腺内见一囊肿形成，高倍镜（下图）下见囊壁由扁平上皮围成，其内含少量嗜酸性物质，对周围组织有轻微压迫。

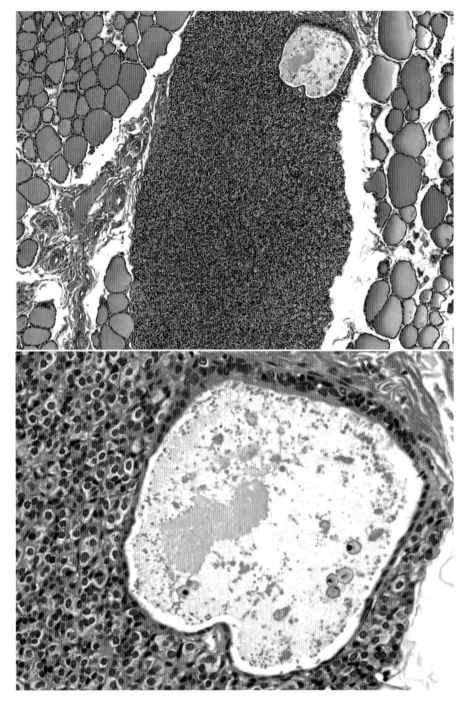

**图5-29 甲状旁腺囊肿 (parathyroid cyst)**
上图 HE×100, 下图 HE×400
恒河猴 (rhesus monkey), 雌性, 34个月月龄 (自发病变)

## 5-30 甲状旁腺淋巴细胞浸润 (lymphocyte infiltration)

低倍镜 (上图) 下见甲状旁腺内见一灶性细胞团块 (＊), 高倍镜 (下图) 下见其细胞成分为淋巴细胞并形成淋巴滤泡样结构。

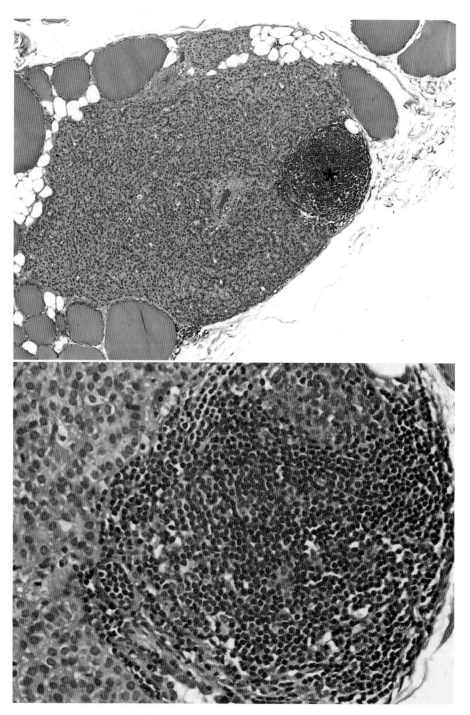

**图5-30　甲状旁腺淋巴细胞浸润（lymphocyte infiltration）**
上图 HE×100，下图 HE×400
恒河猴（rhesus monkey），雌性，35个月月龄（自发病变）

（邱 爽 杜艳春）

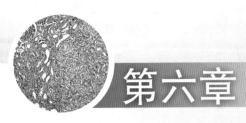

# 第六章

# 泌尿系统 (urinary system)

　　泌尿系统由肾脏、输尿管、膀胱和尿道组成，主要功能是排除机体在代谢过程中所产生的废物，并排除多余的水分和无机盐类。肾脏和膀胱是泌尿系统中主要的脏器，是毒性试验检查的主要器官。

　　肾脏是机体排泄终末代谢产物的最重要器官，也是外源性化学物或体内代谢毒物作用的重要靶器官之一。肾脏对药物和环境中的化学物质敏感性较高，这是由其功能、解剖组织学特点所决定的。作为机体主要的排泄器官，多种药物、化学及其代谢产物主要经肾脏排泄。肾脏血流量大，即使是在血循环中存在时间较短的化学物质，也可在肾脏内迅速达到峰浓度，引起肾毒性。很多外源性因素（如高血压、脱水、呕吐等）引起的液体和电解质紊乱也会加强药物的肾毒性作用。在新药安全性评价过程中，药物大剂量使用尤其容易引起肾脏改变。嘌呤霉素（puromycin）直接损伤肾小球上皮细胞，引起上皮细胞肿胀，足突溶解和消失，晚期肾小球硬化。磺胺类药物除可引起肾小管上皮细胞的变性、坏死和管型阻塞外，更重要的是在肾远曲小管的酸性环境中容易发生沉淀和析出结晶，导致肾小管完全阻塞。一些常见药物如青霉素及其衍生物、庆大霉素及卡那霉素、对氨基水杨酸及某些利尿药可引起急性间质性肾炎；抗凝血药物如苯茚酮（phenindione）、抗结核药物如利福平（rifampin）还可引起肾小管上皮细胞的变性和坏死。

　　在非灵长类动物肾脏还可见一些常见自发病，如炎细胞浸润、间质性肾炎、矿物质沉积、肾小球肾炎、肾小管变性、再生等；但肾小球的自发性病变不常见，偶见轻度到中度增生性肾小球肾炎和肾小球硬化。

　　膀胱是尿液的贮存器官，恒河猴膀胱充盈时容积可达60~80ml。药物或者其代谢产物可引起膀胱黏膜糜烂、出血和炎症，如抗癌药物环磷酰胺可引起出血性膀胱炎，连续给予一些毒性较小的药物如高浓度的钾盐、碳酸酐酶抑制剂等化学物质，可导致动物的膀胱炎症，并常伴有泌尿道黏膜上皮的适应性增生。除此之外，膀胱可见一些自发病变，如局灶性炎细胞浸润、局灶性矿化、膀胱炎等。

## 6-1　肾脏（kidney）

　　低倍镜下肾脏表面被覆纤维性被膜（capsule），实质由外周的皮质（cortex，C）和深部的髓质（medullary，M）构成，髓质大部分由肾锥体组成。肾锥体底部邻接皮质，末端钝圆，形成肾乳头（papilla，P），突入肾盏内。

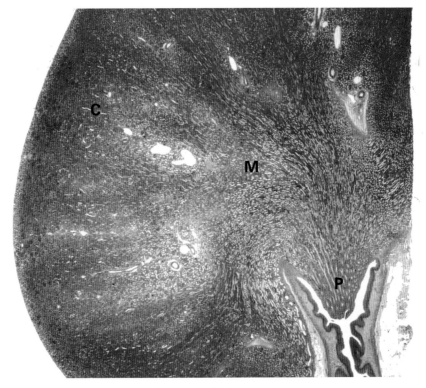

**图6-1 肾脏（kidney）**
HE × 12.5
食蟹猴（cynomolgus monkey），雌性，24个月月龄（正常组织）

## 6-2 肾脏皮质（renal cortex）

　　肾脏皮质染色较深，位于肾实质浅层，由纵行的髓放线（medullary rays，MR）和其中的皮质迷路（cortical labyrinth，CL）组成。皮质迷路为两条髓放线之间的皮质部分，由其中分布的肾小球（glomerulus）和肾小管（renal tubule）组成。

## 6-3 肾小球和肾小管（renal glomerulus and tubule）

　　肾小球（glomerulus，G）呈球形，由中央的血管球和周围的肾小囊（Bowman's capsule，BC）组成，血管球是肾小体内一团卷曲的毛细血管。肾小囊又称鲍曼囊，由内、外两层上皮细胞构成，两层上皮之间的狭窄腔隙为肾小囊腔（黑色箭头）。在肾小球周围卷曲有大量近曲小管（proximal convoluted tubule，PCT）和少量远曲小管（distal convoluted tubule，DCT）。近曲小管管壁由椎体细胞或单层立方细胞构成，细胞界限不清，胞质呈强嗜酸性，胞核大而圆，着色淡，偏于基底部。远曲小管在皮质中的数量远少于近曲小管，与近曲小管相比，远曲小管管腔大，胞质弱嗜酸性。

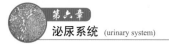
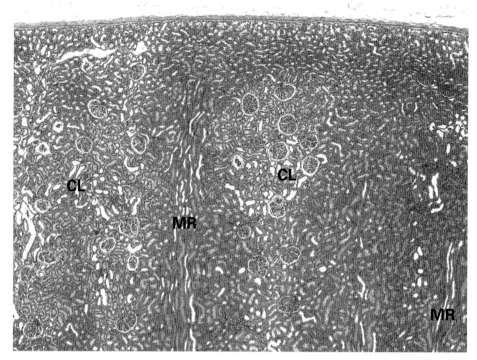

**图6-2　肾脏皮质（renal cortex）**
HE×40
食蟹猴（cynomolgus monkey），雌性，24个月月龄（正常组织）

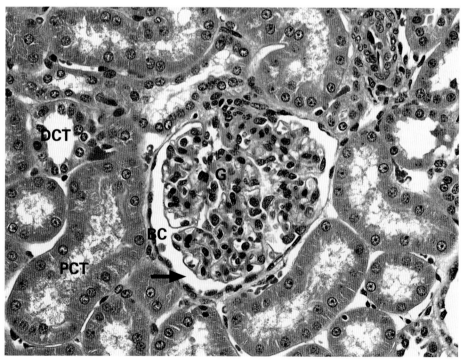

**图6-3　肾小球和肾小管（renal glomerulus and tubule）**
HE×400
食蟹猴（cynomolgus monkey），雌性，24个月月龄（正常组织）

## 6-4 肾髓质（renal medulla）

　　肾髓质HE染色较浅，无肾小球，主要由泌尿小管构成，包括肾小管和集合小管。图示肾髓质泌尿小管横断面。

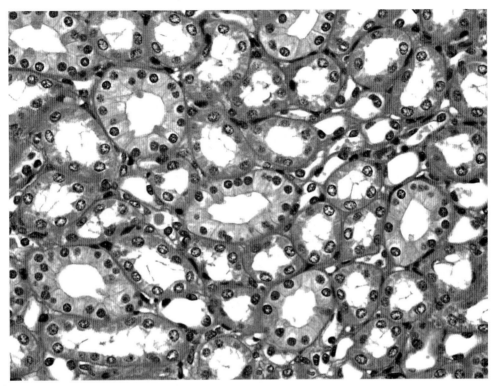

**图6-4　肾髓质（renal medulla）**
HE×100
食蟹猴（cynomolgus monkey），雌性，24个月月龄（正常组织）

## 6-5 肾盂（renal pelvis）

　　肾盂包围肾乳头（papilla，P），是输尿管进入肾脏后形成。肾盂由黏膜、肌层和外膜构成。上皮为变移上皮（transitional epithelium，TE），肌层（muscularis，M）由平滑肌构成。

## 6-6 鲍曼囊内玻璃样小体（hyaline body in Bowman's capsule）

　　肾小球鲍曼囊内见多个嗜伊红圆形小体沉积（黑色箭头）。

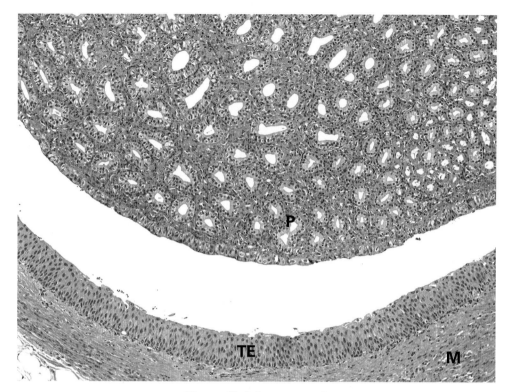

**图6-5 肾盂（renal pelvis）**
HE×100
食蟹猴，雌性，24个月月龄（正常组织）

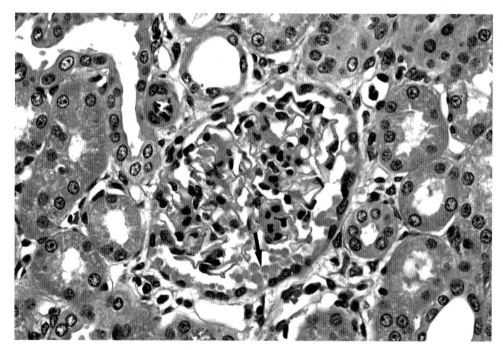

**图6-6 鲍曼囊内玻璃样小体（hyaline body in Bowman's capsule）**
HE×400
恒河猴（rhesus monkey），雄性，36个月月龄（自发病变）

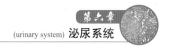

## 6-7 肾小球空泡变（vacuolation）

镜下见一肾小球毛细血管祥内部分细胞体积大，呈泡沫样，核皱缩，胞浆空泡化（黑色箭头）。

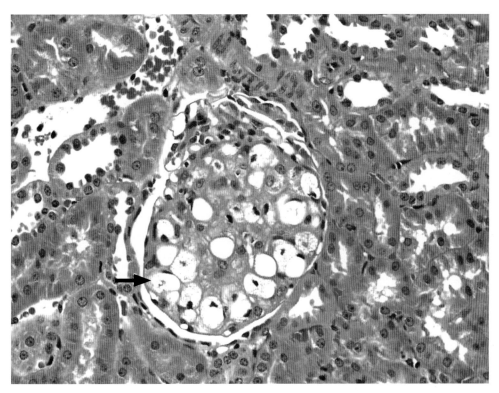

**图6-7　肾小球空泡变（vacuolation）**
HE×400
食蟹猴（cynomolgus monkey），雌性，24个月月龄（自发病变）

## 6-8 肾小管内嗜碱性物质（basophilic substance in tubule）

嗜碱性物质沉积于肾小管管壁内或间质内（黑色箭头），肾小管上皮细胞因挤压而变扁平，周围肾小管再生明显，间质中少量炎细胞浸润。当使用大剂量低溶解度的药物时，药物或其代谢产物容易沉积在肾单位的浓缩滤过液中。由于尿液的浓缩主要发生在远端肾单位，因此，异物也最容易沉积在该部位。

## 6-9 透明管型（hyaline cast）

肾小管管腔扩张，甚至为囊性扩张，其内见均质红染的透明管型（黑色箭头），肾小管管壁变薄，上皮细胞变为立方或扁平构成。相邻并行的肾小管上皮细胞发生空泡变性。

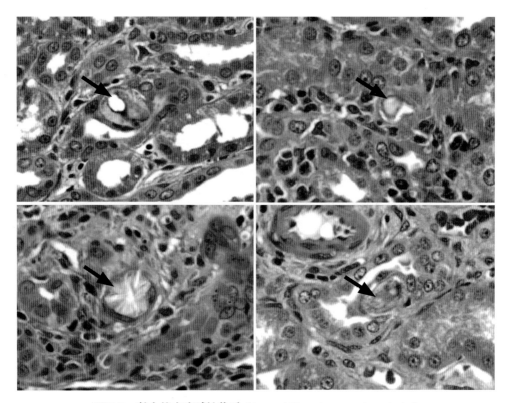

**图6-8　肾小管内嗜碱性物质（basophilic substance in tubule）**
左上图HE×400，右上图HE×400，左下图HE×400，右下图HE×400
恒河猴（rhesus monkey），雄性，40个月月龄（药物相关）

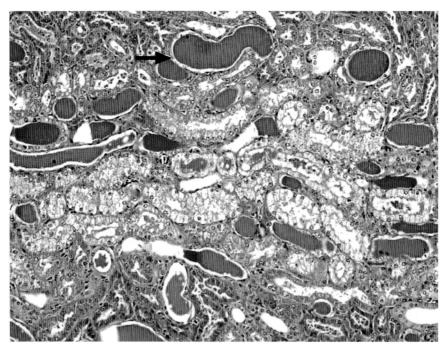

**图6-9　透明管型（hyaline cast）**
HE×100
恒河猴（rhesus monkey），雌性，30个月月龄（自发性病变）

## 6-10 肾小管玻璃样变（hyaline droplet）

肾小管上皮细胞肿胀，细胞界限不清，在上皮细胞内可见大小不一的嗜伊红半透明状玻璃样小滴沉着（黑色箭头）。玻璃样小滴主要由肾小管上皮细胞重吸收原尿中的蛋白质所致。多发生于近曲小管，偶尔见于直部，形状多为球形。

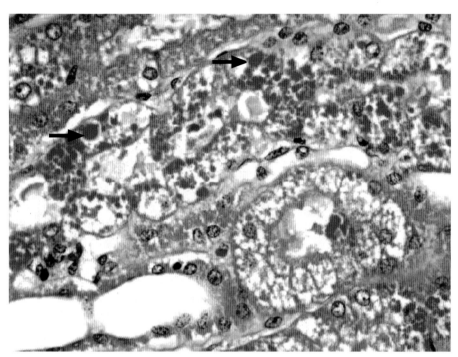

图6-10　肾小管玻璃样变（hyaline droplet）
HE×400
恒河猴（rhesus monkey），雌性，48个月月龄（自发病变）

## 6-11 血栓（thrombosis）

肾间质一静脉血管管腔内血栓呈粉红色（黑色箭头），由血小板、纤维蛋白和少量炎细胞及红细胞构成，血管腔呈半闭锁状态。

## 6-12 肾间质灶性淀粉样物质沉积（interstitial amyloid）

肾间质内见两团淡红色均质状淀粉样物质沉积（黑色箭头），该成分可能来自免疫球蛋白，降钙素前体蛋白和血清淀粉样P物质等。

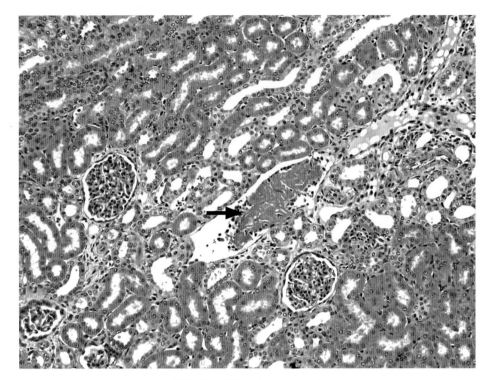

**图6-11　血栓（thrombosis）**
HE×200
恒河猴（rhesus monkey），雄性，32个月月龄（药物相关）

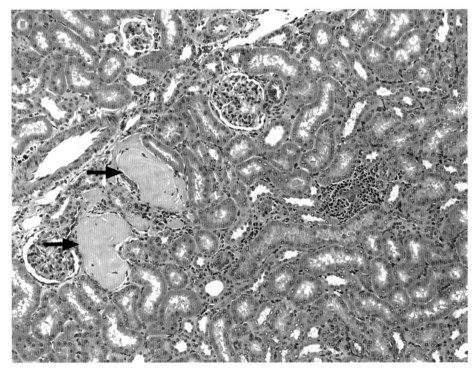

**图6-12　肾间质灶性淀粉样物质沉积（interstitial amyloid）**
HE×200
恒河猴（rhesus monkey），雄性，28个月月龄（自发病变），濒死

## 6-13　间质炎细胞浸润（inflammatory cell infiltration）

肾间质见大量炎细胞浸润，以淋巴细胞和浆细胞为主（＊），肾小管上皮损伤较轻。

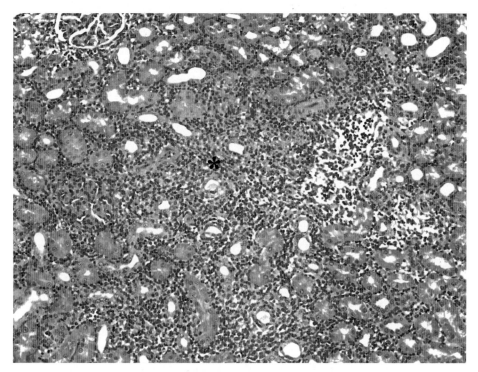

图6-13　间质炎细胞浸润（inflammatory cell infiltration）
HE×200
恒河猴（rhesus monkey），雄性，36个月月龄（自发病变）

## 6-14　炎性肉芽肿（granuloma）

肾组织内见一个由上皮样细胞组成，周围伴有淋巴细胞浸润的境界清楚的结节状病灶
（＊）。肉芽肿可由细菌、螺旋体、真菌和寄生虫感染及异物引起。

## 6-15　间质性肾炎（interstitial nephritis）

图示为晚期或较为严重的间质性肾炎。左上图低倍镜下见肾脏被膜增厚，皮质明显变薄，
肾小球数量减少，肾小球毛细血管袢萎缩甚至硬化、消失，间质纤维组织成分增多，小动脉
管壁增厚，管腔狭小。右上图的左上部分显示相对正常的肾组织，包括肾小球和肾小管。右
下部分显示肾小球体积缩小，因周围纤维化牵拉致使在较正常为小的视野内集中了多个肾小
球。左下图示肾小管萎缩伴局部区域囊性扩张，有的内部可见管型；扩张的肾小管管壁变薄，
由立方到扁平细胞构成。间质纤维组织增生伴大量炎细胞浸润，以淋巴细胞为主。右下图示
小叶间动脉管壁增厚，管腔缩小甚至闭塞，间质因纤维组织增生并胶原化而相对均质红染。

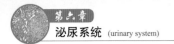

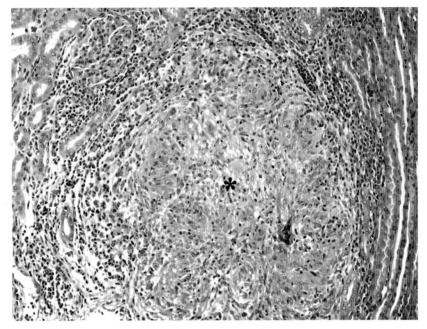

**图6-14　炎性肉芽肿（granuloma）**
HE×200
食蟹猴（cynomolgus monkey），雄性，36个月月龄（自发病变）

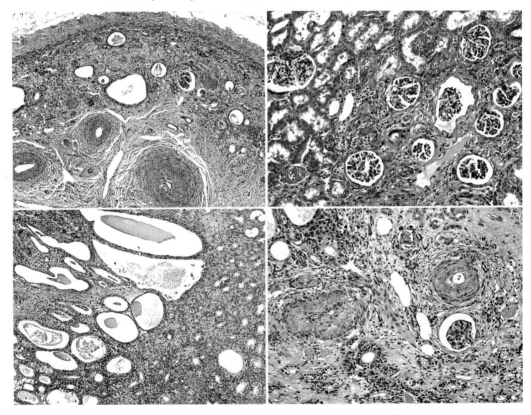

**图6-15　间质性肾炎（interstitial nephritis）**
左上图HE×40，右上图HE×200，左下图HE×40，右下图HE×200
恒河猴（rhesus monkey），雄性，36个月月龄（自发病变）

## 6-16 肾小管上皮腺瘤（renal tubule adenoma）

肾脏见一实性结节性病变（上图），境界清楚，对周围肾小管有明显的挤压现象。高倍镜下见病变部位为肾小管上皮细胞增生，排列成不规则腺样、条索状或团块状，细胞拥挤，单个团块内上皮细胞核增大，核/浆比例增大（下图）。

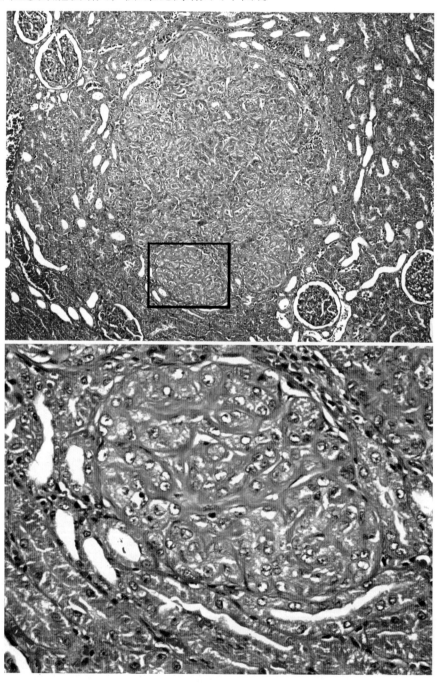

**图6-16 肾小管上皮腺瘤（renal tubule adenoma）**
上图HE×100，下图HE×400
恒河猴（rhesus monkey），雌性，36个月月龄（自发病变）

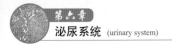

## 6-17　肾上腺残留（adrenal rest）

　　肾脏被膜下及被膜外见小灶状的肾上腺组织（＊），主要由束状带和网状带细胞构成，肾上腺组织与周围肾脏组织分界较清楚。

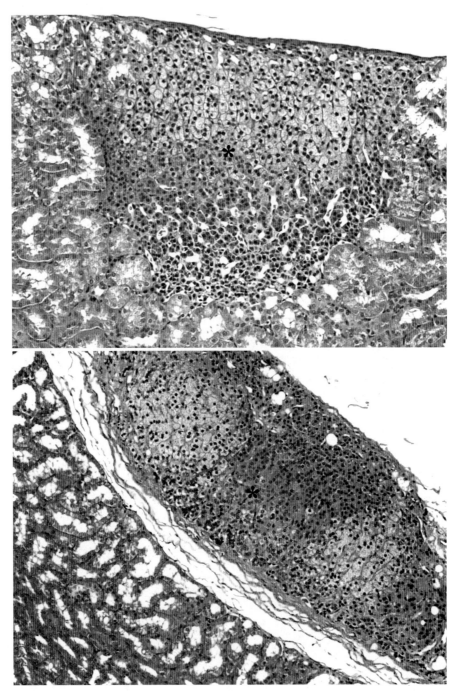

**图6-17　肾上腺残留（adrenal rest）**
上图HE×200，下图HE×200
恒河猴（rhesus monkey），雌性，35个月月龄（自发病变）

## 6-18　肾囊肿（renal cyst）

　　肉眼见肾脏外侧3cm×1cm区域呈不规则凹陷，部分呈囊泡状。低倍镜下肾脏局部凹陷，被膜增厚，囊肿形成。下图为上图的局部放大，高倍镜下可见囊壁由结缔组织构成（黑色箭头），被覆单层扁平上皮，肾脏实质未见明显异常。

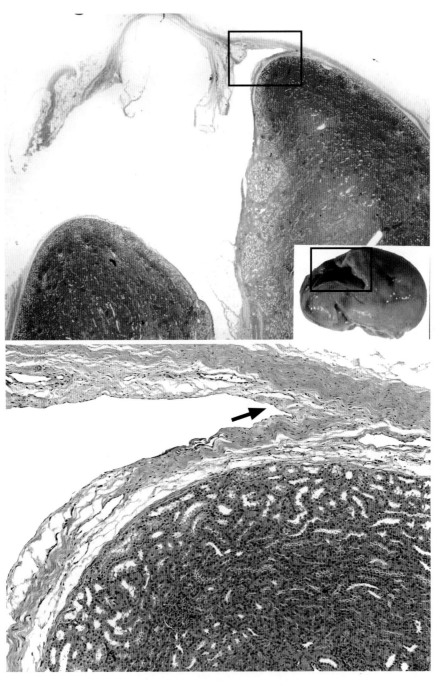

**图6-18　肾囊肿（renal cyst）**
上图HE×12.5，下图HE×100
食蟹猴（cynomolgus monkey），雄性，36个月月龄（自发病变）

## 6-19 膀胱（urinary bladder）

图示正常膀胱黏膜层（mucosa，Muc）、肌层（muscularis，Mus）及外膜（serosa，Ser）。尿液排空时，膀胱黏膜形成皱褶凸向腔内。肌层较厚，由内纵、中环和外纵的三层平滑肌组成。

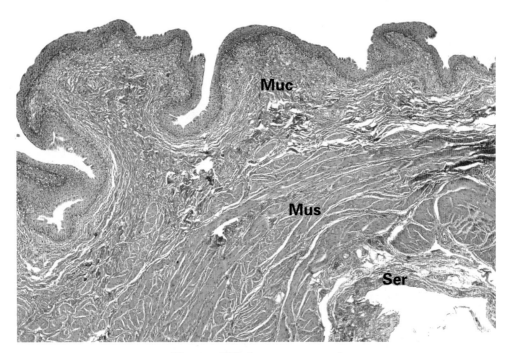

**图6-19　膀胱（urinary bladder）**
HE×40
恒河猴（rhesus monkey），雌性，30个月月龄（自发病变）

## 6-20 膀胱黏膜层（mucosa）

膀胱黏膜表面覆盖移行上皮（transitional epithelium，TE），排空后的膀胱移行上皮细胞厚度达8~10层，充盈时可变为3~4层。表层细胞较大，呈立方形，中间数层呈倒梨形，底层细胞呈低柱状。固有层（lamina propria）由疏松结缔组织构成。

## 6-21 膀胱黏膜固有层炎细胞浸润（inflammatory cell infiltration）

在膀胱黏膜固有层内见淋巴细胞较正常增多，局部蔓延至黏膜上皮层内（黑色箭头）。黏膜固有层纤维组织增生。

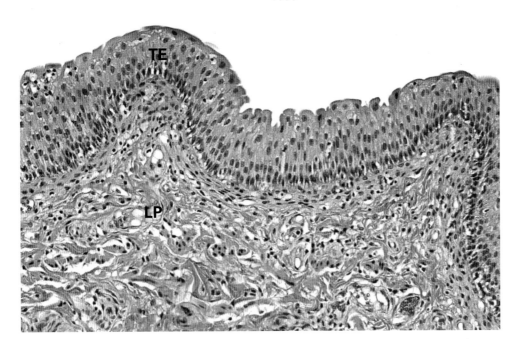

图6-20　膀胱黏膜层（mucosa）
HE×200
恒河猴（rhesus monkey），雌性，30个月月龄（自发性病变）

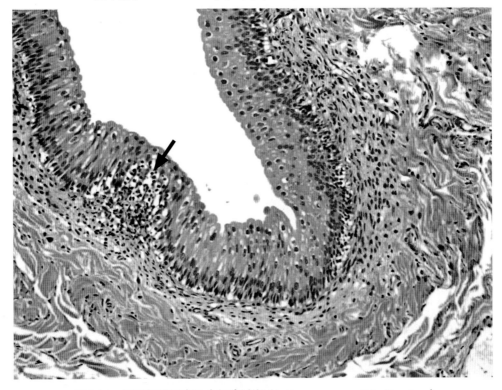

图6-21　膀胱黏膜固有层炎细胞浸润（inflammatory cell infiltration）
HE×200
恒河猴（rhesus monkey），雄性，30个月月龄（自发病变）

（罗冬梅　高丽娜　杜艳春）

153

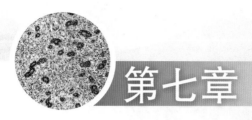

# 第七章
# 雄性生殖系统 (male reproductive system)

雄性生殖系统主要包括睾丸、附睾、前列腺及精囊腺。睾丸是生成精子、合成及分泌雄性激素的重要器官；附睾的功能主要是储存、运送精子并使其进一步达到生理成熟，前列腺及精囊腺的分泌物与精子共同构成精液。

睾丸位于阴囊内，呈卵圆形，主要由精曲小管与间质组成。精曲小管是由生精上皮组成的管道，间质内主要分布有血管、淋巴管和间质细胞（leydig cell）。

附睾紧贴于睾丸后缘，分为头部、体部和尾部。头部经数条输出小管由睾丸通向附睾，小管在附睾头内反复扭曲形成附睾小叶，开口于附睾管中，后者经尾部移行成为输精管。当精子通过附睾时，精子在形态学及代谢上都有较大变化。过多的细胞浆成分以残留体的形式排出，致使精子头部和体部形态重塑，不同的表面抗原也表达出来，并逐渐产生运动能力，也因此而拥有与卵母细胞融合受精的能力。

前列腺为复管泡状腺，环绕尿道起始部，外表面有纤维结缔组织和平滑肌组成的包膜，包膜伸入腺内形成支架。腺体上皮呈双层排列，顶层上皮呈柱状、立方状或假复层柱状，表面有不规则的微绒毛，下层为基底上皮。前列腺不仅分泌丰富的酸性磷酸酶，还有枸橼酸和锌等，其发育和功能维持依赖于睾丸激素的支持。

精囊腺为一对弯曲的盲管，位于前列腺后上方。精囊腺黏膜形成高而薄的皱襞，分支多且连接成网，形成许多不规则的腔隙。黏膜上皮为单层柱状或假复层柱状，细胞质内含有大量分泌颗粒。固有膜为含有弹力纤维的薄层致密结缔组织，肌层以环形平滑肌为主，外膜为疏松结缔组织。精囊腺分泌物中含丰富的果糖，为精子运动提供所需能量。

在毒性评价试验中，睾丸的不同细胞群对化学物质的敏感性不同。其中，生精细胞最为敏感，尤其在初级精母细胞以后的发育阶段最容易受多种药物和化学物质干扰，支持细胞次之，间质细胞最弱。实验研究证实，钴、放射线、烷基化合物、抗代谢药物等均可直接损伤精曲小管上皮，如镉、汞、铅、锰等重金属对精原细胞有直接损伤作用；此外，促性腺激素缺乏、雄激素缺乏、营养不良、锌及维生素A缺乏等均可间接导致睾丸损伤，而且睾丸激素依赖器官也将受到不同程度的影响。

## 7-1 睾丸（testis）

睾丸外覆白膜（tunica albuginea），由致密的结缔组织构成（黑色箭头）。结缔组织由此向内延伸形成间隔，将实质部分分成小叶，内为高度卷曲的精曲小管（seminiferous tubules，ST）。

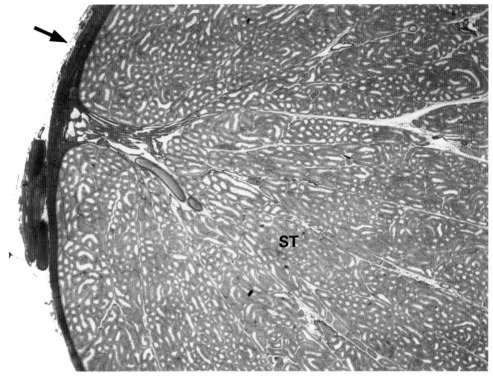

**图7-1　睾丸（testis）**

HE × 25

恒河猴（rhesus monkey），雄性，48个月月龄（正常结构）

## 7-2　精曲小管（seminiferous tubules）

　　图示多个精曲小管的横切面，精曲小管内覆生精上皮，由生精细胞的不同组合构成形态学上显示的生精时相（stage）。本图视野下可见三个分别处于不同生精时相的精曲小管（早期：E，中期：M，晚期：L），精曲小管外环绕界膜，精曲小管之间为间质成分。

## 7-3　睾丸间质（interstitium of testis）

　　精曲小管之间为由疏松结缔组织构成的睾丸间质成分，主要包含血管、淋巴管及间质细胞（leydig cell）。间质细胞核呈圆形，核仁清楚，胞浆嗜伊红，常成群分布，具有分泌雄激素、促进精子发生的作用（黑色箭头）。此外，间质中还可见纤维母细胞、巨噬细胞。

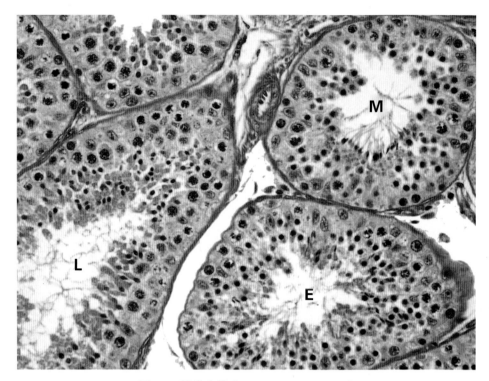

**图7-2　精曲小管（seminiferous tubules）**
HE × 400
恒河猴（rhesus monkey），雄性，48个月月龄（正常结构）

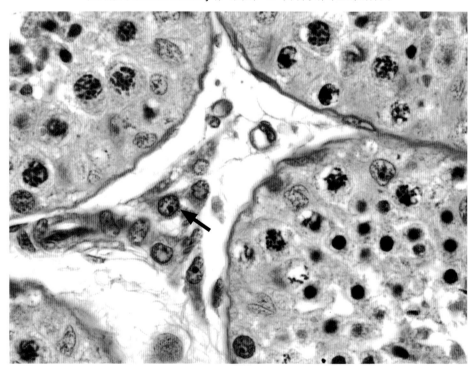

**图7-3　睾丸间质（interstitium of testis）**
HE × 1000
恒河猴（rhesus monkey），雄性，48个月月龄（正常结构）

## 7-4 生精上皮及生精时相早期
## （seminiferous epithelium & early stage of spermatogenesis）

生精上皮（seminiferous epithelium）由支持细胞（sertoli cell）及生精细胞构成。支持细胞的细胞核核膜清楚，淡染，呈长圆形或扭曲折叠状，胞浆从基底部延伸至精曲小管的腔面（黑色箭头）。生精细胞由精原细胞（spermatogonium，白色箭头）、精母细胞（spematocyte，黑色三角）及精子细胞（spermatid，白色三角）自基底部向腔面排列，嵌合于支持细胞内陷的胞膜之中完成成熟过程。由于二种生精细胞的不同组合构成不同的生精时相（stage）。图示生精时相早期的生精上皮，表层有两种精子细胞，表面为近发育成熟的长形精子细胞（late spermatid，黑框），其下为圆形精子细胞（early spermatid，白色三角）。

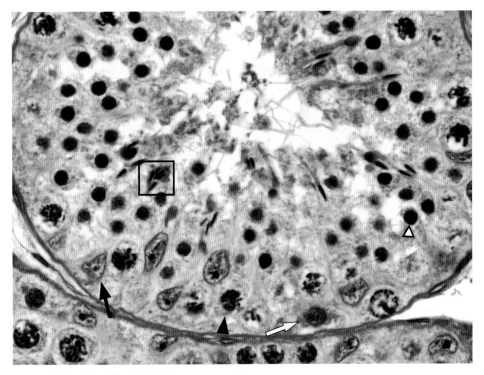

图7-4　生精上皮及生精时相早期（seminiferous epithelium & early stage of spermatogenesis）

HE × 1000

恒河猴（rhesus monkey），雄性，48个月月龄（正常结构）

## 7-5 生精时相中期（middle stage of spermatogenesis）

生精时相中期生精上皮为精子释放阶段。生精细胞由精原细胞（spermatogonia，黑色箭头）、精母细胞（白色箭头）及双层精子细胞自基底部向腔面排列。表面为发育成熟的长形精子细胞（黑框）正在向腔内释放（spermiation），表面的残留体（residual body）正在被支持细胞所吞噬（白色三角），其下为处于发育阶段的圆形精子细胞（黑色三角）。

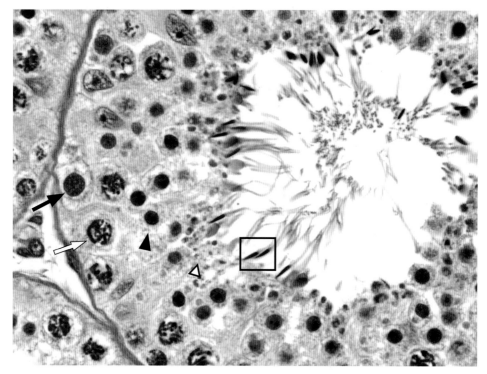

图7-5　生精时相中期（middle stage of spermatogenesis）
HE × 1000
恒河猴（rhesus monkey），雄性，48个月月龄（正常结构）

## 7-6　生精时相晚期（late stage of spermatogenesis）

生精时相晚期生精上皮。生精细胞由精原细胞（spermatogonium，黑色箭头）、精母细胞（spermatocyte，白色箭头）及单层未发育成熟的长形精子细胞（late spermatid，白色三角）自基底部向腔面排列。

## 7-7　多核巨细胞（multinucleated giant cell）

精曲小管内可见多核巨细胞（黑色箭头），常由多个精子细胞——即那些通过胞质间桥连接的合胞体细胞融合而成；少数情况下，也可由精母细胞组成。此外，发育中的长形精子细胞死亡后，可表现为胞质浓缩和头体分离，残留的头部被支持细胞胞浆吞噬后，形成多核巨细胞。

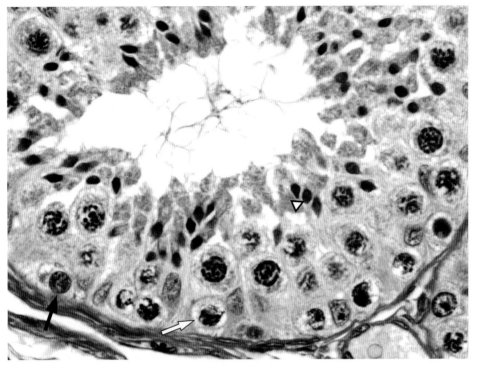

**图7-6 生精时相晚期（late stage of spermatogenesis）**

HE × 1000

恒河猴（rhesus monkey），雄性，48个月月龄（正常结构）

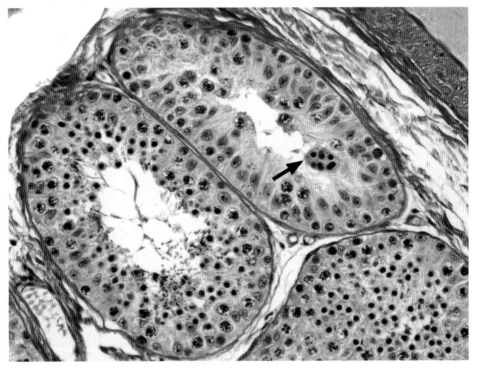

**图7-7 多核巨细胞（multinucleated giant cell）**

HE × 1000

恒河猴（rhesus monkey），雄性，48个月月龄（正常结构）

## 7-8 睾丸网 (rete testis)

非人类灵长类睾丸门部位于睾丸周边，又称睾丸网 (rete testis)，由迷路样管网构成，内衬单层扁平或立方状上皮，腔内不含或仅含少量精子 (＊)。

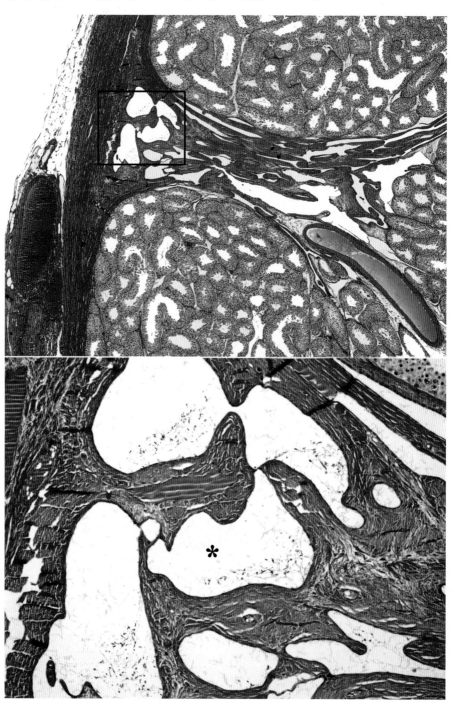

**图7-8 睾丸网 (rete testis)**
上图HE×50，下图HE×200
恒河猴 (rhesus monkey)，雄性，36个月月龄 (正常结构)

## 7-9 直精小管（straight tubule）

精曲小管（seminiferous tubule）末端通过直精小管（straight tubule，上图为纵切面，下图为横切面）（黑色箭头）开口于睾丸网，上皮可失去生精细胞，仅由支持细胞样上皮被覆，不可误诊为局灶性精曲小管萎缩，尤其当睾丸网延伸至睾丸深部时，应当仔细辨别。

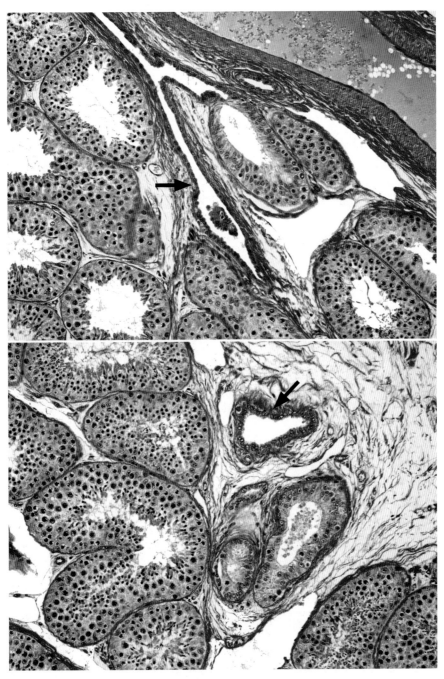

**图7-9　直精小管（straight tubule）**
上图HE×200，下图HE×200
恒河猴（rhesus monkey），雄性，36个月月龄（正常结构）

## 7-10 精曲小管萎缩 (tubular atrophy)

精曲小管弥漫性萎缩，管腔扩张，生精细胞极度减少，甚至缺如，仅见萎缩变性的支持细胞残存。

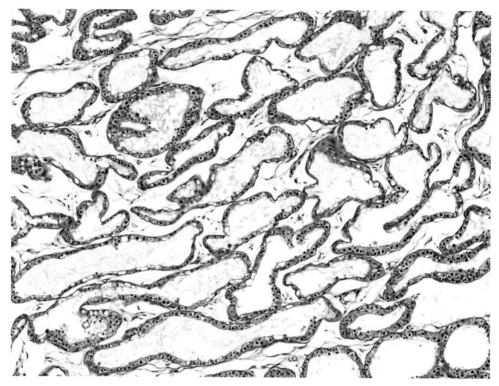

**图7-10 精曲小管萎缩 (tubular atrophy)**
HE × 200
恒河猴 (rhesus monkey)，雄性，36个月月龄 (自发病变)

## 7-11 幼年睾丸 (prepubertal testis)

未发育成熟的睾丸，中部可见大量致密结缔组织（＊）。未发育成熟的精曲小管（下图）呈条索状，较成年精曲小管直径小，缺乏管腔，具支持细胞 (sertoli cell) 和生殖母细胞 (gonocyte) 两种细胞成分。

支持细胞呈柱状，细胞核位于基底部，在上皮细胞中所占数目较多（黑色箭头）。生殖母细胞呈圆形，位于中央的细胞核圆形深染，核周胞浆淡染形成空晕（白色箭头）。

## 7-12 附睾头起始段 (initial segment of the caput epididymis)

睾丸输出小管 (efferent ductule，ED) 离开睾丸后，反复螺旋卷曲构成附睾头的起始段 (initial segment)，内衬由立方状到柱状高低不等的上皮细胞，其成组排列导致管腔不规则，腔内不含或仅含少量精子细胞。高倍视野下，可见管腔内立方上皮细胞因表面具有微绒毛

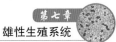

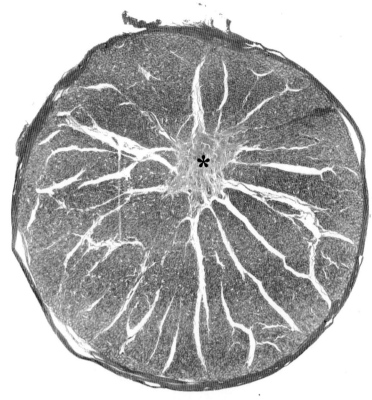

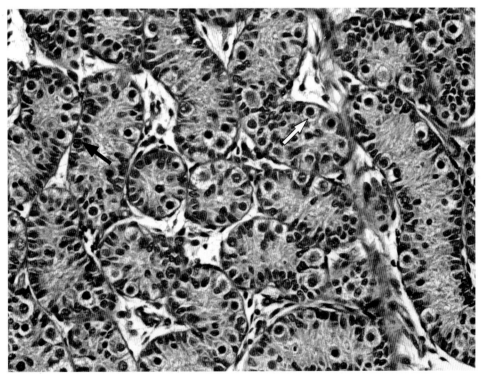

**图7-11 幼年睾丸（prepubertal testis）**

上图HE×25，下图HE×200

恒河猴（rhesus monkey），雄性，24个月月龄（正常结构）

（microvilli）而形成光镜下的刷状缘样结构（白色箭头），较高的柱状上皮细胞（黑色箭头）表面有纤毛（cilia）。这两种细胞分别具有吸收腔内液体及帮助腔内容物向附睾运动的功能。靠近基底膜可见少量基底细胞（basal cell，黑色三角）。输出小管外环绕薄层平滑肌细胞及少量结缔组织。

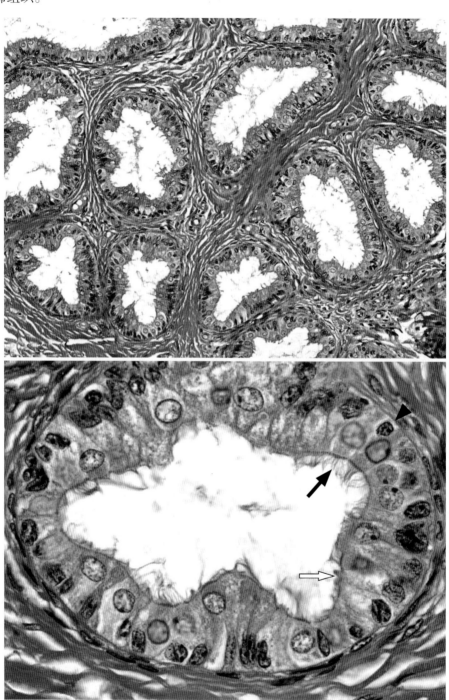

**图7-12 附睾头起始部（initial segment of the caput epididymis）**
上图 HE×200，下图 HE×1000
恒河猴（rhesus monkey），雄性，36个月月龄（正常结构）

## 7-13 附睾管（ductus epididymis）

附睾管（ductus epididymis）为一单独的高度卷曲的输精管道贯穿附睾的头（左上图）、体（左下图）、尾部（右下图）。其上皮为假复层柱状上皮（右上图），由高柱状上皮细胞及基底细胞（黑色箭头）构成，上皮腔面可见纤毛（stereocilia），实为长而分支的微绒毛（microvilli）。这两种细胞分别具有吸收腔内液体及帮助腔内容物向附睾运动的功能。由图可见，按附睾头、体、尾顺序，附睾管上皮高度依次减少，表面纤毛高度递减，腔内精子数目增多或浓缩，周围环形平滑肌厚度增加。附睾管的卷曲程度依次递减。

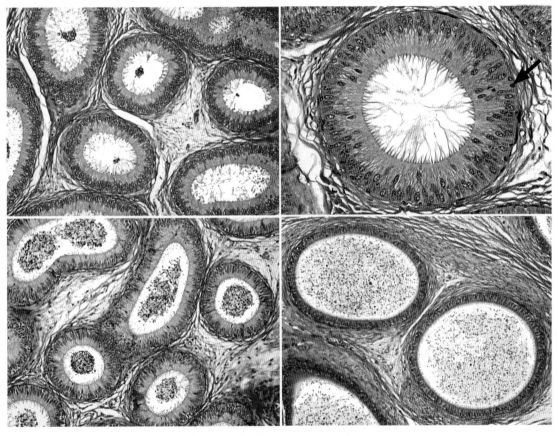

**图7-13　附睾管（ductus epididymis）**
左上图、左下图、右下图 HE×200，右上图 HE×400
恒河猴（rhesus monkey），雄性，36个月月龄（正常结构）

## 7-14 幼年附睾（prepubertal epididymis）

未发育成熟附睾的起始部（左上图）、头（右上图）、体（左下图）及尾部（右下图），附睾管的直径均小于成年附睾。

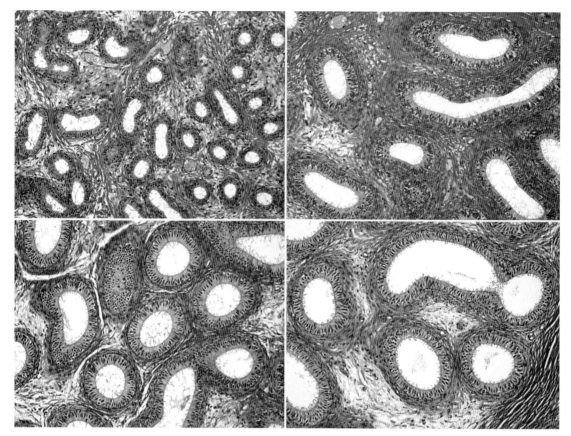

**图7-14 幼年附睾（prepubertal epididymis）**
左上图、左下图、右上图、右下图 HE × 200
恒河猴（rhesus monkey），雄性，24个月月龄（正常结构）

## 7-15 附睾肉芽肿性炎（epididymis，granulomatous inflammation）

　　附睾头起始段可见一椭圆形深染区域，为多个扩张的输出小管断面，其间质部分增宽。高倍视野下，可见左侧及上部的小管腔内聚集了浓缩成团的精子细胞，位于右下部分的小管上皮细胞向管腔内增生，腔内含有变性的细胞及碎片。小管间的细胞成分增多，为浸润、增生的淋巴细胞及单核巨噬细胞。

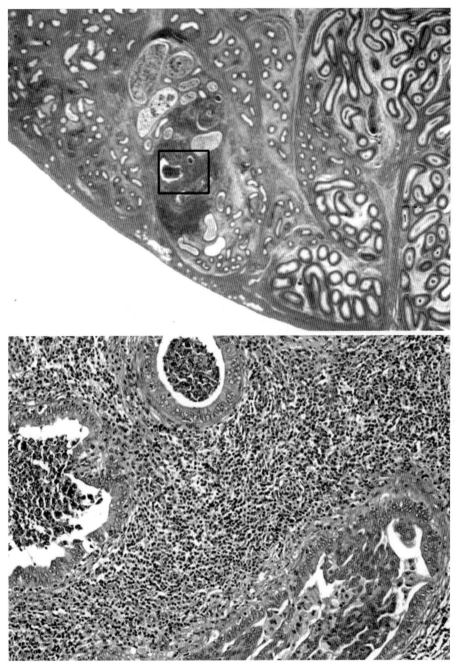

**图7-15 附睾肉芽肿性炎（epididymus，granulomatous inflammation）**
上图 HE×25，下图 HE×100
恒河猴（rhesus monkey），雄性，36个月月龄（自发病变）

## 7-16　前列腺（prostate）

前列腺属复管泡状腺，腺泡上皮常形成许多皱襞（＊），使腺泡腔弯曲而不规则。上皮中的分泌细胞数量多，细胞核位于基底，呈圆形或卵圆形，长轴与细胞长轴一致，其形态及功能与雄激素水平相关（黑色箭头）。间质部分主要由成纤维细胞和平滑肌细胞构成。

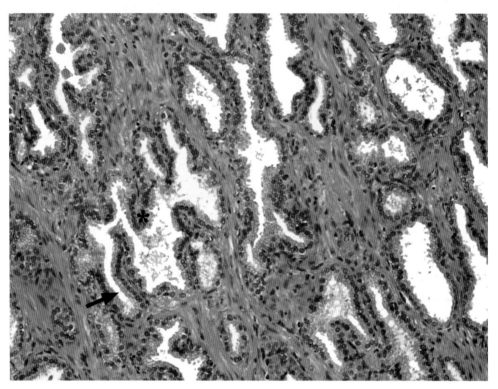

图7-16　前列腺（prostate）
HE×200
恒河猴（rhesus monkey），雄性，36个月月龄（正常结构）

## 7-17　幼年前列腺（prepubertal prostate）

未发育成熟的前列腺，腺体小而直，管径远小于成熟腺体，管腔小，甚至缺如。腺上皮细胞处于相对原始状态，核/浆比高，缺乏分泌活性，间质比例偏大，通常与雄性生殖系统内的其他器官处于同一发育水平。

## 7-18　前列腺间质炎细胞浸润（interstitial prostatitis）

未发育成熟的前列腺内偶见有炎症细胞浸润，病变常呈灶性分布，可累及相邻腺体，引起腺上皮细胞排列紊乱，腺体结构模糊（黑色箭头）。

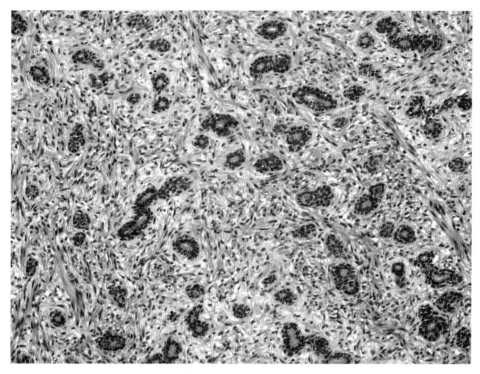

**图7-17  幼年前列腺（prepubertal prostate）**
HE×200
恒河猴（rhesus monkey），雄性，24个月月龄（正常结构）

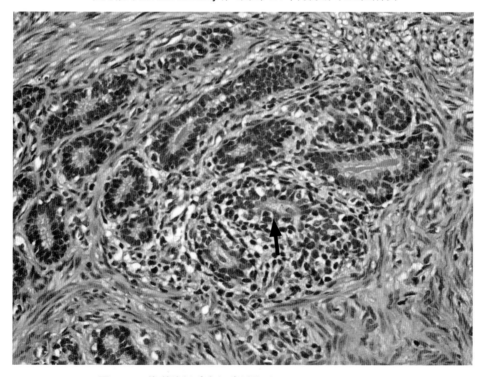

**图7-18  前列腺间质炎细胞浸润（interstitial prostatitis）**
HE×400
恒河猴（rhesus monkey），雄性，24个月月龄（自发病变）

## 7-19 前列腺尿道黏膜相关淋巴组织 (MALT of prostatic urethra)

前列腺尿道黏膜面积较大，易受外界抗原刺激，黏膜下常见有不同程度的淋巴细胞聚集，或呈滤泡样，属黏膜相关淋巴组织。

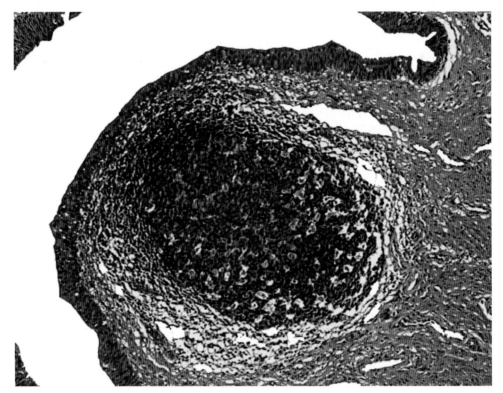

图7-19　前列腺尿道黏膜相关淋巴组织 (MALT of prostatic urethra)
HE×200
恒河猴 (rhesus monkey)，雄性，36个月月龄 (正常结构)

## 7-20 精囊腺 (seminal vesicle)

精囊腺由高度卷曲的管状腺组成，黏膜向腔内凸起形成大量皱襞，皱襞分支并相互交织成网，使管腔呈蜂窝状，从而增大了表面积。部分腺腔内可见嗜伊红的分泌物团块 (＊)，可为精子运动供能。黏膜被覆单层柱状或假复层柱状上皮，核呈椭圆形，位于基底部。肌层为平滑肌，其生长与增殖受雄激素影响。

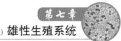
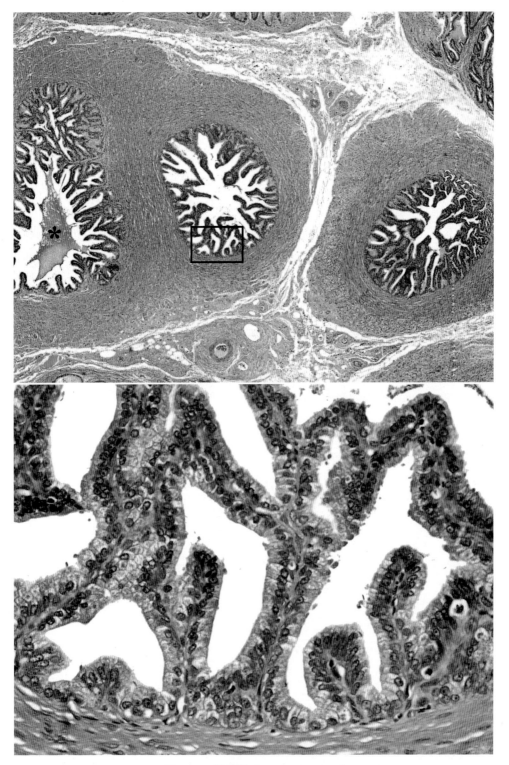

图7-20　精囊腺（seminal vesicle）
上图 HE×40，下图 HE×400
恒河猴（rhesus monkey），雄性，48个月月龄（正常结构）

（陈涛　胡春燕）

# 第八章

# 雌性生殖系统 (female reproductive system)

在药物毒性评价试验中，由于多选择处于青春期及性成熟阶段的雌性动物，其雌性生殖系统方面自发病变背景发生率往往较低。本章主要对卵巢、子宫、阴道及乳腺的正常形态结构及常见自发病变所致形态学改变进行阐述。

卵巢、子宫、阴道及乳腺均是受垂体-性腺轴影响的主要功能器官，其形态结构在激素的作用下均可发生较大变化。在毒性试验中，当受评估药物对雌性生殖系统有影响时，常需排除上述器官是否受应激、生理周期、发育或其他非特异性因素的影响，然后再需考虑药物是否可能引起相关激素水平出现异常改变。例如，辐射、抗癌药和重金属等，均可引起卵母细胞损伤，抑制卵泡膜细胞增殖，进而影响类固醇激素的合成；类固醇脱氢酶等抑制剂可抑制雌激素的合成；抗雌激素或抗黄体酮等药物均可导致雌性生殖系统出现功能低下。此外，以特殊方式给药（如阴道给药）时，药物的理化性质尤其是酸碱度，对阴道黏膜具有不同程度的刺激作用。一般来说，阳离子表面活性剂对阴道黏膜刺激性较重，而非离子型制剂对阴道黏膜的刺激性较弱。

非人灵长类动物雌性生殖系统与人类极为相似，但也存在一定差异，表8-1列出了非人灵长类动物与人类雌性生殖系统的主要异同点：

表8-1　非人灵长类动物与人类雌性生殖系统的主要异同点

| | 非人灵长类<br>non-human primate | 人<br>human |
| --- | --- | --- |
| **生物学周期（biological chronology）** | | |
| 寿命（lifespan） | 25~30年 | 75~80年 |
| 青春期/性成熟（puberty/sexual maturity） | 2.5~4岁 | 10~18岁 |
| 排卵期（ovulation） | 11~14天 | 13~15天 |
| 月经周期（menstrual cycle length） | 28~32天 | 28~30天 |
| 妊娠期（gestational period） | 134~184天 | 259~294天 |
| 绝经期（menopause） | 20~25岁 | 50岁 |
| **卵巢（ovary）** | | |
| 平均大小/每侧（mean size，each） | 1.0cm × 0.8cm × 0.8cm | 2.0cm × 1.5cm × 0.5cm~4.0cm × 2.0cm × 1.0cm |
| 平均重量/双侧（mean weight/paired） | 0.42g ± 0.14g | 10~16g |
| 卵母细胞总数（total number of oocytes） | 胎仔：5百万~7百万 | 胎儿：6百万~7百万 |

续表

| | 非人灵长类<br>non-human primate | 人<br>human |
|---|---|---|
| 卵泡大小（follicular size） | 出生：1百万~2百万<br>月经初潮：20万~45万<br>原始卵泡：30~40μm<br>初级卵泡：70~100μm<br>次级卵泡：150~250μm<br>成熟卵泡：1~2mm<br>排卵前：3~5mm | 出生：1百万~2百万<br>月经初潮：30万~50万<br>原始卵泡：40~60μm<br>初级卵泡：90~130μm<br>次级卵泡：＜300μm<br>成熟卵泡：3~8mm<br>排卵前：16~25mm |
| 黄体大小（corpus luteum size） | ＜10mm | ＜20mm |
| 黄体持续时间（corpus luteum life span） | 14±2天 | 14±2天 |
| 子宫（uterus） | | |
| 解剖类型（anatomic classification） | 单子宫 | 单子宫 |
| 乳腺（mammary gland） | | |
| 发育起始（thelarche） | 1.5~2.5岁 | 10~14岁 |

## 8-1 卵巢（ovary）

卵巢表面被覆单层立方或柱状上皮（右上图），即生发上皮（germinal epithelium，GE）。上皮下方为薄层的致密结缔组织，即白膜（tunica albuginea，TA）。白膜下卵巢实质分为外周较宽的皮质（cortex，C）及中央髓质（medulla，M）。皮质主要由不同发育阶段的卵泡、黄体、闭锁卵泡以及大量的基质细胞等构成。髓质主要由疏松结缔组织构成，内含丰富的血管、神经、淋巴管及卵巢网（rete ovarii，RO），均经由门部（hilum，H）进入卵巢。其中，卵巢网是中肾小体和中肾小管从卵巢背侧迁入卵巢形成的上皮细胞索或小管（右下图），其被认为与卵泡的发育有关。

## 8-2 卵泡（ovarian follicle）

卵泡的发育是连续的变化过程。进入发育期后，在性激素的作用下，卵巢内的原始卵泡（primordial follicle，PF）经由初级卵泡（primary follicle，PmF）、次级卵泡（secondary follicle，SF）和成熟卵泡（tertiary follicle，TF）等阶段后发育成熟，最终实现排卵。随着原始卵泡的发育，原始卵泡被覆的单层扁平上皮（左上图）逐渐转变为单层立方或柱状上皮，卵母细胞体积增大，并在卵母细胞与卵泡细胞间出现透明带（黑色箭头），形成初级卵泡（右上图）。此后，初级卵泡持续生长增大和分化，卵母细胞被覆的单层立方上皮增生为多层，形成次级卵泡（左下图）；中后期的次级卵泡，卵泡细胞间开始出现卵泡腔，最终发展成囊状结构，成熟卵泡形成（右下图）。

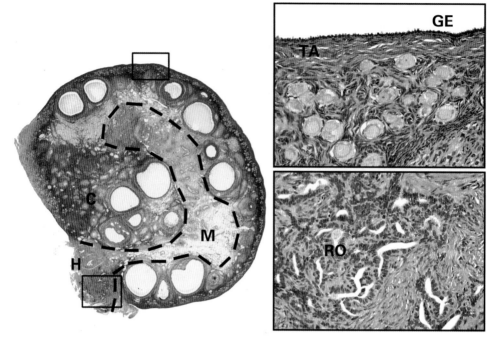

图8-1　卵巢 ( ovary )
左图 HE × 12.5，右上图 HE × 400，右下图 HE × 400
食蟹猴 ( cynomolgus monkey )，雌性，36个月月龄 ( 正常组织 )

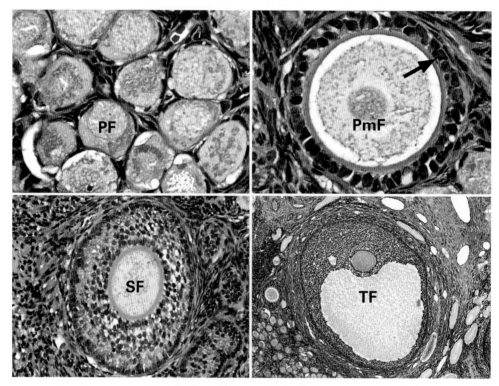

图8-2　卵泡 ( ovarian follicle )
左上图 HE × 1000，右上图 HE × 1000，左下图 HE × 400，右下图 HE × 100
食蟹猴 ( cynomolgus monkey )，雌性，36个月月龄 ( 正常组织 )

## 8-3 卵泡膜（theca）

　　卵泡膜分为内外两层，随着卵泡的发育，内层（theca interna，IT）中血管化较为突出（黑色箭头），而血管越丰富的卵泡成为优势卵泡的可能性较大。外层（theca externa，ET）主要是由成纤维细胞样细胞构成，将卵泡与卵巢基质分隔，具有收缩性并有助于排卵。

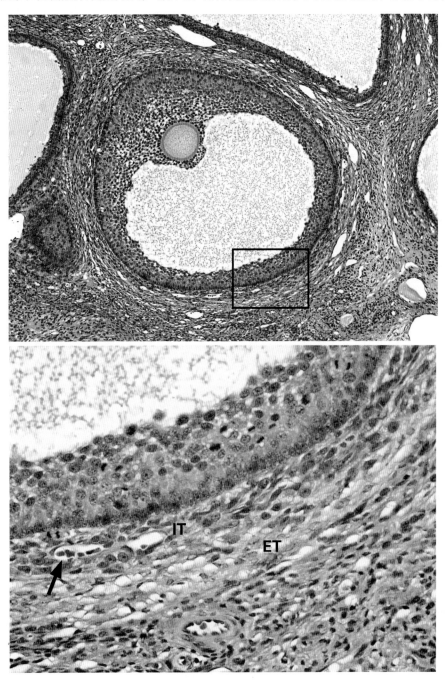

图8-3　卵泡膜（theca）
上图 HE×200，下图 HE×400
食蟹猴（cynomolgus monkey），雌性，36个月月龄（正常组织）

## 8-4 闭锁卵泡（atretic follicle）

　　除优势卵泡外，多数的三级卵泡最终都将以闭锁的方式发生退行性改变。随着闭锁过程的发展，颗粒细胞发生凋亡并脱离颗粒细胞层落入卵泡腔内（＊）。

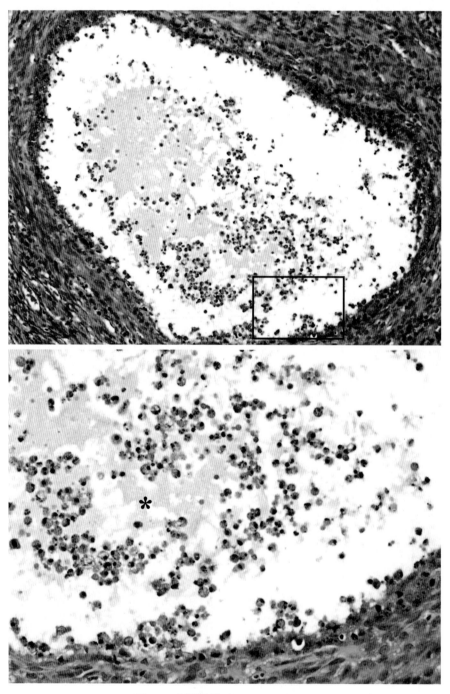

**图8-4　闭锁卵泡（atretic follicle）**
上图 HE×200，下图 HE×400
食蟹猴（cynomolgus monkey），雌性，36个月月龄（正常组织）

## 8-5 间质腺（interstitial gland）

间质腺（interstitial gland，InG）细胞来源于闭锁卵泡的膜内层细胞。当卵泡退化时，卵泡壁塌陷，卵泡膜的血管和结缔组织侵入颗粒层，卵泡膜内层细胞增大呈多角形上皮样，胞浆中富含脂滴（下图），其形态结构类似黄体细胞。

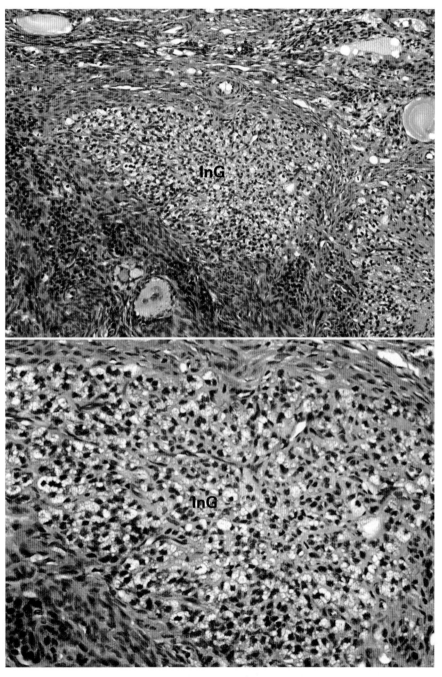

**图8-5　间质腺（interstitial gland）**
上图 HE×200，下图 HE×400
食蟹猴（cynomolgus monkey），雌性，36个月月龄（正常组织）

## 8-6 黄体（corpus luteum）内针状晶体沉积

　　黄体属内分泌器官，主要参与合成甾体激素，而功能活跃、分泌旺盛的黄体产生的甾体激素可能由于转运或代谢的障碍使其易于沉积下来，形成胆固醇晶体。高倍视野下（下图），晶体周边可见明显的嗜伊红边界，对周边细胞有轻微挤压。石蜡切片里，因胆固醇晶体被溶解而只剩下晶体轮廓，所以在偏光显微镜下不能见到偏光物质。

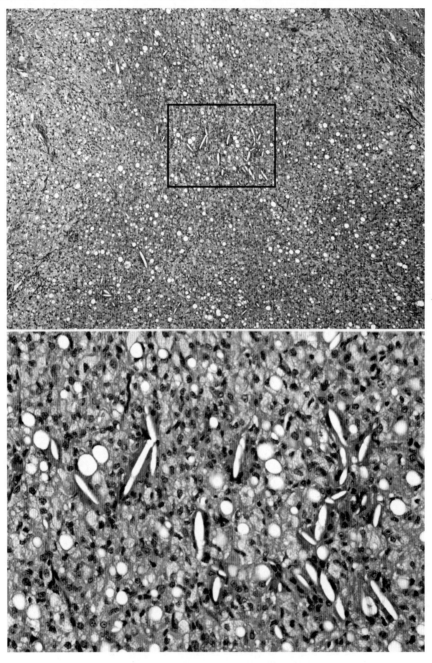

**图8-6　黄体（corpus luteum）内针状晶体沉积**
上图 HE×200，下图 HE×400
食蟹猴（cynomolgus monkey），雌性，36个月月龄（正常组织）

## 8-7　黄体（corpus luteum）

排卵后，颗粒细胞黄素化形成颗粒黄体细胞（granulosa luteal cells），合成孕激素，细胞体积随之增大，逐渐进入功能活跃期（右上图）。无论受孕成功与否，黄体（corpus luteum，CL）最终都将逐渐萎缩、退化。哺乳动物的黄体退化分两个阶段，先出现孕酮水平下降的功能性黄体退化，随后产生细胞凋亡的结构性黄体退化。随着黄体的消退，黄体细胞体积逐渐缩小、细胞核明显固缩、细胞边界逐渐模糊（右中图，右下图）。

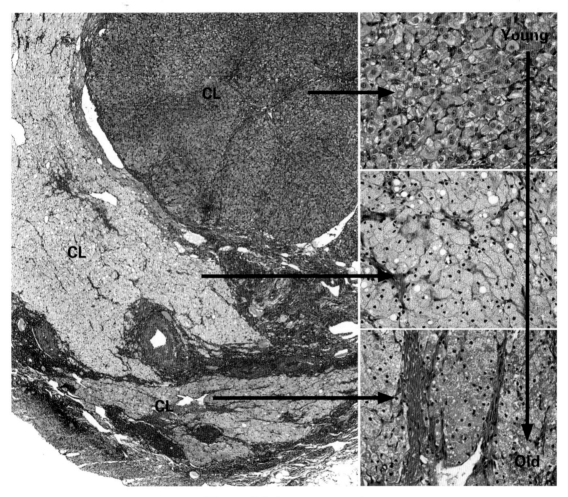

**图8-7　黄体（corpus luteum）**
左图 HE×40，右上图 HE×400，右中图 HE×400，右下图 HE×400
食蟹猴（cynomolgus monkey），雌性，36个月月龄（正常组织）

## 8-8 白体 (corpus albicans)

黄体退化后，纤维组织显著增生并瘢痕化，形成白体 (corpus albicans，CA)，部分白体内尚可见少量溶解后的黄体细胞残留 (黑色箭头)。

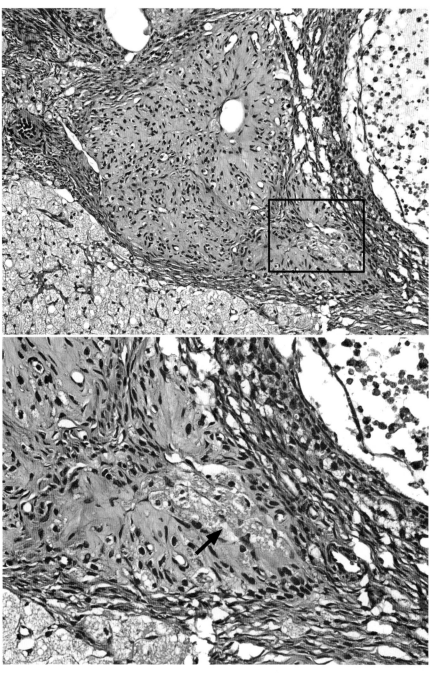

**图8-8 白体 (corpus albicans)**
上图HE×200，下图HE×400
食蟹猴 (cynomolgus monkey)，雌性，36个月月龄 (正常组织)

## 8-9 滤泡囊肿（follicular cyst）

12~24个月月龄的雌性猴，滤泡囊肿（follicular cyst，FC）相对普遍，可能与成熟卵泡不排卵而持续增大或闭锁卵泡退化不全，致使卵泡液潴留等因素有关。镜下可见滤泡体积显著增大，囊壁内衬颗粒细胞（黑色箭头），囊腔内卵泡液潴留。

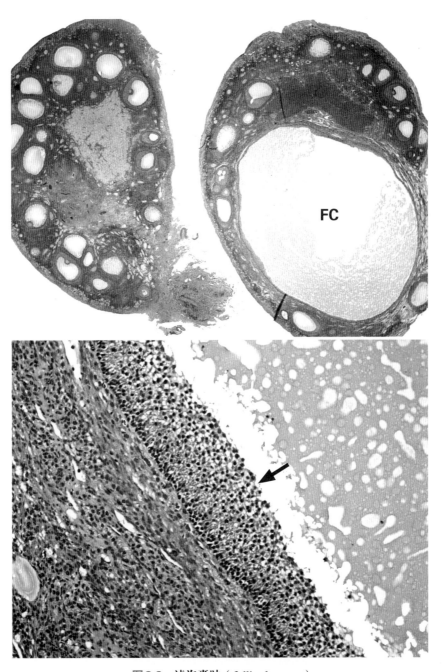

**图8-9　滤泡囊肿（follicular cyst）**
上图HE×12.5，下图HE×200
食蟹猴（cynomolgus monkey），雌性，36个月月龄（自发病变）

## 8-10 黄体囊肿 (corpus luteum cyst)

正常黄体可呈囊性结构，若囊性黄体持续增大或黄体出血量较多，均可导致黄体囊肿（corpus luteum cyst，CLC）。镜下可见囊肿几乎占据整个卵巢，对周围卵巢基质挤压明显，以致其发生压迫性萎缩，各级卵泡缺如（上图），囊壁内衬颗粒黄体细胞（黑色箭头），囊腔内大量淡红色液体潴留伴出血。

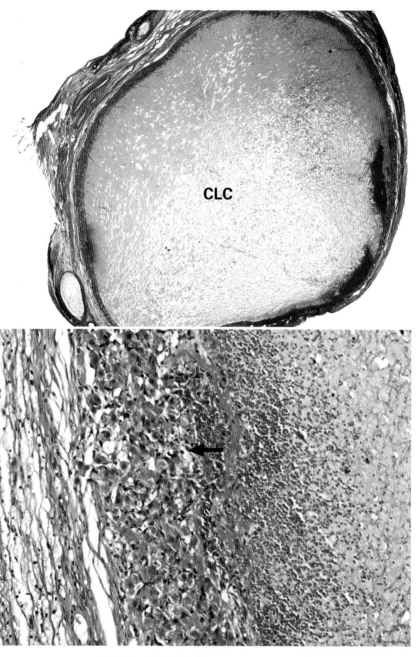

**图8-10　黄体囊肿（corpus luteum cyst）**
上图HE×12.5，下图HE×200
食蟹猴（cynomolgus monkey），雌性，36个月月龄（自发病变）

## 8-11　卵巢囊肿（ovarian cyst）（黏液性）

　　卵巢表面被覆的生发上皮向宫颈黏液上皮方向分化，分化成熟后，黏液上皮分泌物潴留可致囊肿形成。镜下可见卵巢近门部处一囊肿，对周围组织挤压轻微，囊壁内衬单层高柱状上皮，细胞上部充满黏液，将胞核推挤至基底部，无纤毛（黑色箭头），囊腔内可见淡红色黏液潴留。

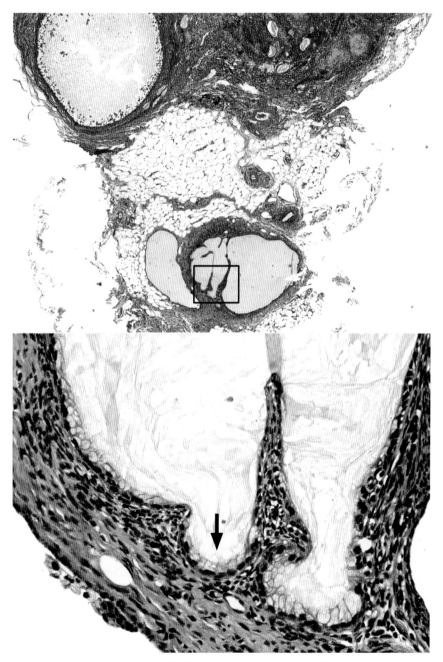

**图8-11　卵巢囊肿（ovarian cyst）（黏液性）**
上图 HE×40，下图 HE×400
食蟹猴（cynomolgus monkey），雌性，36个月月龄（自发病变）

## 8-12 卵巢囊肿（ovarian cyst）（浆液性）

卵巢表面被覆的生发上皮向输卵管上皮方向分化，形成浆液上皮，分泌物潴留可致囊肿形成。左图见右侧卵巢呈囊性，直径为2.5cm，内外壁光滑，囊壁菲薄，内含无色清亮液体。镜下可见囊肿占据整个卵巢，各级卵泡缺如，卵巢基质中仅可见少量透明带残留（黑色箭头），囊壁内衬单层立方或矮柱状上皮。

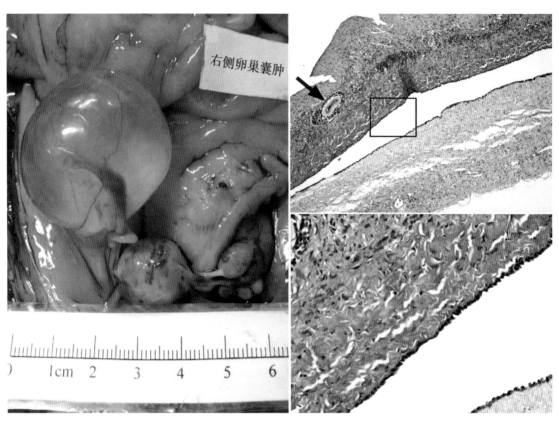

右侧卵巢囊肿

图8-12　卵巢囊肿（ovarian cyst）（浆液性）
右上图HE×100，右下图HE×400
食蟹猴（cynomolgus monkey），雌性，36个月月龄（自发病变）

## 8-13 营养不良性钙化（dystrophic calcification）

卵巢基质中常看到原始卵泡和透明带残留发生营养不良性钙化（黑色箭头）。此外，也可能与制片过程中的人工假象有关。

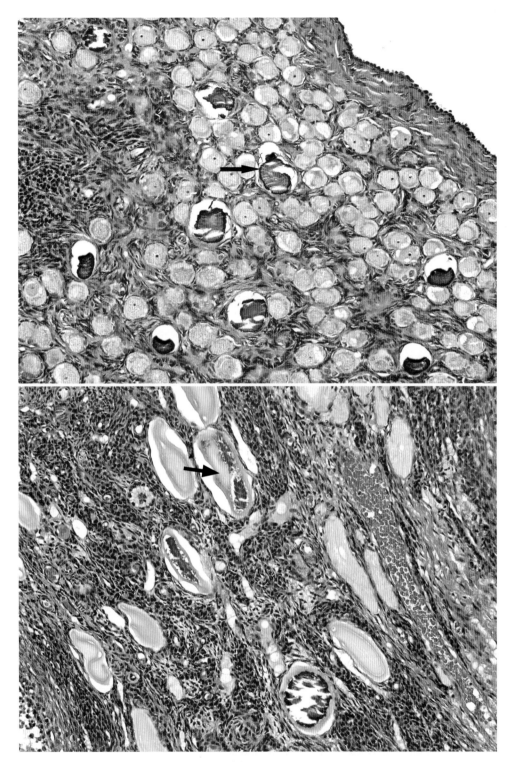

**图8-13 营养不良性钙化（dystrophic calcification）**
上图 HE×200，下图 HE×200
食蟹猴（cynomolgus monkey），雌性，36个月月龄（自发病变）

## 8-14　子宫体（uterine body）

子宫体作为孕育胎仔的重要场所，属于肌性器官，结构上分为三层，即子宫内膜层、肌层和浆膜层。子宫内膜中含丰富的子宫腺，其结构和功能在卵巢激素的影响下具有明显的周期性变化。

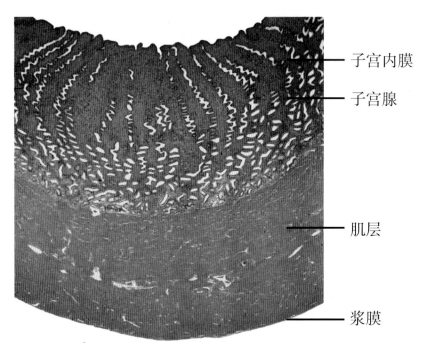

子宫内膜

子宫腺

肌层

浆膜

图8-14　子宫体（uterine body）
HE × 12.5
食蟹猴（cynomolgus monkey），雌性，36个月月龄（正常组织）

## 8-15　子宫内膜（endometrium）

非人类灵长类动物子宫与人类子宫一样，在卵巢激素的影响下出现周期性变化，一般分为增生期（proliferative phase，PP）、分泌期（secretory phase，SP）和月经期（menstrual phase，MP）。增生期宫内膜，子宫腺短、直而细、排列稀疏（左上图），子宫腺上皮呈柱状，腺腔窄小（右上图）。分泌期宫内膜，腺腔变宽（左中图），腺上皮细胞核下糖原聚集明显，形成核下空泡（右中图）。月经期宫内膜，由于螺旋动脉（黑色箭头）持续性收缩，内膜血供减少，导致腺细胞坏死，溶酶体释放水解酶，血管内皮细胞被消化，血液溢入基质，退变和坏死的内膜呈小块状剥脱，最终脱落至功能层深部。

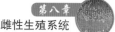

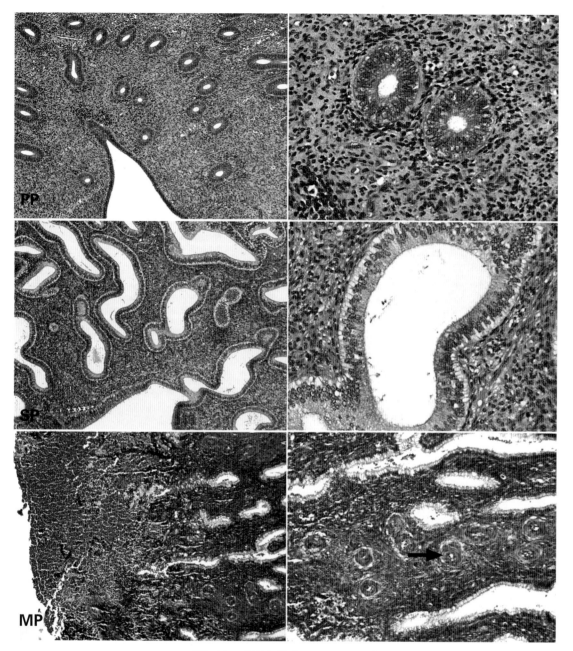

**图8-15** 子宫内膜（endometrium）

左上图、左中图、左下图 HE×100，右上图、右中图 HE×400，右下图 HE×200

食蟹猴（cynomolgus monkey），雌性，36个月月龄（正常组织）

## 8-16 无排卵周期（anovulatory cycle）

在青春期前的猕猴，常可以见到无排卵周期，即在该周期内，卵巢不排卵，无黄体形成。据调查研究发现，仅有15%左右猕猴在初潮后的五个周期内排卵，这在2~3岁的猕猴中较为普遍。

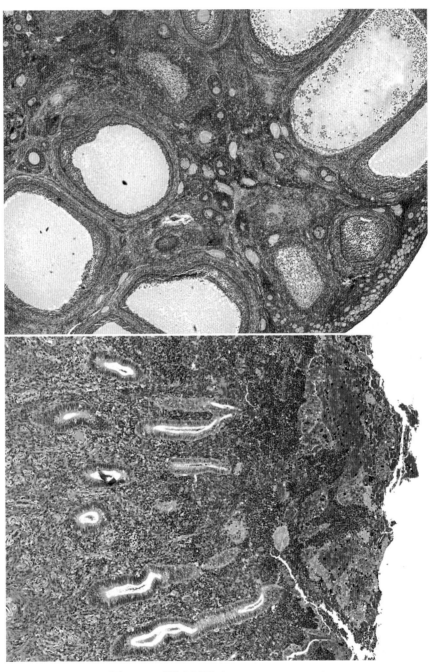

**图8-16　无排卵周期（anovulatory cycle）**
上图 HE×40，下图 HE×100
食蟹猴（cynomolgus monkey），雌性，28个月月龄（正常组织）

## 8-17 异位卵巢（ectopic ovary）

异位卵巢可见发生于子宫阔韧带、子宫浆膜或肌层内。镜下见子宫肌层出现异位卵巢组织，其中包括原始卵泡（黑色箭头）、闭锁卵泡（黑色三角）等。

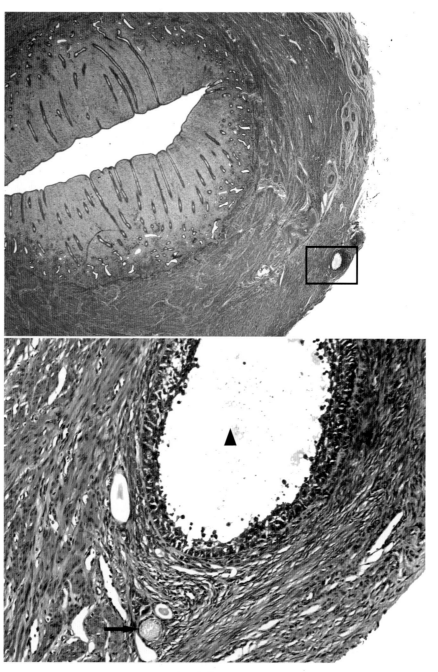

图8-17　异位卵巢（ectopic ovary）
上图 HE×12.5，下图 HE×200
食蟹猴（cynomolgus monkey），雌性，36个月月龄（正常组织）

## 8-18 妊娠相关的血管重构 (pregnancy-induced vascular remodeling)

上图示子宫深部肌层血管旁嗜伊红物质聚集，高倍视野下（下图）聚集物质呈均质样，其间伴有少量炎细胞。常见于经产雌性猴，与胎盘滋养层侵袭、损伤子宫内膜及深部肌层血管（尤以静脉为主），引起血管壁及周围结缔组织修复重构有关。

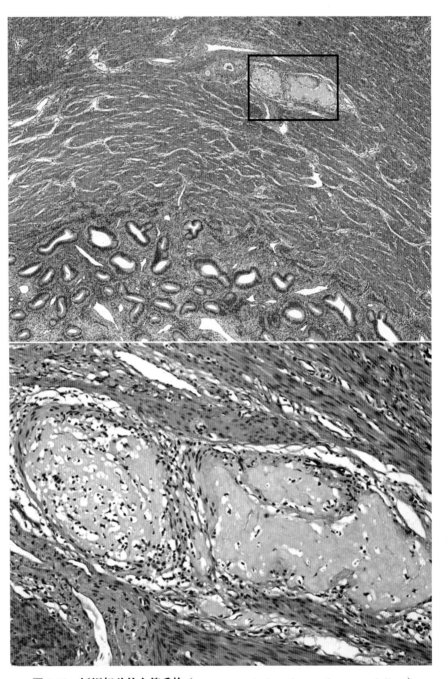

**图8-18　妊娠相关的血管重构（pregnancy-induced vascular remodeling）**
上图 HE×40，下图HE×200
食蟹猴（cynomolgus monkey），雌性，36个月月龄（自发病变）

## 8-19　子宫肌层多灶淋巴滤泡样增生（lymphoproliferation in myometrium）

　　子宫肌层内多灶炎细胞浸润，肌间可见以淋巴细胞为主的慢性炎细胞弥散分布，部分区域淋巴细胞呈滤泡样增生。

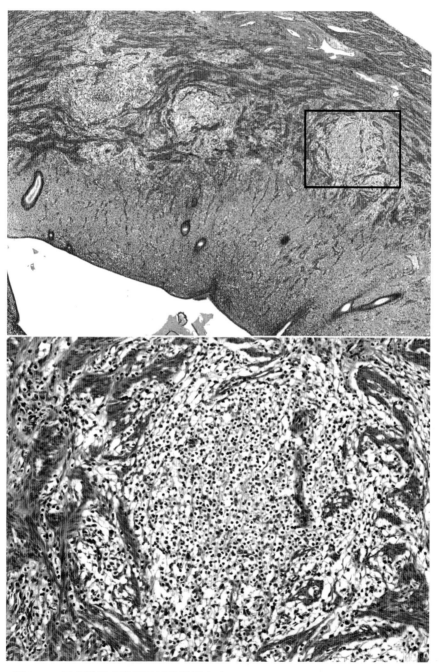

**图8-19　子宫肌层多灶淋巴滤泡样增生（lymphoproliferation in myometrium）**
上图HE×40，下图HE×200
恒河猴（rhesus monkey），雌性，36个月月龄（药物相关）

## 8-20 子宫颈 (uterine cervix)

宫颈管腔面为单层柱状上皮，于近宫颈外口处移行为复层鳞状上皮，并见明显的柱状上皮与鳞状上皮交界区（黑色箭头），宫颈管内上皮沿黏膜皱襞陷入间质并分支，形成腺样隐窝，即宫颈腺。位于宫颈管及腺样隐窝柱状上皮细胞与基膜之间，散在分布有储备细胞（reserve cell），其胞体小，呈圆形或椭圆形，核质比例大且分化较低（白色箭头），柱状上皮受损后储备细胞可增生修复。

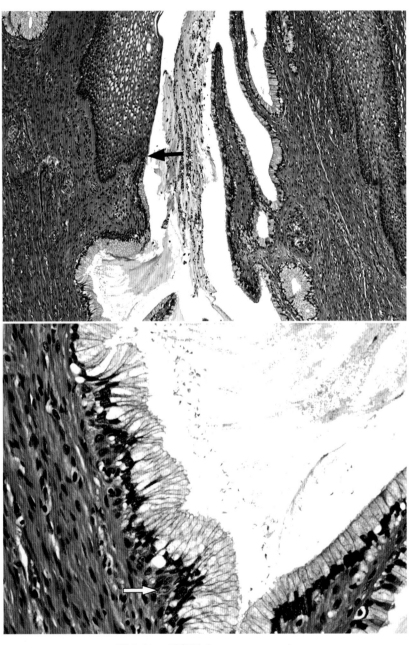

图8-20　子宫颈（uterine cervix）
上图 HE×100，下图 HE×200
食蟹猴（cynomolgus monkey），雌性，36个月月龄（正常组织）

## 8-21 宫颈慢性炎症伴鳞化（chronic cervicitis with squamous cell metaplasia）

某些情况下（如慢性炎症），储备细胞常增殖分化，上皮可见鳞状化生，鳞化腺体内可见黏液上皮（黑色箭头）。

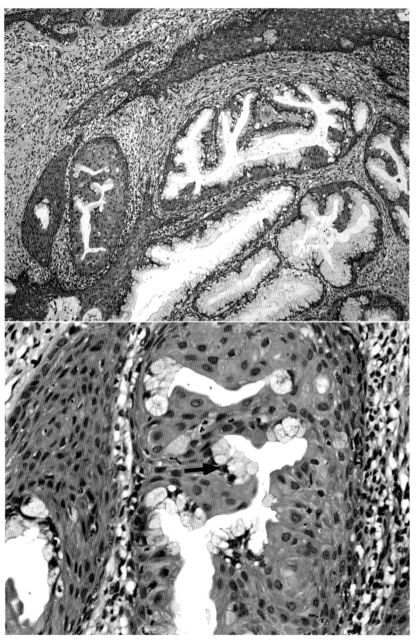

**图8-21 宫颈慢性炎症伴鳞化（chronic cervicitis with squamous cell metaplasia）**
上图 HE×100，下图 HE×400
食蟹猴（cynomolgus monkey），雌性，36个月月龄（自发病变）

## 8-22 纳氏囊肿（Nabothian cyst）

宫颈腺隐窝开口处有时发生堵塞，腺腔内充满分泌物而扩张成囊状，形成潴留囊肿，又称纳博特囊肿或纳氏囊肿（Nabothian cyst）。物理挤压可致囊肿内腺上皮呈扁平或立方状（下图）。

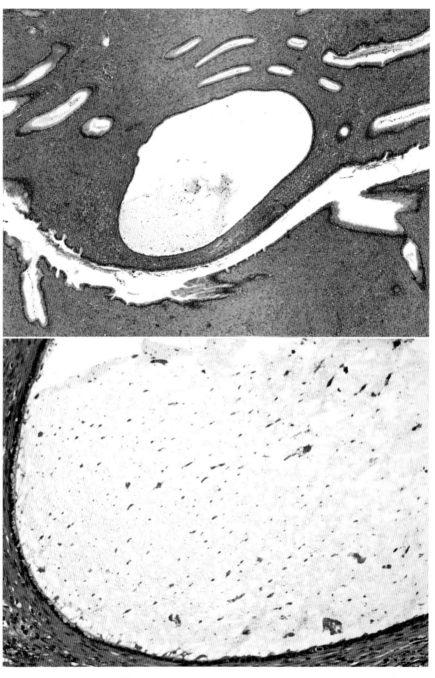

**图8-22 纳氏囊肿（Nabothian cyst）**
上图HE×40，下图HE×200
食蟹猴（cynomolgus monkey），雌性，36个月月龄（自发病变）

## 8-23 阴道（vagina）

阴道壁由黏膜层、肌层及浆膜层构成，阴道黏膜上皮受卵巢激素的影响而呈周期性变化，上皮成熟程度与体内雌激素水平成正比。然而，其可变程度及规律性远不及子宫内膜。

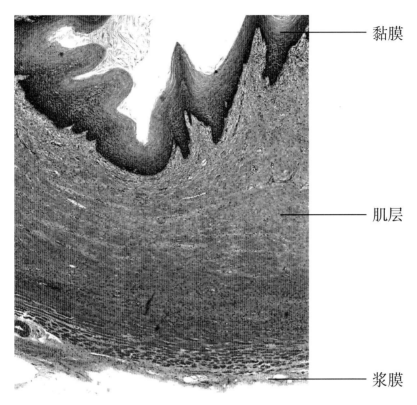

黏膜

肌层

浆膜

**图8-23　阴道（vagina）**
HE × 400
食蟹猴（cynomolgus monkey），雌性，48个月月龄（正常组织）

## 8-24 阴道上皮周期性改变（menstrual cyclic changes in vagina）

镜下观察处于各周期阴道上皮的变化，增生早期阴道上皮，上皮开始增厚（1）；发展到增生晚期，上皮相对最厚，表层细胞脱落不明显（2）；进入分泌早期后，表层细胞开始脱落（3）；到分泌晚期，表层上皮细胞脱落明显，有时可呈块状（4）；月经期的阴道上皮相对较薄，阴道腔内可见血凝块（5）。

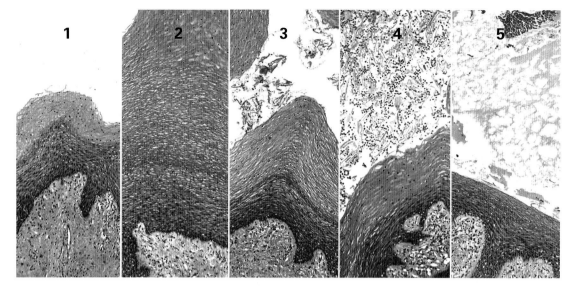

**图8-24　阴道上皮周期性改变（menstrual cyclic changes in vagina）**
HE×200
食蟹猴（cynomolgus monkey），雌性，48个月月龄（正常组织）

## 8-25　阴道黏膜相关淋巴组织（vaginal MALT）

阴道黏膜面积巨大且与外界相通，易受抗原侵袭，黏膜免疫系统常处于激活状态，故可以在阴道黏膜下见到大量的弥散淋巴组织，有时可呈滤泡样分布，属黏膜相关淋巴组织（MALT）。

## 8-26　乳腺（mammary gland）

成熟乳腺的基本构成单位是腺泡（alveoli），由分泌乳液的立方形腺泡上皮细胞及其周围被覆的肌上皮细胞所构成（黑色箭头）。肌上皮细胞在催产素的刺激下可以收缩，排出乳汁。腺泡连接成簇称为小叶（lobule，L）。

## 8-27　乳腺导管（intralobular duct）

乳腺导管由各级管道汇集而成，由小叶内导管汇至小叶间导管，然后汇至输乳管（lactiferous duct），最后开口于乳头。在此过程中，导管上皮也发生变化，由单层柱状变为复层柱状，在接近乳头孔处变为复层扁平上皮，与乳头表面皮肤相移行（黑色箭头）。肌上皮细胞位于表面上皮细胞与基底层之间，在大导管最为明显（白色箭头）。

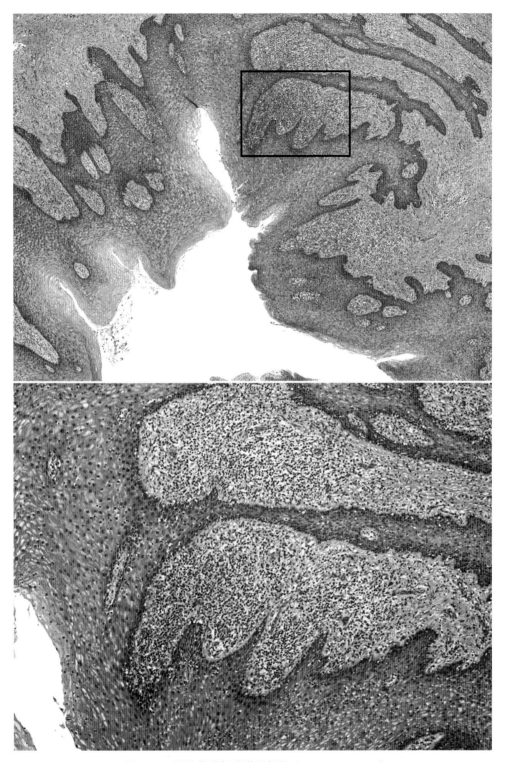

**图8-25 阴道黏膜相关淋巴组织（vaginal MALT）**
上图 HE×40，下图 HE×200
食蟹猴（cynomolgus monkey），雌性，48个月月龄（正常组织）

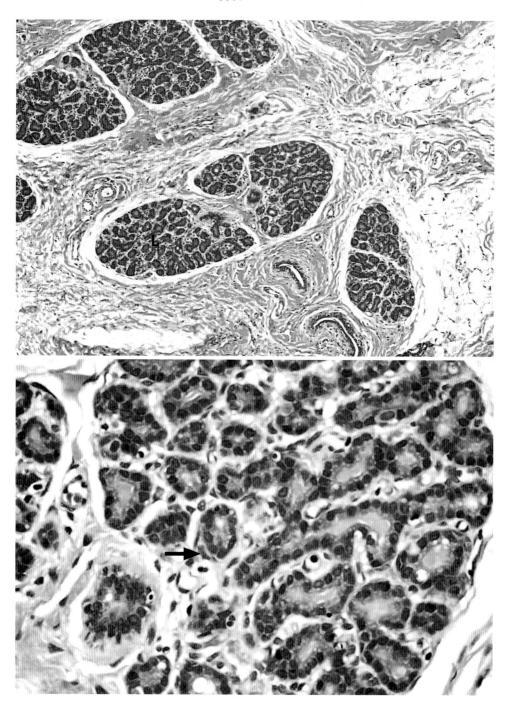

**图8-26　乳腺（mammary gland）**
上图HE×100，下图HE×400
食蟹猴（cynomolgus monkey），雌性，36个月月龄（正常组织）

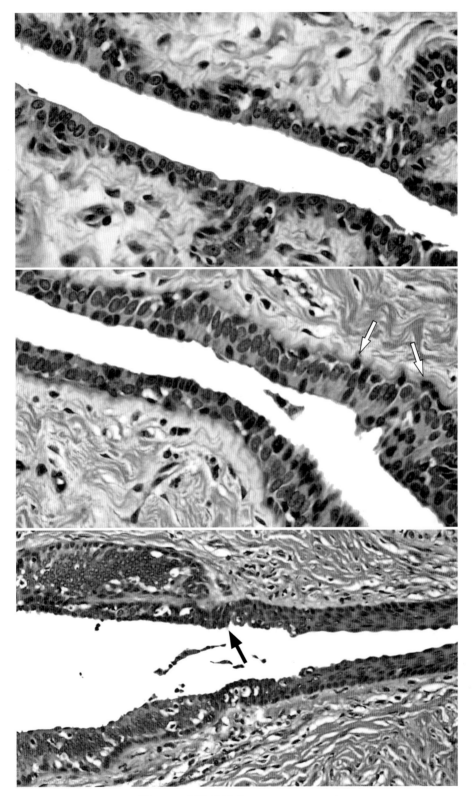

**图8-27 乳腺导管（intralobular duct）**
上图HE×400，中图HE×400，下图HE×200
食蟹猴（cynomolgus monkey），雌性，36个月月龄（正常组织）

## 8-28 乳腺炎症（mastitis）

乳腺炎症时，腺泡（alveoli）、导管（duct）及间质可见炎细胞浸润。

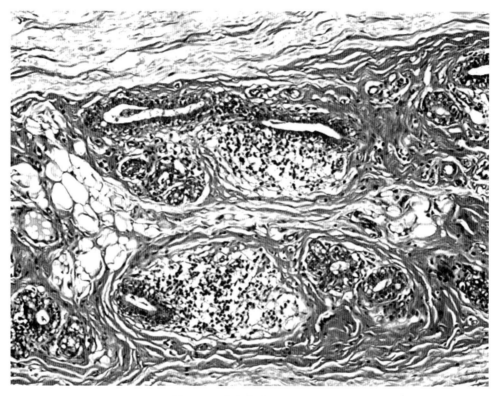

图 8-28　乳腺炎症（mastitis）
HE × 100
恒河猴（rhesus monkey），雌性，48个月月龄（自发病变）

（陈涛　李宏霞）

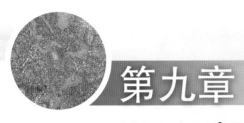

# 第九章

# 淋巴系统 (lymphatic system)

淋巴器官属于免疫器官，是机体抵御外周病原体的自身防御结构，它包括中枢淋巴器官和周围淋巴器官两大类。中枢淋巴器官又称初级淋巴器官，包括胸腺和骨髓（培育B淋巴细胞），是淋巴细胞早期分化的场所，不受抗原刺激的直接影响。周围淋巴器官又称次级淋巴器官，包括淋巴结、脾脏、扁桃体及弥漫于全身的淋巴组织如黏膜相关淋巴组织等，它们是成熟淋巴细胞受相应抗原刺激后进行扩增并发生免疫应答的主要场所。

胸腺的主要功能是培育T淋巴细胞，在细胞免疫中起中枢的作用。骨髓来源的成熟前体——前淋巴细胞（pre-T cell）在此发育为成熟的免疫活性T细胞（胸腺依赖型）。胸腺产生多种肽类激素，既可以以旁分泌的方式作用于胸腺细胞，又可以以内分泌的方式进入血液循环作用于中枢神经系统。

骨髓是培育B细胞的中枢淋巴器官。详见第十章。

淋巴结作为主要的周围淋巴器官，是滤过淋巴及抗原、引发免疫应答的重要场所。淋巴结是哺乳动物所特有的淋巴器官，是机体重要的防御器官。

脾脏是哺乳动物最大的淋巴器官，其结构因机体的年龄及免疫状态而有很大变化。脾脏主要的免疫功能是通过血液过滤作用而实现，它具有强大的吞噬活性和产生IgM抗体（尤其是针对血液来源的抗原）的能力。脾脏边缘区不需辅助T细胞的免疫应答就可产生IgM抗体（如有荚膜细菌多糖抗原），这是脾脏特有功能。

扁桃体位于消化道和呼吸道入口的交汇处，其黏膜表面积相当大，并经常与抗原相接触，是诱发免疫应答和发生免疫效应的重要部位。它们与咽黏膜内多处分散的淋巴组织共同组成咽淋巴环，构成机体的第一道重要防线。

而遍布全身的黏膜组织表面分布的黏膜相关淋巴组织（mucosa-associated lymphoid tissue，MALT）约占整个免疫系统半数的淋巴细胞，其中最为熟知的MALT包括肠相关淋巴组织（gut-associated lymphoid tissue，GALT），鼻咽相关淋巴组织（nasopharynx-associated lymphoid tissue，NALT），支气管相关淋巴组织（bronchus-associated lymphoid tissue，BALT），而结膜相关淋巴组织（conjunctiva-associated lymphoid tissue，CALT），泪管相关淋巴组织（lacrimal duct-associated lymphoid tissue，LDALT），喉相关淋巴组织（larynx-associated lymphoid tissue，LALT）和唾液腺相关淋巴组织（salivary duct-associated lymphoid tissue，DALT）也有描述。

MALT的主要功能是通过黏膜产生和分泌抗原特异性的IgA抗体。

免疫系统动态变化的特性使它对外源性化合物（xenobiotics）特别敏感，但该特性也使它具有重要的再生能力。当相对成熟的淋巴细胞受累时，免疫器官在3~4周内就可以恢复，但当骨髓中的淋巴干细胞受损时（如非致死量辐射后）则不能再生。有时再生可为过度代偿反应，其表现包括胸腺重量的增加和脾脏髓外造血。

淋巴器官（包括血液）中的淋巴细胞数量的减少或耗竭，常常是外源性化学物质引起免疫毒性的首要征象。网状支架受损常表现为退行性变，晚期可萎缩和纤维化。若网状组织和淋巴细胞尚存在而功能（如分泌生物活性介质）丧失，组织学检查不容易发现其毒性改变而需要做免疫功能的评价。变态反应、化学物所致免疫应答或自身免疫刺激均可引发炎症（淋巴单核细胞浸润和组织损伤）。炎症通常发生于淋巴器官以外，如皮肤、肺、肾脏和关节，当发生于淋巴器官时主要特征为淋巴细胞的增生。非免疫毒性机制（如外源性化学物质所致的皮肤和黏膜层刺激）也可以引起炎症。淋巴细胞和网状组织的增生及肿瘤形成是长期免疫毒性损伤的结果。内源性因素如应激、营养状态、性激素平衡和年龄会影响淋巴器官的组织形态，对毒性试验结果的解释会造成困难。

## 9-1 淋巴结 (lymph node)

淋巴结分为皮质（cortex，C）和髓质（medulla，M）。皮质位于淋巴结的外周，包含球形或卵圆形的淋巴细胞聚集区——淋巴小结（lymphatic nodule，LN）。中央凹陷区为门部（hilum，H），是血管出入淋巴结及输出淋巴管所在处。

淋巴结被激活后淋巴小结含一个浅染的生发中心（germinal center，GC）。位于浅层皮质与髓质之间的淋巴细胞密集区域为副皮质区（paracortex zone，PZ），主要为T-淋巴细胞所在，其内含高内皮静脉（黑色箭头）。

髓质位于淋巴结的中心区域，淋巴组织被髓窦（medullary sinus，MS）分隔为不规则的条索状结构——髓索（medullary cords，MC）。髓窦内可见胞浆粉染的网状树突细胞（白色箭头）。

## 9-2 急性淋巴结炎 (acute lymphadenitis)

淋巴结内可见局限于淋巴滤泡内的大量坏死细胞碎片伴中性粒细胞浸润（上图），微脓肿形成（＊），为急性局灶性淋巴结炎。还可见细胞肿胀、染色质凝集、核碎裂、核溶解等淋巴组织坏死的表现以及大量嗜酸性细胞碎片。变性的中性粒细胞胞浆内含细胞碎片。皮质浅层（黑色三角）见大量分叶核中性粒细胞浸润，被膜下窦亦可见少量成熟粒细胞（下图）。急性淋巴结炎时中性粒细胞和成熟的粒细胞可以出现于髓窦及髓索（白色三角），呈多灶性或弥漫性分布，根据炎症的原因还可造成淋巴组织的增生或萎缩。

根据诱发因素（外伤、异物、细菌等）和反应程度的不同，急性淋巴结炎可表现为多灶性或弥漫性，也可表现为局限性改变即微脓肿的形式（上图）。

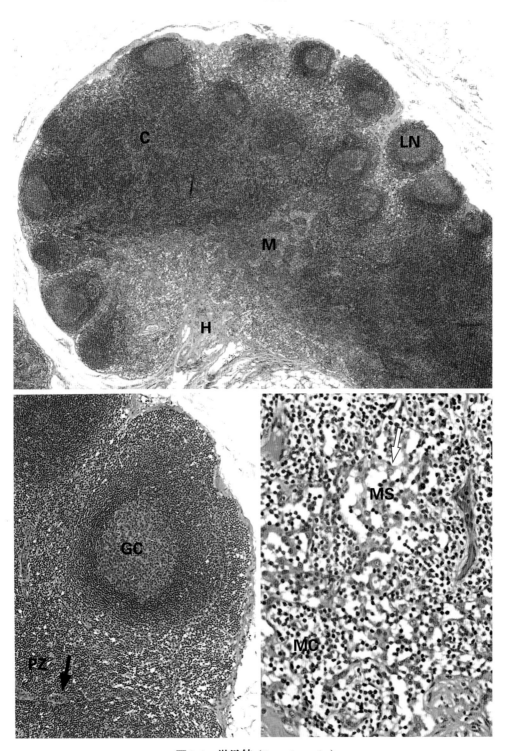

**图9-1　淋巴结（lymph node）**
上图HE×100，左下图HE×200，右下图HE×400
食蟹猴（cynomolgus monkey），雄性，36个月月龄（正常组织）

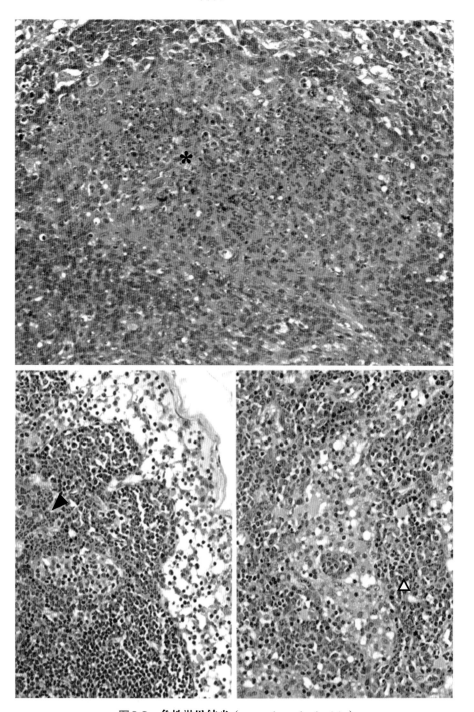

**图9-2　急性淋巴结炎（acute lymphadenitis）**
HE×400
恒河猴（rhesus monkey），雄性，42个月月龄（药物相关）
食蟹猴（cynomolgus monkey），雌性，36个月月龄（自发性病变）

## 9-3　淋巴结反应性增生（reactive hyperplasia）

淋巴结反应性增生可见淋巴滤泡数量增多、生发中心扩大（＊），为慢性抗原刺激时的一种普遍的继发性免疫反应。高倍镜下常发现扩大的淋巴滤泡内生发中心扩大，显示"星空"现象，由大而不规则、浅染的巨噬细胞吞噬 Tingible bodies（细胞碎片）形成（白色箭头），生发中心内核分裂象也增多（黑色箭头）。

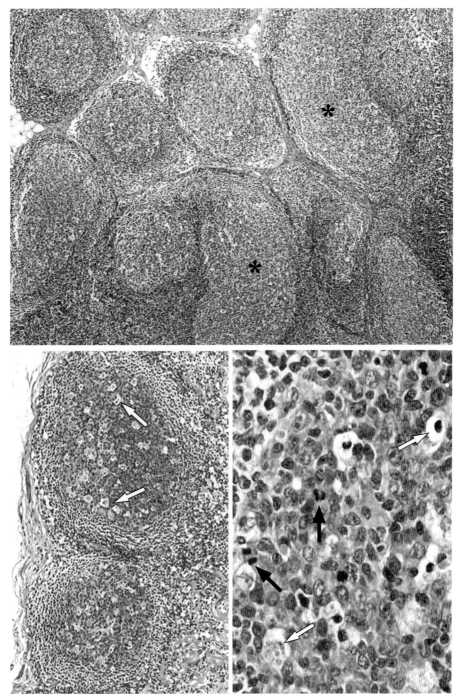

**图9-3　淋巴结反应性增生（reactive hyperplasia）**
上图 HE×100
恒河猴（rhesus monkey），雄性，36个月月龄（自发性病变）
左下图 HE×200，右下图 HE×1000
恒河猴（rhesus monkey），雄性，40个月月龄（自发性病变）

## 9-4　淋巴结萎缩（atrophy）

　　淋巴结萎缩的典型改变是滤泡的数量减少、体积变小、生发中心变少或无，本例因严重萎缩而显示皮质淋巴滤泡缺如，并可见副皮质区淋巴细胞减少。淋巴结淋巴细胞减少，菌团形成（B）、窦内红细胞增多/吞噬增多（*）。皮质及副皮质区已明显纤维化而显示粉红染。此为高剂量辐射后淋巴结的改变。

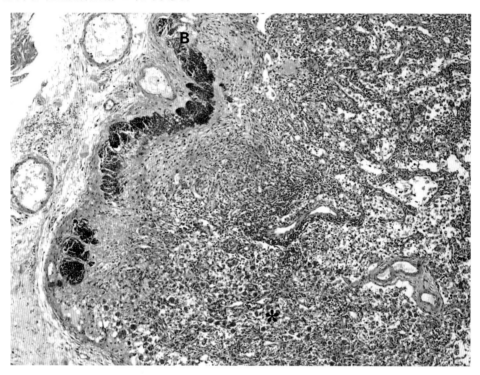

**图9-4　淋巴结萎缩（atrophy）**
HE×100
恒河猴（rhesus monkey），雌性，40个月月龄（动物模型）

## 9-5　淋巴结淀粉样物质沉积（amyloidosis）

　　上图示肠系膜淋巴结淋巴滤泡内淀粉样物质（*）沉积。在HE染色淀粉样物呈无定型、嗜酸性、透明样变的细胞外物质。当大量蓄积时，淀粉样物质可以造成周围组织的压迫性萎缩。恒河猴在慢性炎症时易发生系统性淀粉样变性。
　　下图示给药部位淋巴结散在淀粉样沉积物质沉积（*）。

## 9-6　淋巴结窦内泡沫细胞聚集（foam cell accumulation）

　　不同部位多个淋巴结窦内组织细胞数量增多（*），细胞体积较大、胞浆空亮呈泡沫状。静脉途径给药造成淋巴结窦组织细胞增生（sinus histiocytosis），窦组织细胞因吞噬了药物而显示胞浆的泡沫状改变。对此类局灶性或系统性泡沫细胞聚集是否属于细胞损伤或细胞适应性反应，存在争议。

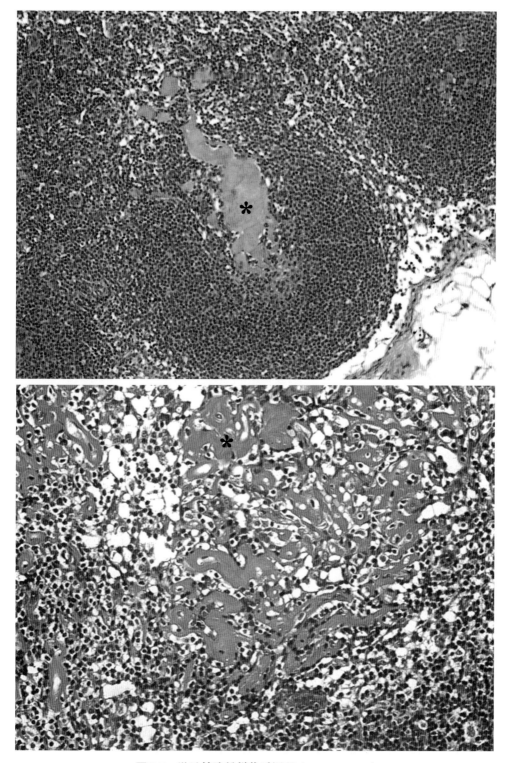

**图9-5 淋巴结淀粉样物质沉积（amyloidosis）**
上图HE×200
食蟹猴（cynomolgus monkey），雌性，36个月月龄（自发性病变）
下图HE×400
恒河猴（rhesus monkey），雌性，42个月月龄（自发性病变）

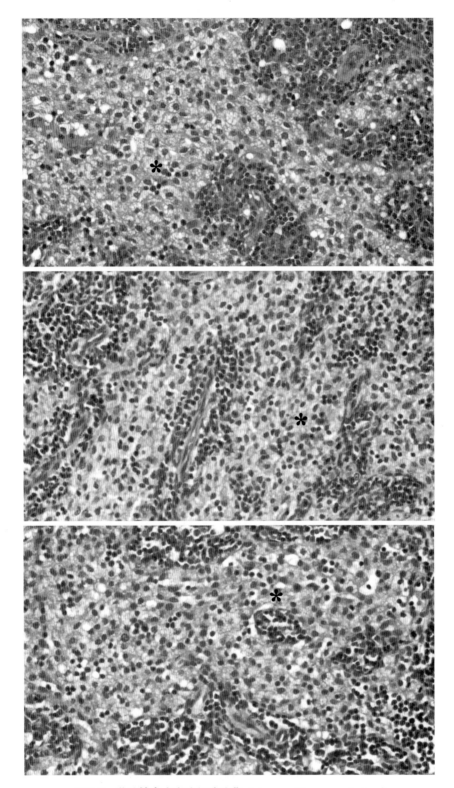

图9-6　淋巴结窦内泡沫细胞聚集（foam cell accumulation）

HE×400

上图为腹股沟淋巴结，中图为肠系膜淋巴结，下图为颌下淋巴结

食蟹猴（cynomolgus monkey），雄性，36个月月龄（药物相关）

## 9-7 淋巴结窦内红细胞增多伴吞噬增多
### （sinus erythrocytosis/erythrophagocytosis）

　　腹股沟淋巴结淋巴窦内出现大量红细胞，可为新鲜红细胞，也可为陈旧红细胞，并可见窦内组织细胞数量增多（＊），多数组织细胞内吞噬有多少不等的红细胞，为组织细胞吞噬红细胞现象（erythrophagocytosis）（黑色箭头）。

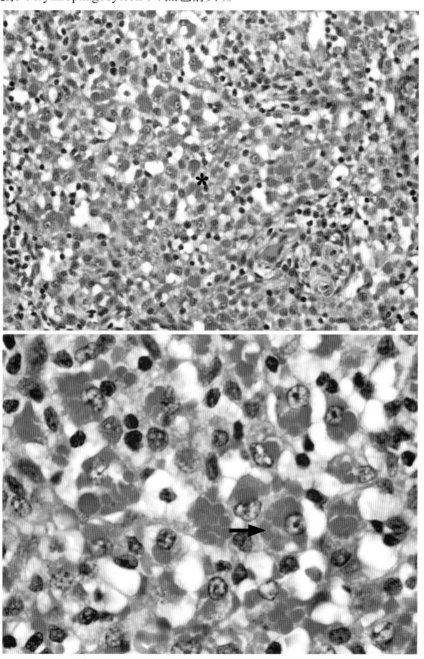

**图9-7　淋巴结窦内红细胞增多伴吞噬增多（sinus erythrocytosis/erythrophagocytosis）**
上图HE×400，下图HE×1000
食蟹猴（cynomolgus monkey），雌性，36个月月龄（自发性病变）

## 9-8 淋巴结色素沉着（pigment deposition）

给药部位淋巴结髓质见棕褐色色素沉着（黑色箭头），为含铁血黄素沉积（巨噬细胞胞浆内含棕色颗粒物），常发生于髓索和淋巴窦，为陈旧性出血的继发性改变。巨噬细胞内含有含铁血黄素时，铁染色为阳性。

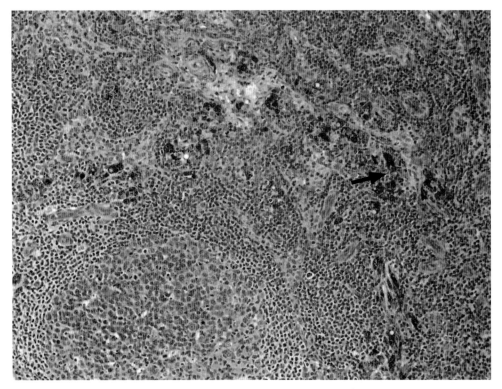

**图9-8　淋巴结色素沉着（pigment deposition）**
HE × 200
食蟹猴（cynomolgus monkey），雌性，36个月月龄（自发性病变）

## 9-9 脾脏（spleen）

脾脏为全身最大的淋巴器官，实质部分由相对红染的红髓（red pulp，RP）和蓝染的白髓（white pulp，WP）两部分组成。脾小体（splenic nodule，SN）清晰。脾脏白髓的淋巴细胞约占全身淋巴细胞总数的1/4，围绕中央动脉（左下图黑色箭头）的T细胞区称动脉周围淋巴鞘（periarterial lymphatic sheath，PALS），在PALS的外围由B细胞区形成其内可含生发中心（germinal center，GC）的淋巴滤泡。PALS和淋巴滤泡的周围带状区域为边缘带（marginal zone，MZ），内含多量巨噬细胞及特殊的淋巴细胞亚群，对于病毒、细菌等微生物抗原的过滤、处理及清除起着极为重要的作用。

红髓由血液充盈的脾窦（白色箭头）和脾索（＊）组成，后者由网状纤维、网状细胞和巨噬细胞构成。脾窦内衬窦内皮细胞（右下图黑色箭头），与脾白髓网状纤维之间隔一基底膜。

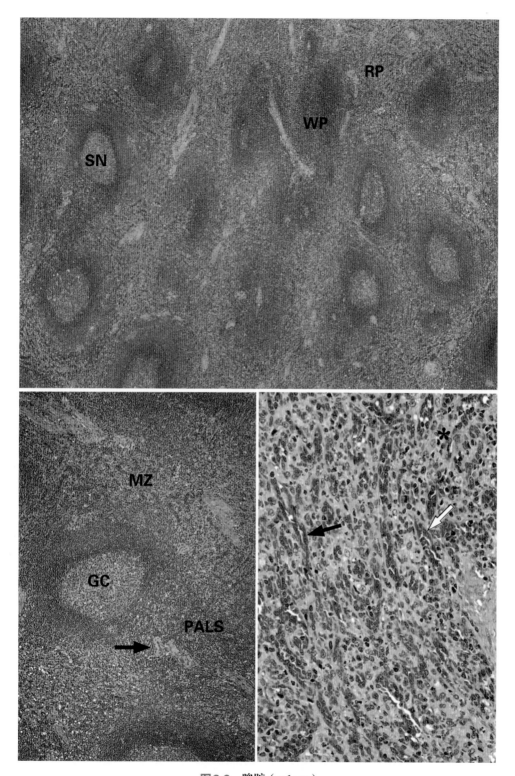

图9-9  脾脏（spleen）

上图HE×40，左下图HE×100，右下图HE×400

食蟹猴（cynomolgus monkey），雄性，36个月月龄（正常结构）

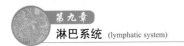

## 9-10 脾脏淋巴滤泡反应性增生（lymphoid hyperplasia）

　　脾脏淋巴滤泡数量增多、生发中心扩大（＊）。高倍镜下可见淋巴滤泡内生发中心扩大，显示"星空"现象，由大而不规则、浅染的巨噬细胞吞噬Tingible bodies（细胞碎片）形成（白色箭头），生发中心内核分裂象也增多（黑色箭头）。

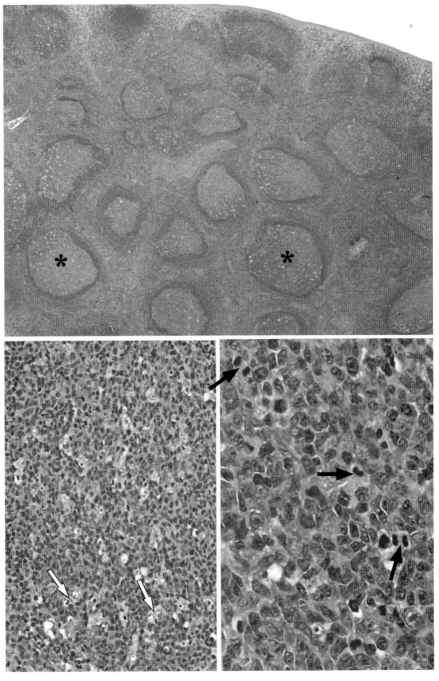

图9-10　脾脏淋巴滤泡反应性增生（lymphoid hyperplasia）
上图HE×40，左下图HE×400，右下图HE×1000
食蟹猴（cynomolgus monkey），雌性，36个月月龄（自发性病变）

## 9-11 脾脏萎缩（splenic atrophy）

　　脾脏被膜皱缩，白髓区域减少，近乎消失，红髓区域比例相对增加。由于脾脏实质内淋巴细胞数量明显减少，致使动脉周围淋巴鞘（PALS）、淋巴滤泡（生发中心）及边缘带无明确结构。下图为脾脏萎缩的高倍图像，示被膜及小梁增厚（＊）。脾脏萎缩可为应激、重度消瘦时的非特异性反应，或是濒死时的改变。给予外源性化学物质，尤其是皮质激素、免疫抑制剂和抗肿瘤药物时，上述改变可以是药物相关性病变。

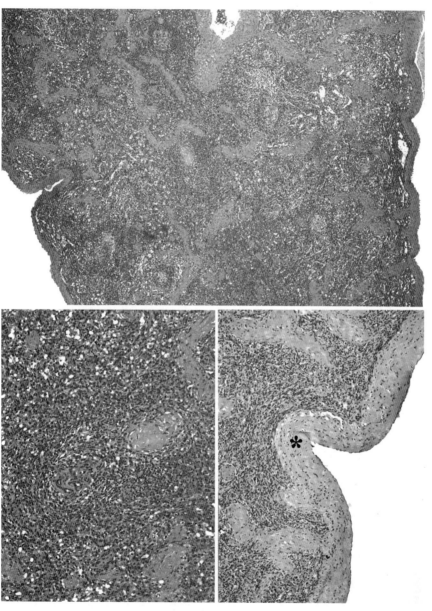

**图9-11　脾脏萎缩（splenic atrophy）**
上图HE×40，左下图HE×200
恒河猴（rhesus monkey），雌性，40个月月龄（动物模型）
右下图HE×100
恒河猴（rhesus monkey），雌性，36个月月龄（药物相关）

## 9-12 脾脏淀粉样物质沉积（amyloidosis）

上图示脾小体内粉红、无结构均质状淀粉样物质沉积（＊），为慢性炎症的继发性改变，往往是系统性淀粉样变性的一部分。下图示脾脏生发中心坏死（N），大量细胞碎片及中性粒细胞浸润，少量嗜酸性淀粉样物质沉积（＊）。

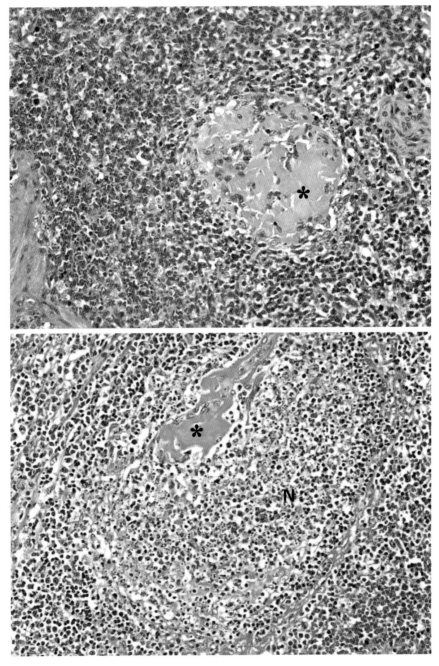

**图9-12 脾脏淀粉样物质沉积（amyloidosis）**
HE×200
上图：恒河猴（rhesus monkey），雌性，24个月月龄（自发性改变）
下图：恒河猴（rhesus monkey），雌性，30个月月龄（自发性改变）

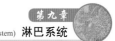

## 9-13 脾脏髓外造血（extramedullary hematopoiesis）

下图示脾脏髓外造血，红髓内见大量处于各阶段原始粒系细胞（白色箭头）及成熟粒细胞（黑色箭头），为发生在脾脏的粒系增生。此种改变为可刺激造血的生物活性药物如粒细胞集落刺激因子（granulocyte colony-stimulating factor，G-CSF）所致。

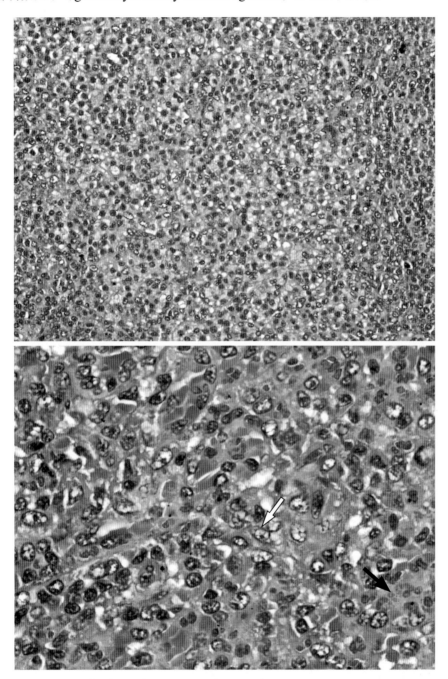

**图9-13 脾脏髓外造血（粒细胞系统）（extramedullary hematopoiesis）**
上图HE×400，下图HE×1000
食蟹猴（cynomolgus monkey），雄性，36个月月龄（药物相关）

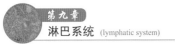

## 9-14 脾脏泡沫细胞聚集（foam cell accumulation）

　　脾脏散在大而浅的泡沫细胞成群聚集（黑色箭头），多集中在脾白髓的边缘带（marginal zone），其中可见坏死/凋亡细胞碎片，为药物相关性病变。

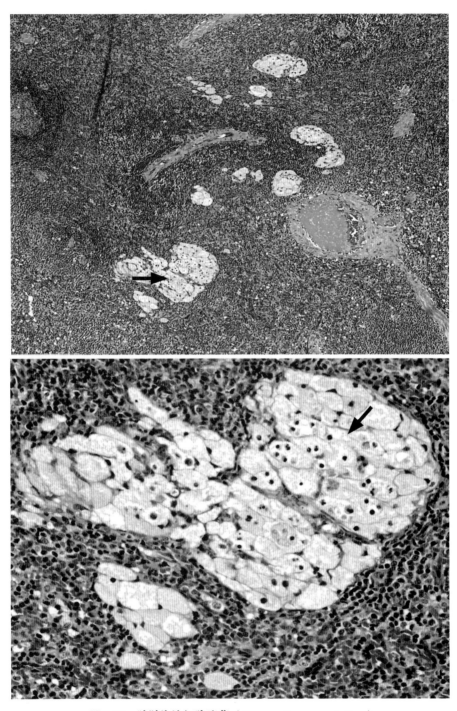

**图9-14　脾脏泡沫细胞聚集（foam cell accumulation）**
上图HE×100，下图HE×400
食蟹猴（cynomolgus monkey），雌性，30个月月龄（药物相关）

## 9-15 胸腺（thymus）

上图低倍视野见被膜下陷，将胸腺实质分隔为胸腺小叶，各小叶内深色区域为皮质（cortex，C），胸腺细胞密集；浅色区域为髓质（medulla，M），内含较多胸腺上皮细胞。下图高倍视野见呈同心圆状排列形成胸腺髓质的特征性结构，即胸腺小体（黑色箭头）。

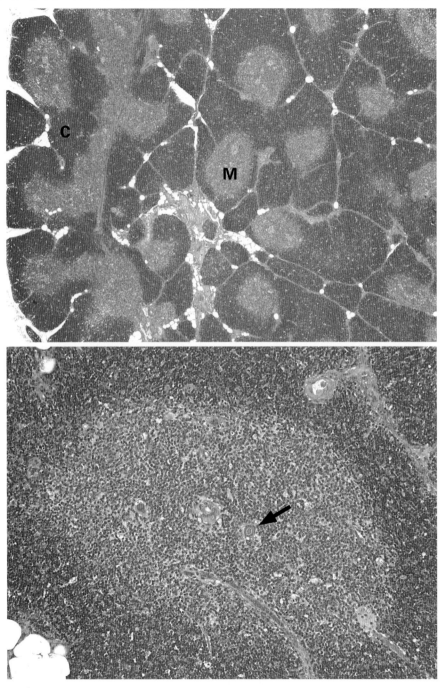

图9-15 胸腺（thymus）
上图HE×40，下图HE×200
食蟹猴（cynomolgus monkey），雌性，36个月月龄（正常结构）

## 9-16　胸腺萎缩（thymic atrophy）

　　上图为低倍镜下胸腺体积减小，被膜皱缩，小叶间隔结缔组织增宽，脂肪组织增多（＊）。胸腺小叶体积减小，皮质（cortex，C）变薄，淋巴细胞减少，髓质（medulla，M）

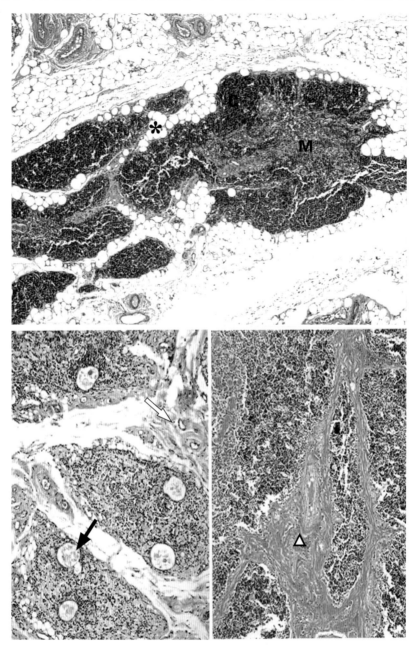

**图9-16　胸腺萎缩（thymic atrophy）**

上图HE×50

恒河猴（rhesus monkey），雌性，42个月月龄（药物相关）

左下图HE×100

恒河猴（rhesus monkey），雌性，36个月月龄（药物相关）

右下图HE×100

恒河猴（rhesus monkey），雄性，30个月月龄（自发性改变）

淋巴细胞也明显减少。左下图示胸腺小叶内淋巴细胞极度减少，代之以多量的间质成分而无正常的皮、髓质之分，胸腺小体呈囊性变，外覆上皮细胞（黑色箭头）。小叶间隔明显增宽，结缔组织增多（白色箭头）。

右下图示胸腺小叶体积减小，胸腺皮、髓质淋巴细胞减少，皮、髓质间界限不清，小叶间隔的结缔组织增生（白色三角）、纤维化至小叶间隔增宽。

## 9-17　胸腺髓质增生（thymic hyperplasia）

上图示胸腺的重度萎缩，在萎缩的同时伴有髓质细胞增生，表现为在髓质内小淋巴细

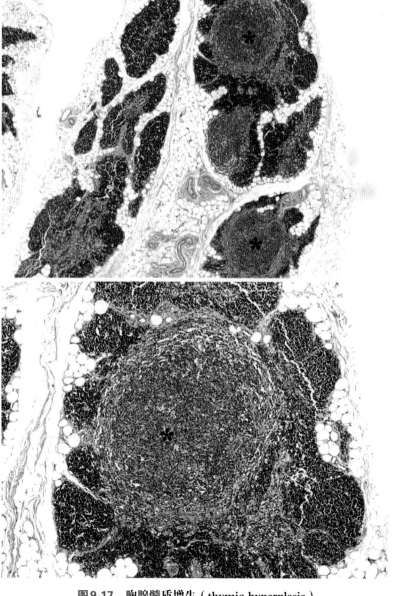

**图9-17　胸腺髓质增生（thymic hyperplasia）**
上图HE×40，下图HE×100
恒河猴（rhesus monkey），雌性，48个月月龄（自发性改变）

胞增多并形成淋巴滤泡（＊）。有报道，胸腺髓质淋巴滤泡的形成是全身B淋巴细胞系统反应最早表现的一部分。下图为局部高倍视野。

## 9-18　胸腺出血（hemorrhage）

胸腺出血可表现为局灶、多灶或弥漫性，红细胞出现于血管外区域，可发生于皮质（C）或髓质（M）。本例示皮髓交界处皮质的局灶性出血（＊），可见红细胞散在于实质细胞之间。因不伴有坏死或其他改变时，多为麻醉、应激或解剖所致的改变，而非药物所致血管损伤。

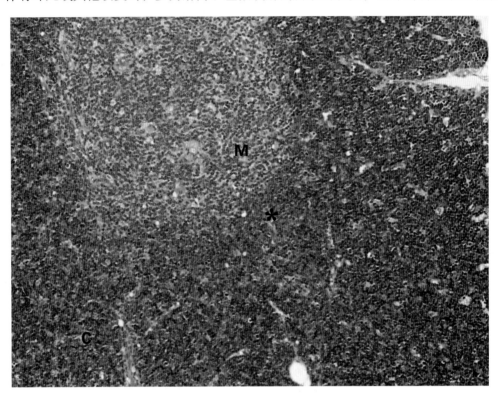

**图9-18　胸腺出血（hemorrhage）**
HE×200
食蟹猴（cynomolgus monkey），雌性，36个月月龄（非药物相关）

## 9-19　胸腺泡沫细胞聚集（foam cell accumulation）

下图示胸腺皮质灶性泡沫细胞聚集（白色箭头），为全身性磷脂质沉积症（phospholipidosis）表现的一部分。

## 9-20　扁桃体（tonsil）

图示腭扁桃体正常结构。低倍视野（上图）可见黏膜表面覆盖复层鳞状上皮（epithelium，Ep），上皮向下陷入结缔组织，形成多个扁桃体隐窝（tonsillar crypts）（黑色箭头）。隐窝的上

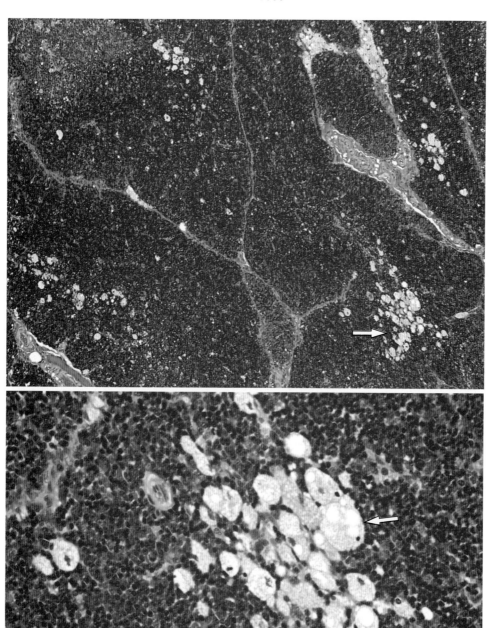

**图9-19　胸腺泡沫细胞聚集（foam cell accumulation）**
上图HE×100，下图HE×400
食蟹猴（cynomolgus monkey），雌性，30个月月龄（药物相关）

皮内及上皮下方固有层结缔组织内均含有大量的淋巴小结（lymphatic nodule，LN）及弥散淋巴组织。高倍视野（下图）可见隐窝淋巴小结的生发中心内含多量细胞碎片，其表面被覆的鳞状上皮内大量淋巴细胞浸润，致使鳞状上皮基底部与间质之间的界限模糊不清。

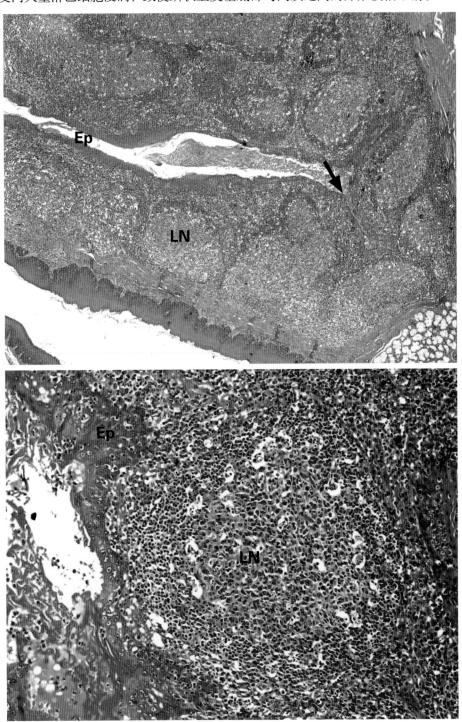

**图9-20　扁桃体（tonsil）**
上图HE×40，下图HE×200
恒河猴（rhesus monkey），雄性，36个月月龄（正常结构）

## 9-21 扁桃体（结）石（tonsillolith）

扁桃体（结）石（黑色箭头）是形成于腭扁桃体隐窝的钙化物。由于扁桃体有大量的隐窝，细菌及死亡细胞、黏液等其他物质常潴留于此，形成肉眼可见的白色浓缩物，常变硬或钙化。慢性扁桃体炎或扁桃体炎反复发作时常见。

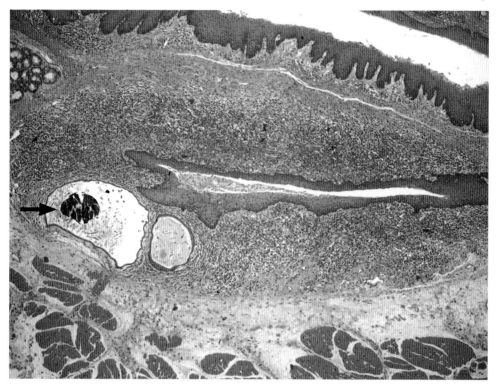

**图9-21　扁桃体（结）石（tonsillolith）**
HE×40
恒河猴（rhesus monkey），雌性，36个月月龄（动物模型）

## 9-22 Mott 细胞（Mott cell）

Mott 细胞（黑色箭头）是一种异常的浆细胞，其特征为胞浆内出现多个由粗面内质网衍生而来的包含 IgM 免疫球蛋白的嗜酸性小滴（Mott 小体或 Russell 小体），为免疫球蛋白的分泌缺陷所致，在自身免疫性疾病的淋巴组织内常见。

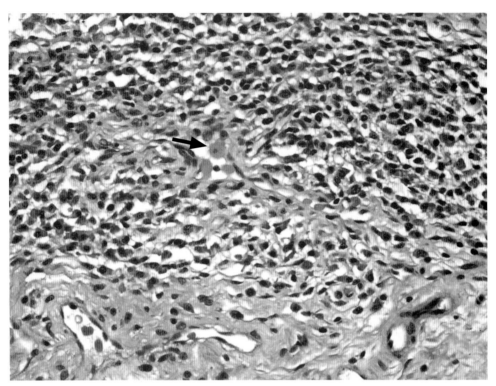

图 9-22　Mott 细胞（Mott cell）
HE × 400
恒河猴（rhesus monkey），雌性，36 个月月龄（动物模型）

（陈　珂　胡春燕）

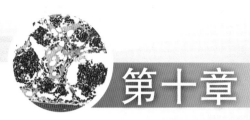

# 第十章

# 造血系统 (haematopoietic system)

造血系统包括骨髓、脾、淋巴结和胸腺,其中淋巴结、胸腺和脾与免疫功能关系密切,本书在第九章淋巴系统已详述。骨髓是恒河猴等灵长类动物唯一的造血器官。本章仅对骨髓进行讨论。

骨髓(bone marrow)分为黄骨髓和红骨髓。成年猴的黄骨髓和红骨髓约各占一半,红骨髓位于扁骨、不规则骨和长骨骨骺端的松质骨中,造血功能活跃而持久,是终生造血器官,产生红细胞、有颗粒白细胞和血小板等。红骨髓是常见毒性试验研究的评价项目之一,因此,一般说的骨髓都是指红骨髓而言。

在药物临床前毒性试验中,标准血液学参数和骨髓组织学检查被用作评价受试物对血液系统影响的第一步,这常足以提供准确的判断。单独的组织学检查可以对造血细胞总的密度进行评价,可以发现在涂片或流式细胞术中不易被发现的局灶或多灶性微小病灶(如坏死或炎症),并可以对粒/红细胞比例、铁储存(尤其是进行铁特殊染色时)、巨核细胞密度和巨核细胞大体形态进行一般评价。

组织学还可以发现造血环境的组织架构、骨内膜、骨、间质、脂肪组织和血管的改变。在一个试验中对血液学和组织学进行评价和解释时需要结合活体试验阶段的改变、毒代动力学数据、同期的对照数据和剂量效应关系进行考虑。由于骨髓的组织学会受到濒死状态、体重减轻、体重增长减慢的影响,因此,骨髓检查时应谨慎,不能错误地归结为药物相关。当药物可能对造血作用产生影响并需要对这种影响做更进一步的特征描述时,应对骨髓进行更加全面的评价,包括通过骨髓涂片和(或)流式细胞术进行细胞学评价。

实验动物(大鼠、犬、猴)可以良好的预测抗癌药对人类造血系统的损伤,虽然受累细胞有所不同,但对骨髓的作用和对人类骨髓的作用基本一致,例如齐多夫定(一种用于治疗人类免疫缺陷病毒感染的嘧啶核苷类药物)。药物对骨髓的作用可以是直接的,也可是间接的。萎缩(细胞减少、发育不全、不发育)是药物(如抗癌药)对骨髓最重要的损伤之一。增生一般发生于机体需要增加红细胞或血小板的多种反应状态,多种破坏外周成熟红细胞的外源性化学物质可导致骨髓增生。另外,药物也可导致骨髓坏死、纤维化和肿瘤病变。

在毒性试验中,可见骨髓一些自发性病变,如骨髓内淋巴滤泡形成,老龄动物骨髓萎缩,其他脏器的病变继发骨髓炎症、纤维化等。

骨髓形态组织学见本章10-1至10-5。

人体骨髓细胞形态学是一门古老而又经久不衰的特殊临床检验学科，它在人类血液病诊治和研究中一直是最直观、实用而不可缺少的方法。参照人类骨髓形态，结合动物骨髓形态特征进行观察分析，评估药物对血细胞质和量的影响，面对这样一个新的课题，还需要不断探索，更多了解有关药物的知识，结合同期试验数据，综合考虑，从而作出准确的判断。

本章节对非人灵长类有核细胞形态进行了描述，异常形态与自身感染、药物作用或试验的影响因素相关。

## 10-1 骨髓（bone marrow）

胸骨骨髓正常结构。低倍视野见骨髓腔（cavity of bone marrow，C）中含大量不同发育阶段的血细胞（blood cell，BC）；骨小梁（bone trabecula，BT）在骨髓腔中呈不规则立体网状结构，起支持造血组织的作用。高倍视野可见骨髓由造血组织和脂肪（adipose cell，AC）两种成分构成，其中造血组织占70%~80%。

造血组织主要由网状组织和造血细胞组成。网状组织即由网状细胞和网状纤维构成造血组织的网架。网孔中有不同发育阶段的红系（白色箭头）、粒系（黑色箭头）、巨核细胞系（白色三角）以及少量造血干细胞、巨噬细胞、脂肪细胞和间充质细胞等，其中粒系细胞稍多于红系细胞，增殖期细胞与成熟细胞比约为1：4。

## 10-2 骨髓内淋巴滤泡形成（lymph follicle formation）

白色箭头示骨髓内淋巴滤泡形成，为常见自发性改变。当出现系统性淋巴组织增生，如脾脏与淋巴结巨滤泡增生，骨髓、颌下腺出现具有生发中心的淋巴滤泡时，可能与D型反转录病毒感染有关。

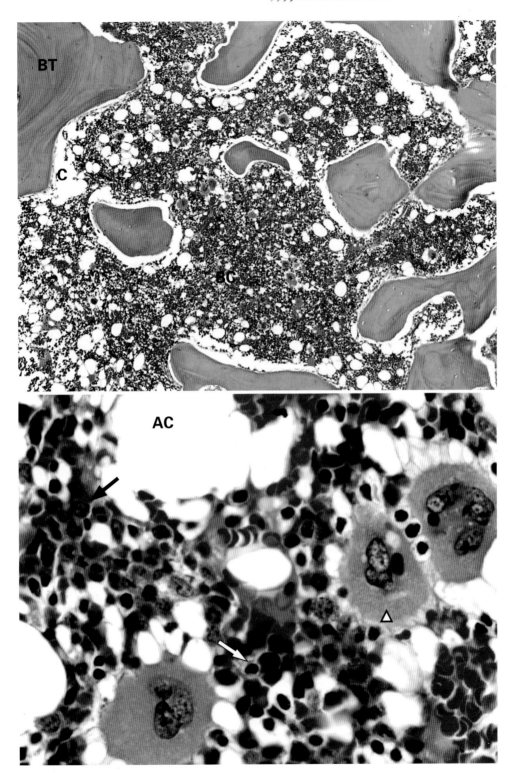

**图 10-1　胸骨骨髓（bone marrow）**
上图 HE × 100，下图 HE × 1000
食蟹猴（cynomolgus monkey），雌性，36 个月月龄（正常结构）

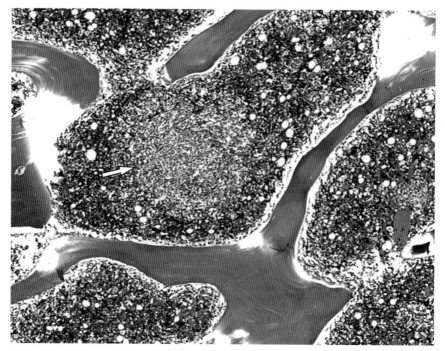

**图10-2　骨髓内淋巴滤泡形成（lymph follicle formation）**
HE×50
恒河猴（rhesus monkey），雌性，42个月月龄（自发性改变）

## 10-3　骨髓萎缩（atrophy）

图示骨髓造血细胞重度减少。低倍镜下见骨髓腔内造血细胞极度稀疏，仅由血窦、网状支架及蛋白性液体填充。高倍镜下可见红细胞系、粒细胞系、巨核细胞均明显减少甚或消失，血窦扩张。抗有丝分裂类抗肿瘤药物常造成骨髓萎缩[或称骨髓细胞减少（hypocellularity）、发育不全（hypoplasia/aplasia）]。

## 10-4　骨髓增生（hyperplasia）

骨髓增生（bone marrow hyperplasia）大致分为以下三种：

（1）红细胞系统的增生（erythroid hyperplasia）是机体对红细胞需求增多的一种反应，特别是当失血或溶血时。

（2）粒细胞系统增生（granulocytic hyperplasia）常与炎症相关。初始表现为骨髓中成熟粒细胞减少，发育中的非成熟粒系细胞随之增多，骨髓中粒/红比增高，常伴有外周血中非成熟细胞的增多。

（3）巨核细胞系增生（megakaryocytic hyperplasia）常与外周循环中血小板消耗相关。

上图示骨髓巨核细胞增生（白色三角），在红系、粒系细胞明显减少至骨髓腔空虚的背景之下，可见巨核细胞数目明显增多。下图示骨髓粒系增生（黑色箭头），可见骨髓粒细胞系统集落及各阶段细胞数目明显增多，粒红比增高，而红细胞系（白色箭头）、巨核细胞（白色三角）未见明显变化、脂肪细胞减少。

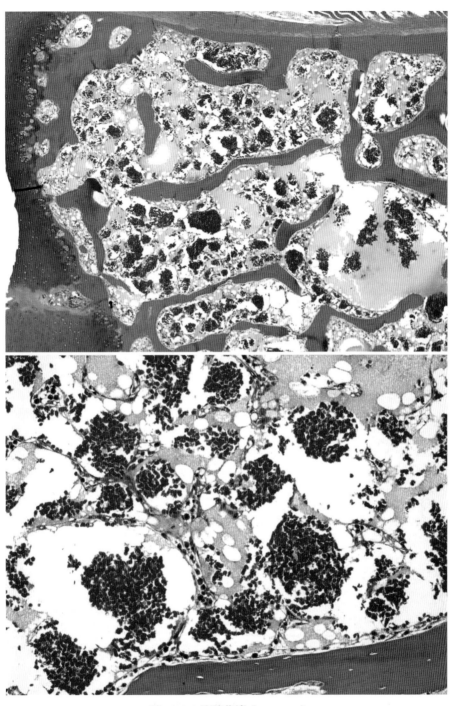

**图 10-3　骨髓萎缩（atrophy）**
上图 HE × 40，下图 HE × 200
恒河猴（rhesus monkey），雌性，40 个月月龄（动物模型）

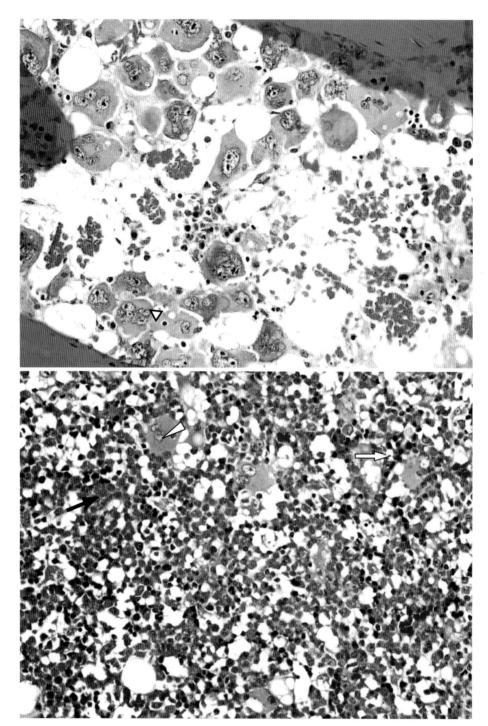

**图 10-4　骨髓增生（hyperplasia）**
上图为骨髓红系、粒系细胞减少，巨核细胞增生（megakaryocytic hyperplasia）
HE×200
恒河猴（rhesus monkey），雌性，36个月月龄（药物相关）
下图为骨髓粒系增生（granulocytic hyperplasia）
HE×400
食蟹猴（cynomolgus monkey），雄性，30个月月龄（药物相关）

## 10-5 骨髓小粒（particle）

图示正常骨髓小粒结构。高倍视野可见骨髓小粒由少量条索状纤维搭成网架（上图），其间分布较多造血细胞（hematopoietic cell）和少量非造血细胞（non-hematopoietic cell）。由于涂片具有一定厚度，中央部分骨髓细胞集团不在焦点上，隐约可见相当数量的细胞。大小不一的小粒多分布于骨髓涂片（bone marrow smear）的尾端及两侧。涂片上看到的骨髓小粒实际为取出的一小块骨髓，由造血细胞围绕血窦而成，少数骨髓小粒镜下看不到细胞组成的网状骨架。按小粒内成分和多少可分为：正常小粒、油性小粒、凝胶样小粒、中空性小粒和少小粒等。油镜下可见正常骨髓小粒中充满大量造血细胞（箭头）（下图）。

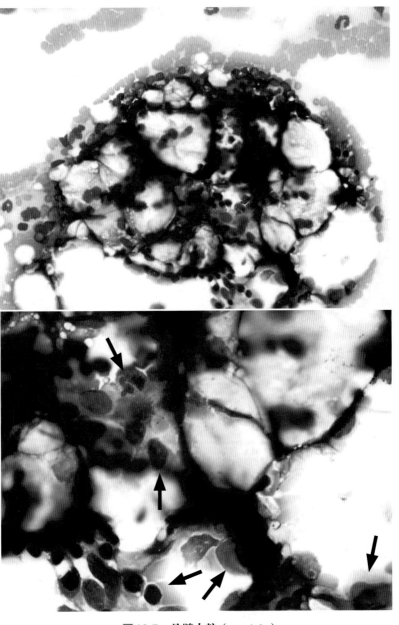

**图 10-5　骨髓小粒（particle）**

上图：Wright-Giemsa×400，下图：Wright-Giemsa×1000

恒河猴（rhesus monkey），雄性，36个月月龄（正常结构）

## 10-6 重度受抑骨髓小粒 (particle marked hypocellularity)

造血细胞包括粒细胞、有核红细胞、巨核细胞，非造血细胞包括淋巴细胞、浆细胞、网状细胞、内皮细胞、纤维细胞等。图示骨髓重度受抑，为中空性骨髓小粒，其中多为非造血细胞（网状细胞与浆细胞）和网状纤维构成的空支架，显示造血细胞重度受抑。此为骨髓重度受抑的典型表现。

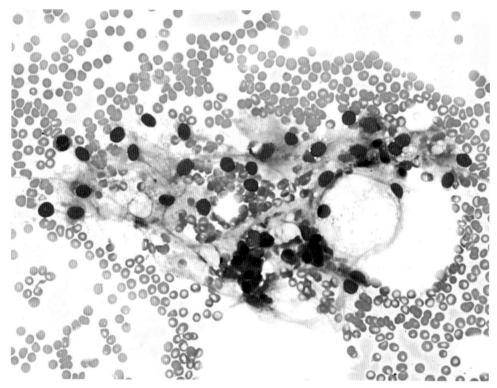

**图 10-6　重度受抑骨髓小粒 (particle marked hypocellularity)**
Wright-Giemsa × 400
恒河猴 (rhesus monkey)，雌性，40个月月龄 (试验相关)

## 10-7 重度受抑骨髓小粒 (particle marked hypocellularity)

上图所示为网状细胞 (reticular cell)（黑色箭头），其染色质 (chromatin) 呈典型的网状结构，胞质 (cytoplasm) 丰富，呈灰蓝色或浅红色，边缘不规则、呈撕扯状，不均匀，可见空泡，可含少量嗜天青颗粒。下图示浆细胞 (plasma cell)（白色箭头），其胞体不规则，胞核 (cellnucleus) 圆形较小，明显偏位，呈深紫色，染色质紧密成块，胞质丰富，染紫蓝色，有泡沫感，有明显核旁淡染区。浆细胞是由B淋巴细胞进一步分化而来，是产生免疫球蛋白 (immunoglobulin) 的细胞，有时在细胞质中可以见到小空泡，这是由于免疫球蛋白蓄积的缘故，核偏离中心，存在很大的核周淡染区显示其高尔基体很发达。

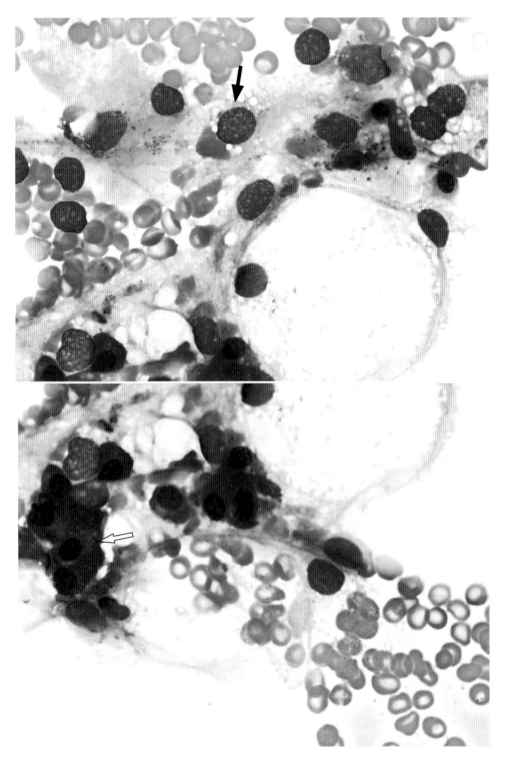

**图10-7　重度受抑骨髓小粒（particle marked hypocellularity）**
上图：Wright-Giemsa × 1000，下图：Wright-Giemsa × 1000
恒河猴（rhesus monkey），雌性，40个月月龄（试验相关）

## 10-8　有核细胞增生活跃（hypercellularity）

图示有核细胞占全部细胞的1%~10%，为有核细胞增生活跃。骨髓有核细胞增生程度是反映骨髓造血功能的一项指标。增生程度五级分类法为：

（1）有核细胞增生极度活跃（marked hypercellularity），为有核细胞占全部细胞的50%以上。

（2）有核细胞增生明显活跃（moderate hypercellularity）。

（3）有核细胞增生活跃（hypercellularity）。

（4）有核细胞增生减低（hypocellularity），为有核细胞占全部细胞的0.5%~1%。

（5）有核细胞增生重度低下（marked hypocellularity），为有核细胞占全部细胞的0.5%以下。

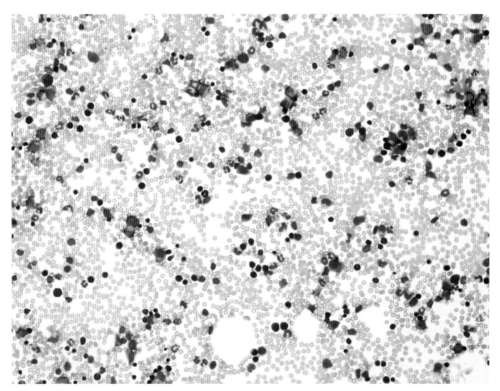

**图10-8　有核细胞增生活跃（hypercellularity）**
Wright-Giemsa × 200
恒河猴（rhesus monkey），雄性，36个月月龄（正常结构）

## 10-9　有核细胞增生明显活跃（moderate hypercellularity）

图示有核细胞占全部细胞的10%~50%，为有核细胞增生明显活跃。骨髓增生程度通常以骨髓中有核细胞的数量来反映，一般根据低倍镜下有核细胞与成熟红细胞的比例，并结合骨髓小粒的结构及小粒内细胞数量与成分作出判断。

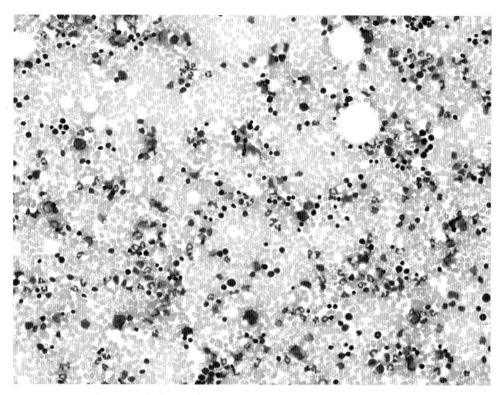

**图10-9　有核细胞增生明显活跃（moderate hypercellularity）**
Wright-Giemsa×200
恒河猴（rhesus monkey），雄性，36个月月龄（正常结构）

## 10-10　正常骨髓象（normal bone marrow）

图示正常骨髓象，上图以粒系统（granulocytic series）、红系统（erythrocytic series）、淋巴细胞（lymphocyte）为主，少量其他细胞（浆细胞等）。正常骨髓象无特殊病理细胞及血液寄生虫，可见粒红系统各阶段细胞，以成熟型为主，形态大致正常。

巨核系统应具备一定数量的产血小板型巨核细胞，下图为产血小板型巨核细胞（platelet-forming megakaryocyte）（黑色箭头），胞质边缘有血小板（platelet）生成。胞体大小及形态类似颗粒型巨核细胞，其胞质的紫红色颗粒增多增粗，常聚集成簇状，胞质边缘处尤为明显，细胞边缘附着脱落的血小板，使胞质呈破碎状。

## 10-11　重度抑制骨髓象（marked hypocellularity）

图示重度抑制骨髓象（marked hypocellularity）。高倍镜可见有核细胞占全部细胞的0.5%以下，为有核细胞增生重度低下（上图）。骨髓造血细胞重度减少，镜下见粒细胞系统、红细胞系统、巨核细胞均明显减少。油镜可见有核细胞极度减少，粒系统及红系统均减少（下图），非造血细胞相对增多。图示为网状型吞噬细胞（phagocytic cell），胞核呈椭圆形，核染色质较疏松，呈网状结构，胞质灰红色，可见有吞噬物。

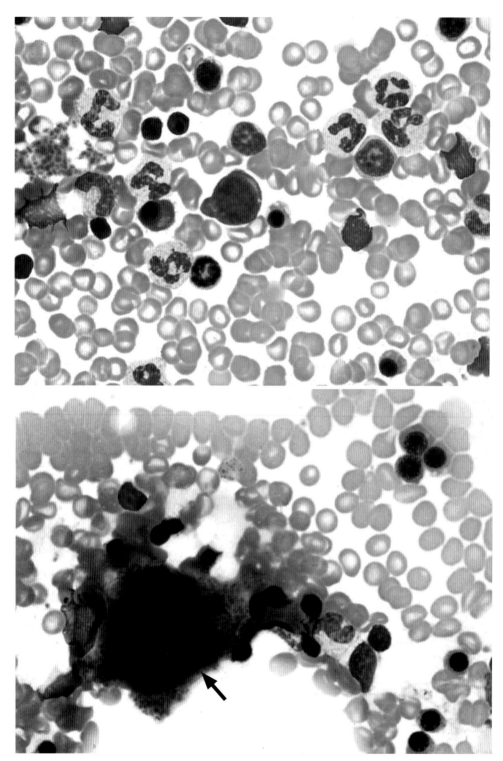

**图10-10　正常骨髓象（normal bone marrow）**
上图：Wright-Giemsa×1000，下图：Wright-Giemsa×1000
恒河猴（rhesus monkey），雄性，36个月月龄（正常结构）

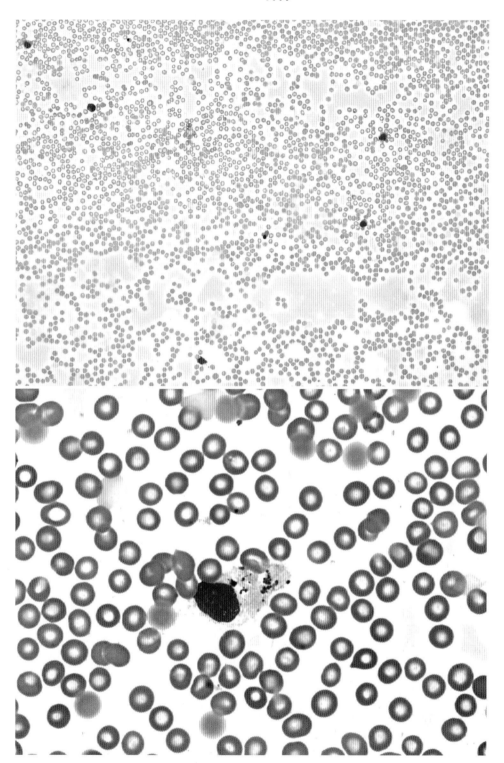

**图10-11　重度抑制骨髓象（marked hypocellularity）**
上图：Wright-Giemsa×100，下图：Wright-Giemsa×1000
恒河猴（rhesus monkey），雌性，40个月月龄（试验相关）

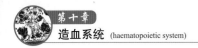
## 10-12 粒系统明显增多（granulocytic hyperplasia）

图示粒系统明显增多红系统相对减低，骨髓中粒红比例（myeloid/ erythroid ratio, M∶E）偏高，粒系抑制后治疗骨髓象。粒红比例是以粒细胞系统细胞总百分数除以有核红细胞总百分数，粒红比例分三种情况：

（1）正常，见于正常骨髓象及粒、红两系细胞平行增多或减少。

（2）增高，见于粒系增多或红系统减低。

（3）减低，见于粒系减低或红系统增多。

需密切结合外周血象及其他临床前试验数据综合考虑作出判断。

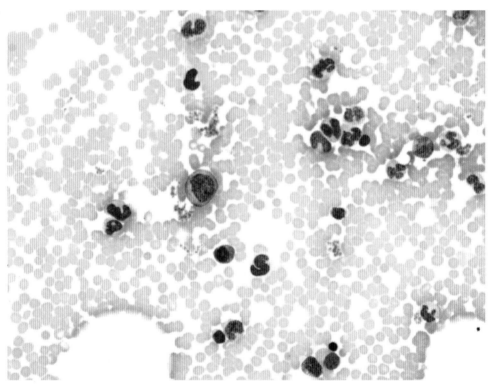

**图 10-12 粒系统明显增多（granulocytic hyperplasia）**
Wright-Giemsa × 400
恒河猴（rhesus monkey），雌性，40个月月龄（试验相关）

## 10-13 巨大中性多分叶核粒细胞（gaint hypersegmented neutrophil）

图示巨大中性多分叶核粒细胞（黑色箭头），正常中性分叶核粒细胞直径为10~15μm，分叶多数在5叶以下，核叶之间以核丝相连。当中性分叶核粒细胞的核分叶多至5个以上时称为多分叶，同时出现细胞巨大者称为巨分叶核粒细胞。图中所示中性分叶核粒细胞胞体巨大，约30μm，分8叶，可见核丝断裂、核碎裂（karyorrhexis），核碎裂表现为染色质崩解成致密紫色的碎屑，核膜不清晰，散在于胞质中，可见于物理或化学损伤。

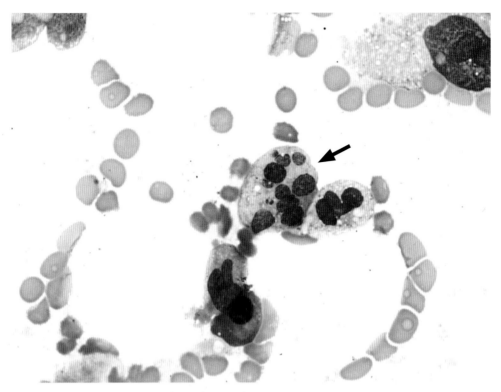

**图 10-13 巨大中性多分叶核粒细胞（gaint hypersegmented neutrophil）**
Wright-Giemsa×1000
恒河猴（rhesus monkey），雄性，42个月月龄（试验相关）

## 10-14 异常幼粒细胞（atypical young granulocyte）

图示早幼粒细胞胞体（黑色箭头）偏大，约30μm，胞质偏蓝，并可见大小和数量不等呈圆形挖空状的空泡（vacuole），空泡在细胞活力降低时容易出现。该种病理性细胞往往伴有其他细胞明显的异质性或多形性改变。其左上可见一淋巴细胞核出芽，芽体属于细胞核小体（cell nucleosome）的一种；其下可见一网状型吞噬细胞，胞质中可见大量空泡，胞核上可见一圆形空洞。

## 10-15 异常幼粒细胞（atypical young granulocyte）

图示重度抑制骨髓象。图中所示中性幼粒细胞（黑色箭头），胞质不规则并充满大量空泡，其边缘深染，颗粒缺如。胞核染色质固缩（pyknosis），呈现不规则深染状态，胞核上可见数个空洞（染色质受损），细胞核出芽（细胞核小体的一种），表现为核旁有明显核染色质突起，形态变化多样、大小不一。其形成可能与染色质受损、丢失，核行为异常，细胞过快或畸形的生长，以及细胞过早凋亡等因素有关。上述损伤与药物的细胞毒性作用有关。其右所示为一成熟中性分叶核细胞，细胞膜欠清晰，细胞核部分逸出。

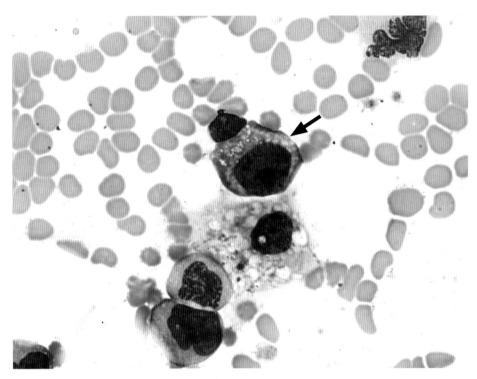

**图10-14　异常幼粒细胞（atypical young granulocyte）**
Wright-Giemsa×1000
恒河猴（rhesus monkey），雌性，40个月月龄（试验相关）

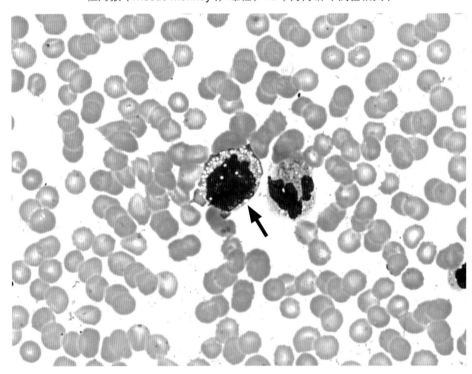

**图10-15　异常幼粒细胞（atypical young granulocyte）**
Wright-Giemsa×1000
食蟹猴（cynomolgus monkey），雄性，30个月月龄（药物相关）

## 10-16 粒细胞异常（atypical granulocyte）

图示中性幼粒细胞（黑色箭头）细胞质内颗粒稀少或缺如，呈中空状、清淡感，细胞质内颗粒的颜色，大小和数量均随细胞种类而不同。粒细胞胞质内的颗粒分为嗜天青颗粒和特殊颗粒，特殊颗粒又包括嗜碱性、嗜酸性和中性颗粒。嗜天青颗粒可被天青染成紫色，属溶酶体，含酸性磷酸酶、髓过氧化物酶等。嗜酸性颗粒可与酸性染料伊红结合而被染成红色，属溶酶体，含酸性磷酸酶、组胺酶等，在嗜酸性粒细胞中可见到。嗜碱性颗粒可与碱性染料亚甲蓝结合染成蓝色，含肝素、组胺等，在嗜碱性粒细胞中可见。中性粒细胞的中性颗粒与伊红和亚甲蓝均可结合，故被染成淡紫红色，含碱性磷酸酶、吞噬素和溶菌酶等。

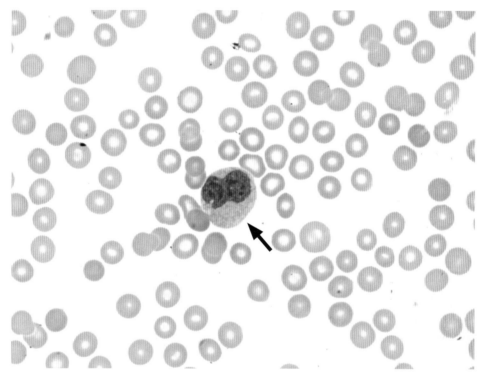

**图 10-16　粒细胞异常（atypical granulocyte）**
Wright-Giemsa × 1000
恒河猴（rhesus monkey），雌性，40个月月龄（试验相关）

## 10-17 粒系统异常（atypical myeloid）

图示粒系统部分成熟粒细胞胞体偏大，约25μm，细胞核肿胀，染色质疏松、退变，胞质偏蓝。正常成熟粒细胞胞体为10~15μm，核染色质浓集呈较多小块，染深紫红色，副染色质明显，胞质丰富，呈淡红色，浆内充满特异性颗粒。

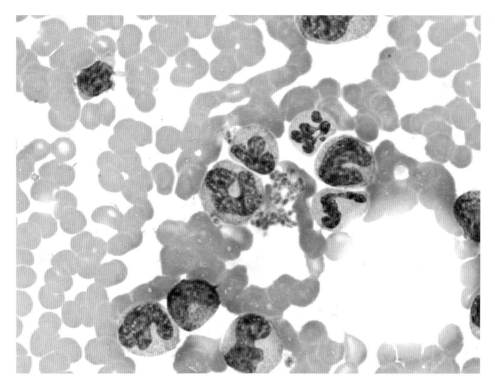

**图10-17 粒系统异常（atypical myeloid）**
Wright-Giemsa×1000
恒河猴（rhesus monkey），雌性，40个月月龄（试验相关）

## 10-18  红系统明显增多（erythroid hyperplasia）

图示红系统明显增多，以中幼红细胞（polychromatic erythroblast）和晚幼红细胞（orthochromatic erythroblast）增多为主，粒系统相对减少，粒红比例下降。红细胞系统的增生（erythroid hyperplasia）是机体对红细胞需求增多的一种反应，特别是在失血或溶血时。

## 10-19  幼红细胞造血岛（erythroblastic island）

图示以巨噬细胞（macrophage）为中心，周围聚集着数十个幼红细胞。中间的巨噬细胞伸出突起与周围的幼红细胞连接，提供给幼红细胞成熟为红细胞过程中所必需的营养（铁等）和其他物质，在幼红细胞的成熟过程中起着很重要的作用。图中可见幼红细胞增生亢进，其呈多层排列。

## 10-20  豪-周小体（Howell-Jolly bodies）

图示豪-周小体（黑色箭头），为暗紫红色圆形小体，大小为1μm左右，位于成熟红细胞或晚幼红细胞胞质中，是骨髓红系造血亢进的表现，为胞核成熟过速时核的逸出物或核碎裂所致。图片中间可见一异常中性幼粒细胞。

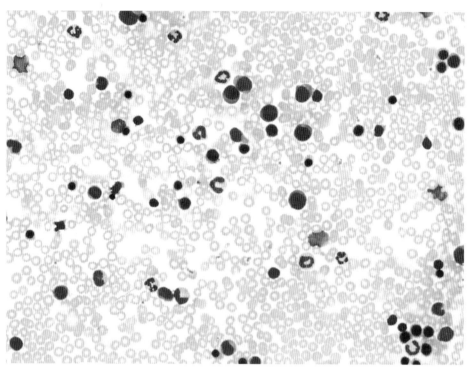

**图 10-18　红系统明显增多（erythroid hyperplasia）**
Wright-Giemsa × 400
恒河猴（rhesus monkey），雄性，36个月月龄（试验相关）

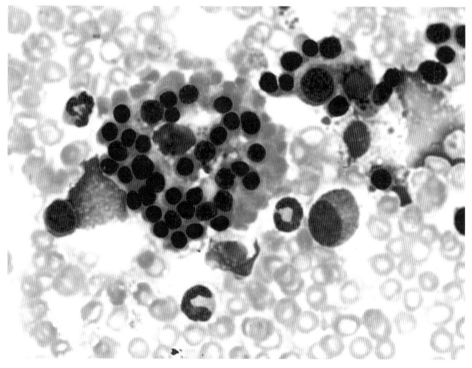

**图 10-19　幼红细胞造血岛（erythroblastic island）**
Wright-Giemsa × 1000
恒河猴（rhesus monkey），雄性，36个月月龄（试验相关）

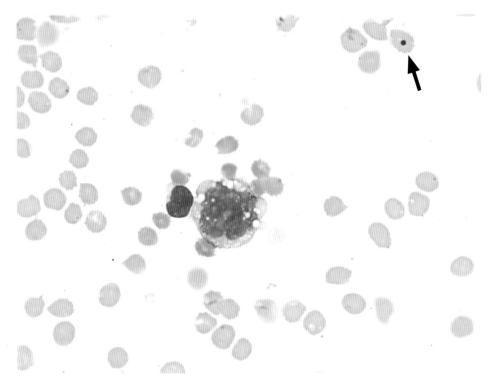

**图 10-20 豪-周小体（Howell-Jolly bodies）**
Wright-Giemsa × 1000
食蟹猴（cynomolgus monkey），雄性，30 个月月龄（药物相关）

## 10-21　巨核细胞脱核（megakaryocyte karyorrhexis）

图示颗粒型巨核细胞（granular megakaryocyte）（黑色箭头）脱核从胞质中全部脱出，整个胞核游离于胞体之外，胞核巨大，不规则。核染色质呈粗块状或条状，左上为其胞质，胞质基本完整，未见胞质块状脱落，胞质极丰富，充满大量较细小的紫红色颗粒而呈淡红色或夹杂有蓝色。其右上方为一幼稚巨核细胞（promegakaryocyte）。

疾病和正常骨髓象均可见巨核细胞脱核，主要分三型：(1) 胞核全脱；(2) 胞核半脱；(3) 极性状脱核。

## 10-22　大血小板（large platelet）

正常血小板呈两面微凸的圆形、椭圆形、不规则状或多突状，且往往成群出现，胞质周围呈淡红色或淡蓝色，称为透明区；中央部分含有细小、分布均匀的紫红色颗粒，颗粒区含有多种生化物质。

图示大型血小板（黑色箭头），胞体为 5~7μm，胞质淡蓝色或淡红色，中心部位有细小的紫红色颗粒，正常骨髓难以见到，常见于化疗后血小板生成恢复时。其右侧可见正常大小血小板，其左上为一退化细胞。退化细胞大小不一，通常只有一个退化的核而无胞质，胞核肿胀，核结构常模糊不清，染成均匀淡紫红色，有时可见核仁，由于推片时核易被拉成扫帚状，形如竹篮，故又称为篮细胞（basket cell）。

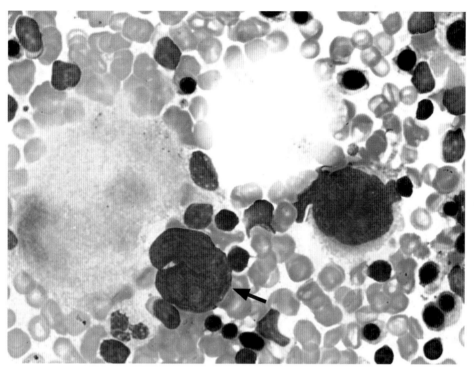

**图10-21　巨核细胞脱核（megakaryocyte karyorrhexis）**
Wright-Giemsa × 1000
食蟹猴（cynomolgus monkey），雄性，30个月月龄（原因不明）

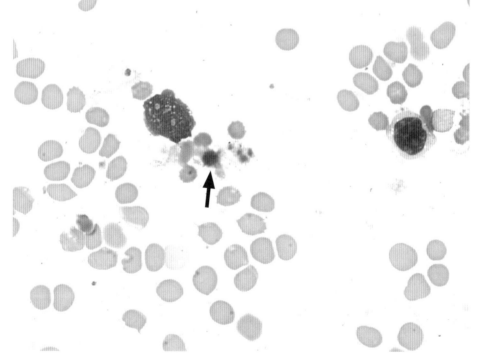

**图10-22　大血小板（large platelet）**
Wright-Giemsa × 1000
恒河猴（rhesus monkey），雄性，42个月月龄（试验相关）

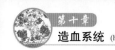

## 10-23 脂肪细胞增多 (fat cell cytosis)

图示为脂肪细胞（黑色箭头），圆形或椭圆形，胞膜极易破裂，边缘不整齐。其胞核很小，形态不规则，常被挤在一边，核染色质致密，胞质量丰富，充满大量大小不一的脂肪空泡。空泡之间有细丝状物质相隔，起初为小脂肪空泡，以后逐渐变大，最后融合成大脂肪空泡。正常骨髓难见，常见于骨髓受抑后，本例骨髓为受抑后恢复期。

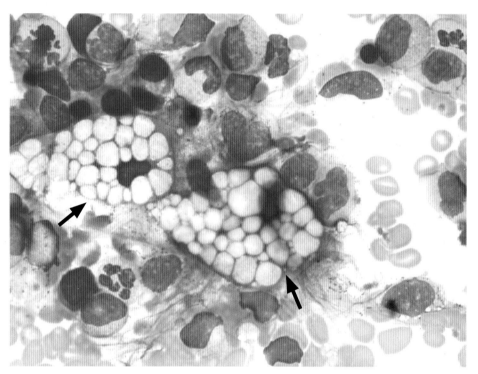

**图 10-23　脂肪细胞增多 (fat cell cytosis)**
Wright-Giemsa × 1000
恒河猴 (rhesus monkey)，雄性，41个月月龄（试验相关）

## 10-24 骨髓细菌感染 (bacterial infection)

图示骨髓片中出现大量的细菌。由于造血系统严重损伤，免疫功能低下，易发生感染。感染的发生与粒细胞缺乏密切相关，粒细胞数越低，感染越重。由于细菌繁殖和毒素的作用，局部出血、坏死严重，且很易播散至其他部位，发展为全身感染——菌血症、败血症。

## 10-25 吞噬细胞 (phagocytic cell)

图示吞噬细胞（黑色箭头）吞噬大量短杆状细菌，见于菌血症伴骨髓感染。

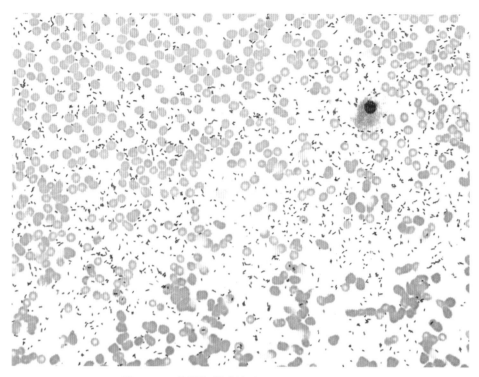

**图10-24 骨髓细菌感染（bacterial infection）**
Wright-Giemsa×400
恒河猴（rhesus monkey），雄性，40个月月龄（试验相关）

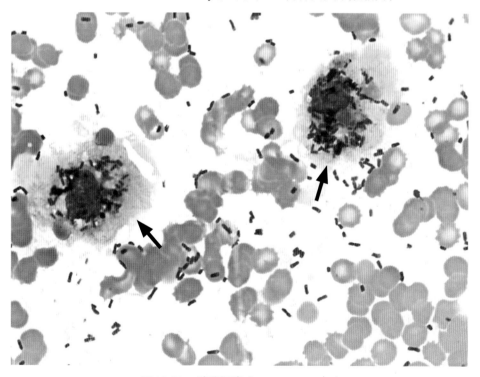

**图10-25 吞噬细胞（phagocytic cell）**
Wright-Giemsa×1000
恒河猴（rhesus monkey），雄性，40个月月龄（试验相关）

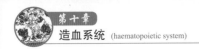

## 10-26　吞噬细胞（phagocytic cell）

图示网状型吞噬细胞（黑色箭头）吞噬数个成熟红细胞。

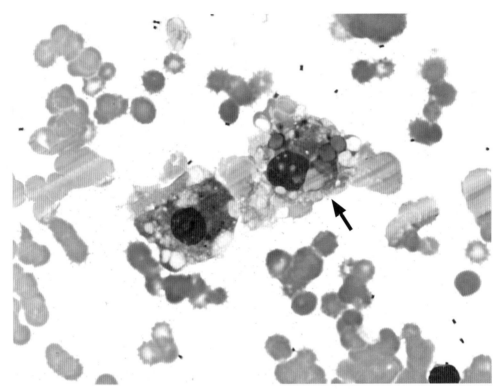

**图10-26　吞噬细胞（phagocytic cell）**
Wright-Giemsa × 1000
恒河猴（rhesus monkey），雌性，40个月月龄（试验相关）

## 10-27　成骨细胞与破骨细胞增多（osteoblast and osteoclast cytosis）

高倍镜下可见骨髓涂片片尖处聚集大量成骨细胞（黑色箭头）（上图），直径为 20~50μm，外形呈椭圆形或不规则形。胞核单个，呈圆形或卵圆形，偏离中心存在，核染色质构造为纤细网状，通常有1~3个染成蓝色的核仁。胞质量丰富，呈灰蓝色或深蓝色，着色不均匀，有时有一部分淡染区，并远离核而存在着，可伴有少许细小嗜天青颗粒，细胞边缘略不整齐。此细胞可在骨新生时增多。

高倍镜可见大量成骨细胞并伴有破骨细胞（白色箭头）（下图）。破骨细胞常伴有数个至数十个胞核，呈圆形或椭圆形，核的大小及形态相似，且散在不规则分布，核与核之间可以相互重叠，但无丝状连接，核染色质细致或粗网状结构，每个核可有1~3个核仁，胞质量丰富，呈浅蓝色或紫灰色，可有较多细小的嗜天青颗粒，此细胞在骨质破坏和新生时增多。

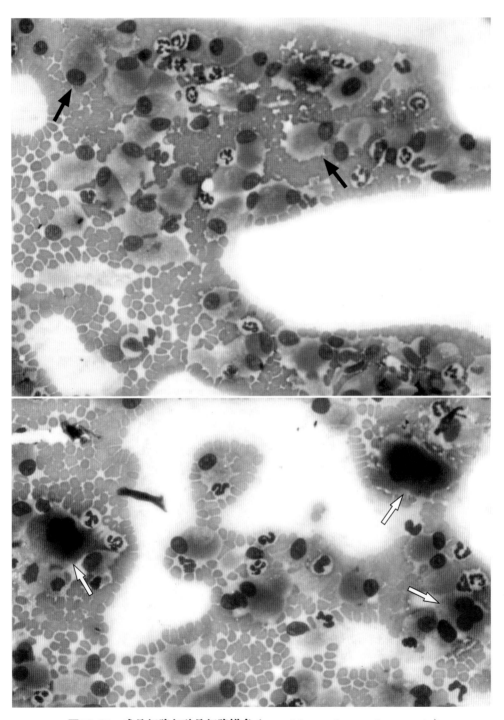

**图10-27　成骨细胞与破骨细胞增多（osteoblast and osteoclast cytosis）**
上图：Wright-Giemsa×400；下图：Wright-Giemsa×400
恒河猴（rhesus monkey），雌性，40个月月龄（试验相关）

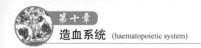
**10-28** 疟原虫感染（plasmodium infection）（骨髓涂片）

　　图示红细胞内见疟原虫滋养体（黑色箭头）及裂殖体（白色箭头），滋养体（trophozoite）为疟原虫在红细胞内摄食和生长、发育的阶段。按发育先后，滋养体有早、晚期之分。晚期滋养体发育成熟，核开始分裂后即称为裂殖体（schizont）。除了疟原虫本身的形态特征不同之外，被寄生的红细胞在形态上也可发生变化。疟原虫透明无色，基本构造为核、胞质和胞膜。瑞氏吉姆萨染色后，在光学显微镜下可见核染成红色，胞质为蓝色，疟原虫分解血红蛋白后的代谢产物——疟色素（malarial pigment）不着色，仍保持原来的棕褐色、黄棕色或黑褐色。

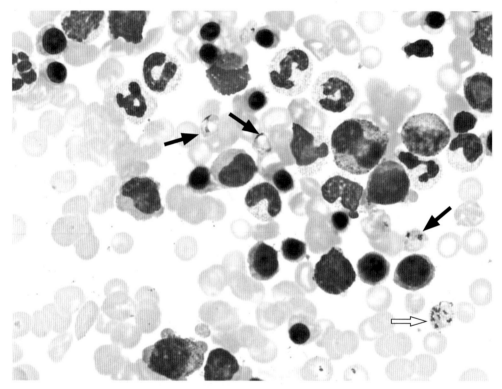

图10-28　疟原虫感染（plasmodium infection）
（骨髓涂片）Wright-Giemsa×1000
食蟹猴（cynomolgus monkey），雄性，30个月月龄（自身感染）

**10-29** 疟原虫感染（plasmodium infection）

　　上图示红细胞内见疟原虫滋养体（黑色箭头），虫体较大，胞质呈蓝色，两个环形结构有伪足，2个红色的核，胞质中隐约可见褐色的疟色素，被寄生的红细胞颜色变浅。下图示疟原虫裂殖体（白色箭头）。未成熟裂殖体表现为虫体变圆，空泡消失，核开始分裂，有两个以上的核，但胞质不分裂，疟色素分散。当核继续分裂，胞质也随之分裂，且每一个核被部分胞质包绕，形成12~24个裂殖子，疟色素集中成团，虫体充满胀大的红细胞时，称为成熟裂殖体。当原虫数量少时，用厚片法检测可提高阳性率。

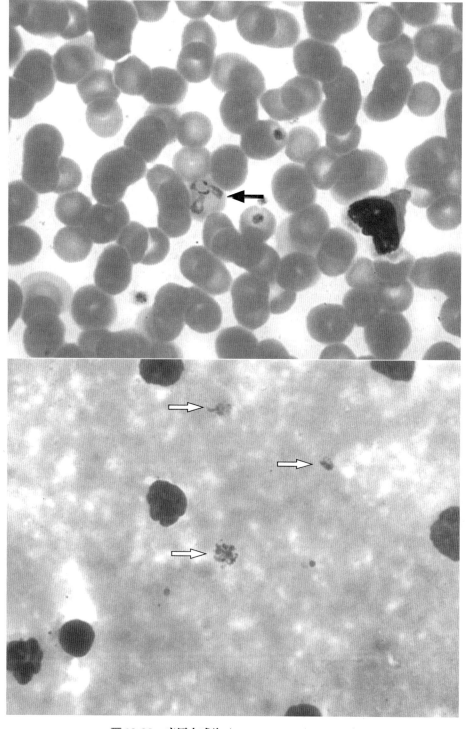

**图 10-29 疟原虫感染（plasmodium infection）**
上图：血薄片 Wright-Giemsa × 1000；下图：血厚片 Wright-Giemsa × 1000
食蟹猴（cynomolgus monkey），雄性，30 个月月龄（自身感染）

（刘 斌 陈 珂 赵璐君 魏新玉）

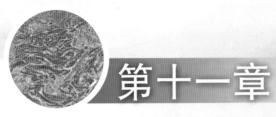

# 第十一章

# 皮肤 (integumentary system)

皮肤是机体最大的器官，具有保护、体温调节、感觉、排泄、合成和储存的功能。皮肤常因暴露于各种外源性化学物质、物理性创伤或暴露于不同种生物体（包括细菌、病毒、真菌和寄生虫）而受到损伤。

皮肤具有发达的损伤修复能力，这是通过炎症和再生过程来实现的。当皮肤屏障层遭到破坏，炎症可阻断其进程，抵御感染，分解受损组织，为组织更新铺平道路。炎症过程中免疫反应是一个重要的部分，包括体液（抗体）和细胞介导的免疫反应。接触致敏是一种细胞介导的免疫反应。再生的过程包括细胞的迁移和邻近组织增殖取代受损组织、使屏障及其他功能得以恢复。

常见的可造成皮肤损伤的非化学性因素包括：物理性损伤，细菌、病毒和真菌感染，营养或维生素缺乏或过剩（维生素A的缺乏和过剩，某些维生素B和维生素C缺乏的疾病），遗传病、辐射等。化学物（chemical agents）可以引起多种皮肤的毒理学改变（toxicological changes），根据其主要性质可分为以下几类：①腐蚀性试剂（酸、碱等）；②皮肤刺激物（急性或慢性）；③皮肤致敏物；④全身性给予毒物或变应原；⑤皮肤致癌物。观察皮肤的时间不同，腐蚀性试剂及皮肤刺激物所引起皮肤各成分的形态学改变也不同。一旦皮肤的屏障功能被破坏，原发性表皮、真皮和皮肤附属器的损伤及随之而来的炎症和修复反应就会发生，因此，原发损伤、炎症和修复反应常伴随发生。

皮肤刺激最明显的外部表现是变红（红斑）和肿胀（水肿），甚至水疱形成，这些改变是由炎症所引起的，而不是受试物原发损伤效应所致。严重原发性皮肤损伤的一个标志是早期皮肤变白后期重度红斑和水肿，然后可见明显坏死组织结痂（焦痂），最终从皮肤表面脱落。其他皮肤损伤的晚期表现包括针尖样癞痂（多个小痂壳），表皮剥脱（从坏死物表面脱落）或脱屑（表面鳞状细胞的脱落增加）。表皮、真皮、毛囊和其他附属器组织学改变的类型及程度是由受试物或溶剂的性质、暴露程度（浓度、时间、频率）、阻断程度和其他暴露情况所决定的。在刺激反应中，皮肤各部位均可发生损伤、炎症和修复反应。

主要的表皮损伤包括空泡变性、棘细胞层水肿、单个细胞的死亡、表皮坏死、溃疡。主要的真皮损伤包括真皮坏死、毛囊损伤（毛囊壁变性及坏死）；伴随的炎性改变可见于表皮、真皮和毛囊，表现为表皮水肿，表皮炎，真皮水肿，真皮炎，毛囊炎，肉芽肿性反应；表皮增生、棘层增厚、角化过度、角化不全均与表皮损伤的修复反应相关，其他的修复反应还有轻度真皮损伤的修复、表皮和真皮坏死的修复（表皮掏蚀）、毛囊修复等。

## 11-1 皮肤 (skin)

皮肤由表皮、真皮、皮下组织三层构成。表皮（epidermis，Epi）由外胚层分化而来，

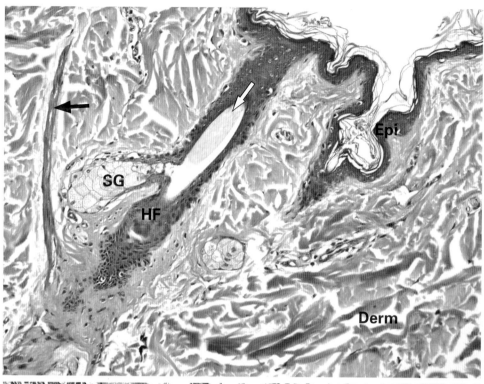

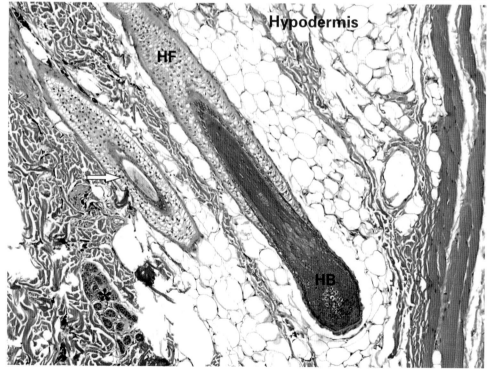

图 11-1　皮肤（skin）

上图 HE×200，下图 HE×100

食蟹猴（cynomolgus monkey），雄性，36 个月月龄（正常组织）

为角化复层鳞状上皮。真皮（dermis，Derm）位于表皮之下，由中胚层分化而来，由致密结缔组织构成，毛发（白色箭头）和毛囊（hair follicle，HF）、皮脂腺（sebaceous gland，SG）、汗腺（＊）等皮肤附属器位于其中，另有丰富的血管和神经。

皮脂腺旁有立毛肌（黑色箭头）。处于生长期的毛囊末端包含一个膨大的毛球（hair bulb，HB）。皮下组织（hypodermis）含大量的细胞外基质，疏松纤维网状组织并含有大量脂肪细胞。

## 11-2 肉眼皮肤损伤（gross lesions）

常见的肉眼皮肤损伤包括：丘疹（左上图）、皮肤潮红（右上图）、鳞屑增多、皮肤分泌物增多（左下图）、湿疹（右下图）等。

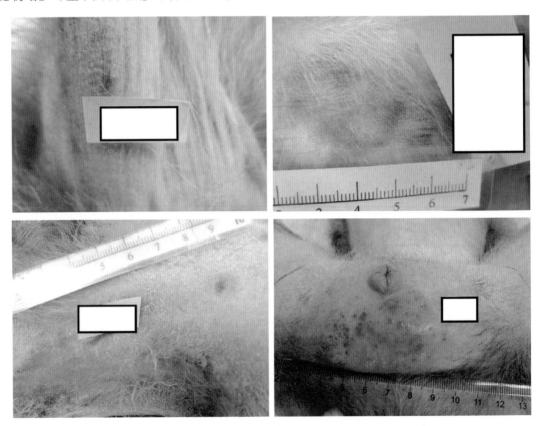

**图 11-2 肉眼皮肤损伤（gross lesions）**
食蟹猴（cynomolgus monkey），雄性，36 个月月龄（药物相关）

## 11-3 表皮改变（epidermal changes）

与正常皮肤（N）比较，鳞状上皮表层深红染的角化层增厚为角化过度（白色三角），中层棘层增厚（白色箭头）显示棘细胞层数增多，另见上皮表面覆有痂皮（黑色箭头），由变性坏死细胞及出血混合而成。此外，作为伴随性病变于真皮浅层可见血管周围炎（＊），表现为小血管周围淋巴单核细胞浸润。

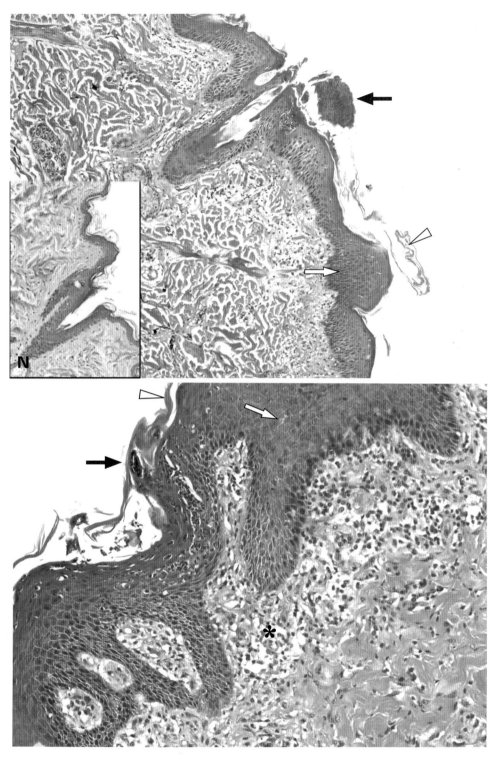

**图 11-3　表皮改变（epidermal changes）**
上图HE×100（左下图N示相同放大倍数的正常皮肤），下图HE×200
食蟹猴（cynomolgus monkey），雄性，36个月月龄（药物相关）

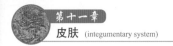

## 11-4　化脓性毛囊炎 (suppurative folliculitis)

图示毛囊化脓性炎伴毛囊周围炎，可见毛囊扩张（C），其内及周围真皮层内见大量变性坏死的中性粒细胞聚集。真皮浅层血管周围炎（＊）。

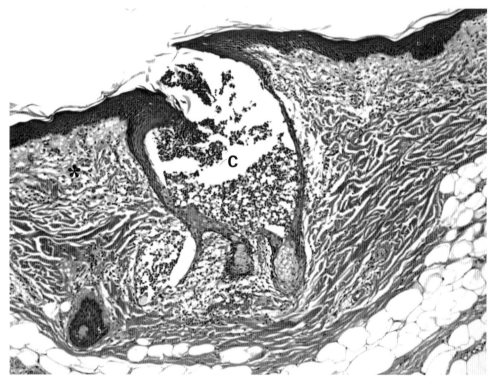

**图11-4　化脓性毛囊炎（suppurative folliculitis）**
HE × 100
食蟹猴（cynomolgus monkey），雄性，36个月月龄（药物相关）

## 11-5　表皮坏死伴感染 (necrotizing epidermal infection)

图示表皮坏死伴细菌感染，大部分细胞核固缩、核碎裂、核消失；皮肤粉染，结构模糊，但表皮、真皮及皮下组织轮廓尚存，为皮肤的凝固性坏死。表皮内可见多处深蓝染的菌团（黑色箭头），真皮坏死伴出血（＊）。

## 11-6　皮肤糜烂 (erosion)

图可见局部表皮缺失为糜烂，表层细胞变性坏死伴出血，导致痂皮形成，糜烂深处毛囊坏死伴炎细胞浸润。

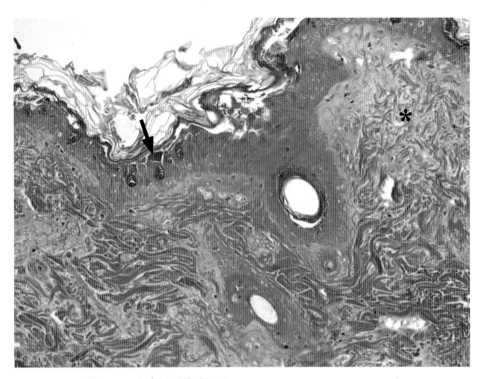

**图11-5　表皮坏死伴感染（necrotizing epidermal infection）**
HE×200
恒河猴（rhesus monkey），雌性，40个月月龄（动物模型）

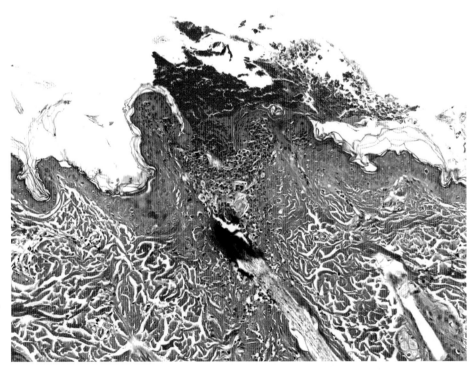

**图11-6　皮肤糜烂（skin erosion）**
HE×200
恒河猴（rhesus monkey），雄性，40个月月龄（药物相关）

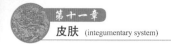
## 11-7 真皮坏死（dermal necrosis）

图示真皮灶性坏死伴炎细胞浸润，可见部分真皮软组织（＊）结构模糊，呈粉染疏松网状，细胞核固缩、溶解或消失。区域内及周围可见以中性粒细胞为主的炎细胞浸润（黑色箭头）。

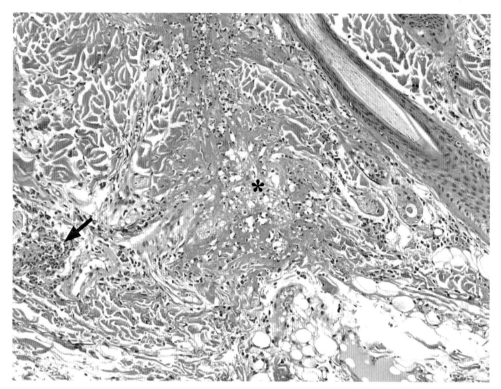

**图11-7　真皮坏死（dermal necrosis）**
HE×200
恒河猴（rhesus monkey），雄性，40个月月龄（药物相关）

## 11-8 皮下组织出血、坏死及炎症反应
（subcutaneous hemorrhage，necrosis，inflammation）

图示坏死粉染的皮下组织内大量红细胞（＊）及蓝染的炎细胞浸润（箭头）。

**图11-8 皮下组织出血、坏死及炎症反应**（subcutaneous hemorrhage，necrosis，inflammation）

HE×100

恒河猴（rhesus monkey），雄性，24个月月龄（药物相关）

（陈 珂　张银柱）

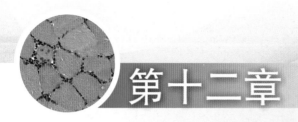

# 第十二章

# 肌肉骨骼系统 (musculoskeletal system)

　　骨骼肌占全身肌肉的40%，借肌腱附着于骨骼。骨骼肌细胞有明暗相间的横纹，属横纹肌。骨骼肌纤维含有三种类型的肌纤维，即红肌纤维（red fiber）、白肌纤维（white fiber）以及介于两者之间的中间型纤维（intermediate fiber）。红肌纤维又称Ⅰ型纤维，收缩反应慢，也称慢缩纤维；白肌纤维又称Ⅱ型纤维，收缩反应迅速，也称快速纤维。各型肌纤维的形态结构和化学成分都存在着差异，不同类型的肌纤维对药物和其他刺激的反应不相同。药物能直接或间接导致肌肉的损伤，如电解质或代谢紊乱、免疫反应、局部缺血、挤压等。局部肌肉注射或皮下注射为最常见的导致肌肉毒性的给药方式。某些药物如乙酰胆碱酯酶抑制物等可以引起骨骼肌坏死。

　　骨组织由细胞及矿化的细胞间质（骨基质）组成，是一种特殊的结缔组织。骨组织的特点是细胞间质有大量骨盐沉积，即细胞间质矿化，使骨组织成为人体最坚硬的组织之一。骨分为松质骨和密质骨。松质骨（cancellous bone）由大量针状或片状骨小梁相互连接的网格构成，骨小梁之间为相互通连的间隙，即骨髓腔，内含骨髓、血管和神经等。密质骨（compact bone）与松质骨具有相同的基本组织结构，两者间的差别在于骨板的排列形式和空间结构。

　　在活跃生长的骨中，有4种类型细胞：骨原细胞、成骨细胞、骨细胞和破骨细胞。其中骨细胞最多，它们位于骨组织内，其余三种均分布在骨组织表面或附近。在药物临床前安全性评价试验中，常规对股骨及胸骨进行病理组织学检查，某些可能对骨骼系统有损伤的药可以加做膝关节的组织学评价。

## 12-1　骨骼肌（skeletal muscle）

　　骨骼肌（skeletal muscle，M）属多核细胞，细胞核呈扁圆形或扁椭圆形，核染色质少，核仁明显，核位于肌细胞的周边，肌膜的下方。结缔组织将许多骨骼肌细胞结合在一起构成一组骨骼肌。每个肌细胞的周围有薄层疏松结缔组织包裹，称肌内膜（黑色箭头）。肌外膜的结缔组织伸入肌细胞群内，分隔包裹形成肌束，包裹肌束的结缔组织称肌束膜（＊）。高倍镜（右上图）所示为骨骼肌横切面。肌梭（muscle spindle，黑色三角）是骨骼肌内的特殊感受器，分布于全身骨骼肌，四肢肌中的肌梭较躯干肌多，手肌及足肌内尤其多见。肌梭由梭形细胞（spindle cell，SC）、神经纤维（nerve fiber，NF）、血管（blood vessel，BV）、内膜（internal capsule，IC）及外膜（external capsule，EC）构成。

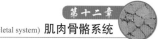
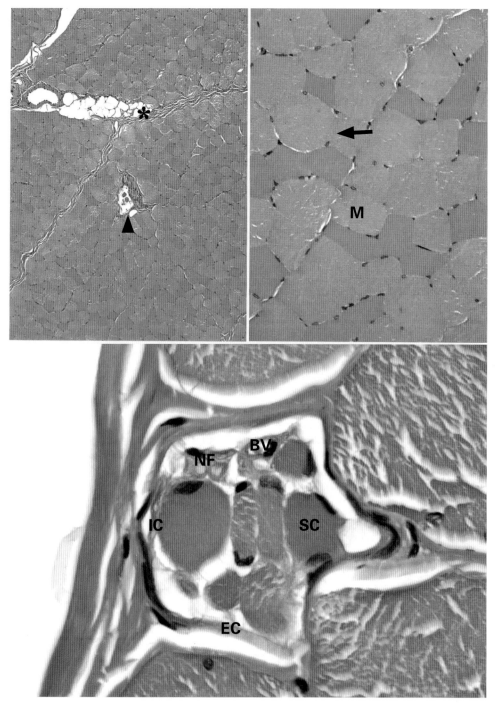

**图12-1　骨骼肌（skeletal muscle）**
左上图HE×100，右上图HE×400，下图HE×1000
食蟹猴（cynomolgus monkey），雌性，30个月月龄（正常组织）

## 12-2 骨骼肌肌纤维变性坏死伴炎细胞浸润 ( necrotizing myositis )

图示为肌束的纵断面，在相对正常的肌细胞（N）之间，变性坏死的肌细胞被多细胞成分的条索状结构（＊）所替代。坏死部位为以单核细胞浸润为主的炎症反应，其内可见细胞核固缩、凝聚，呈深蓝染，部分核碎裂、溶解，以及残存的粉红染肌细胞浆。

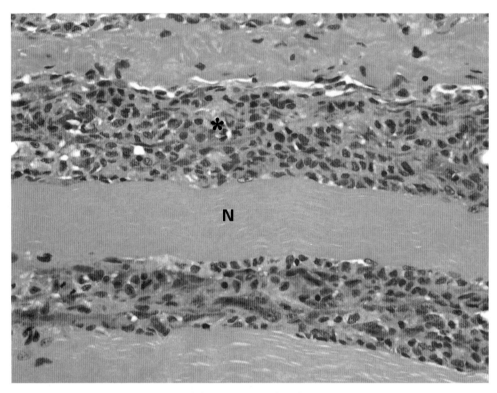

图 12-2　骨骼肌肌纤维变性坏死伴炎细胞浸润（ necrotizing myositis ）
HE × 400
食蟹猴（cynomolgus monkey），雄性，28 个月月龄（药物相关）

## 12-3 骨骼肌肌细胞再生伴炎症 ( myositis and regeneration )

骨骼肌肌间质可见以单核细胞为主的炎细胞浸润。黑色箭头所示为肌细胞再生，再生的肌细胞呈多边形，多核，核多位于中央。

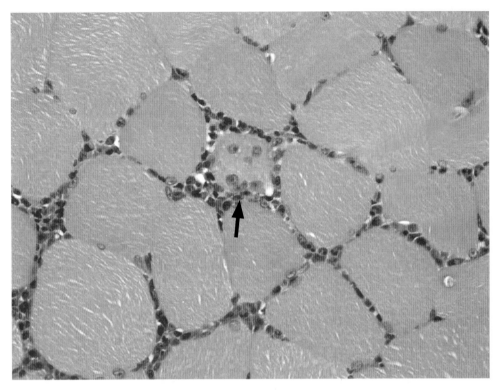

**图12-3　骨骼肌肌细胞再生伴炎症（myositis and regeneration）**
HE × 400
食蟹猴（cynomolgus monkey），雄性，34个月月龄（药物相关）

## 12-4　骨骼肌间质泡沫细胞聚集（interstitial foam cell accumulation）

　　HE染色（上图）可见肌间质内大量吞噬药物微粒的巨噬细胞聚集。巨噬细胞胞浆空亮，核位于中央，又称为泡沫细胞（黑色箭头）。

　　透射电镜检查（下图）见巨噬细胞胞浆内含大量泡状的吞噬体（＊），内含中等电子密度的细颗粒状吞噬物，下方可见高等电子密度的细胞核（白色箭头）。

## 12-5　骨骼肌脂性肉芽肿（lipogranuloma）

　　低倍镜下（上图）见肉芽肿内含大量大小不一的药物空泡，由纤维结缔组织包裹。高倍镜下（下图）见囊壁主要由单核细胞、多核巨细胞（黑色箭头）及纤维母细胞构成，细胞间及单核细胞胞浆内可见空泡，另可见浆细胞、淋巴细胞等。

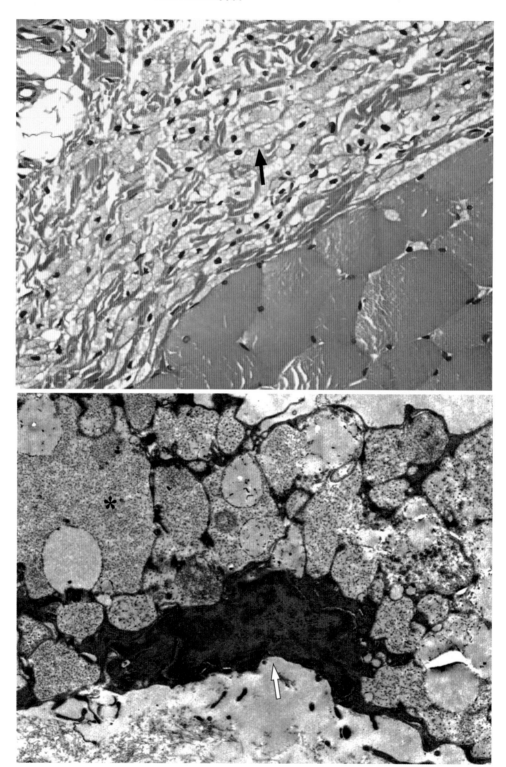

图 12-4　骨骼肌间质泡沫细胞聚集 (interstitial foam cell accumulation)
上图 HE×400，下图 透射电镜×15000
食蟹猴 (cynomolgus monkey)，雌性，26 个月月龄 (药物相关)

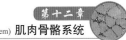

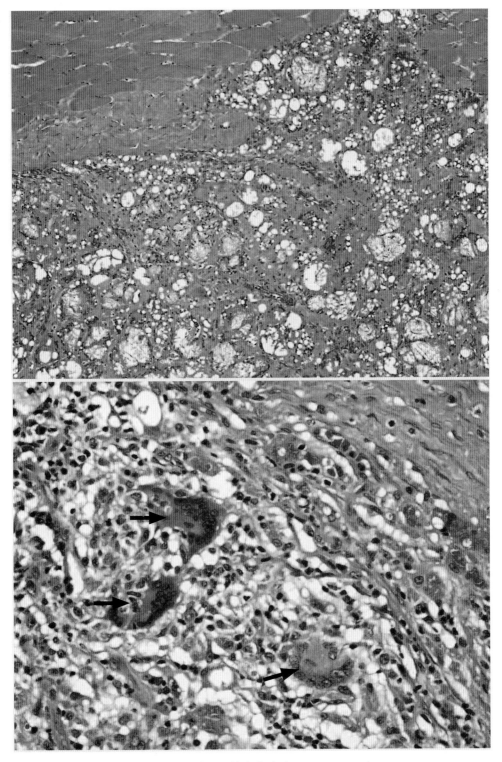

**图12-5 骨骼肌脂性肉芽肿（lipogranuloma）**
上图HE×100，下图HE×400
食蟹猴（cynomolgus monkey），雌性，28个月月龄（药物相关）

## 12-6  胸骨（sternum）

胸骨（左图）为长扁骨，呈T形，位于胸前壁正中。由软骨（cartilage，C）、骨外膜（periosteum，P）、骨小梁（bone trabecula，BT）及骨髓腔（marrow cavity，MC）构成。软骨（右图）由软骨细胞（chondrocyte，黑色箭头）和软骨基质（cartilage matrix，CM）组成。

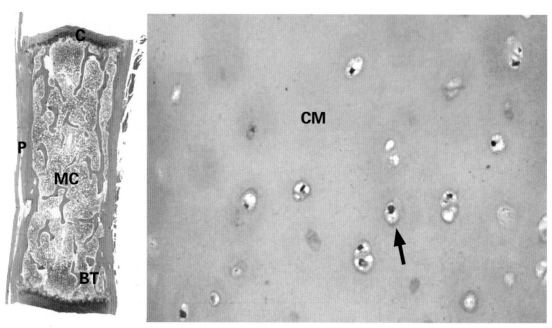

**图 12-6  胸骨（sternum）**
左图 HE×25，右图 HE×400
食蟹猴（cynomolgus monkey），雌性，29个月月龄（正常组织）

## 12-7  骺板（epiphyseal plate）

从软骨到骨髓腔，骺板依次分为五个区：

（1）软骨储备区（zone of reserve cartilage），又称静止区，该区软骨细胞较小，圆形，单个或成对分布。

（2）软骨增生区（zone of proliferation），紧邻软骨储备区，软骨细胞分裂增殖形成多行并行排裂的骨细胞柱（stacks of rapidly dividing chondrocytes），该区软骨细胞较储备区细胞大。

（3）软骨肥大区（zone of hypertrophy），又称软骨成熟区，软骨细胞体积明显增大，胞浆空亮。

（4）软骨钙化区（zone of calcification），肥大的软骨细胞开始退化，钙盐沉积。

（5）成骨区（zone of ossification），位于骺板的最深部，骨组织形成。

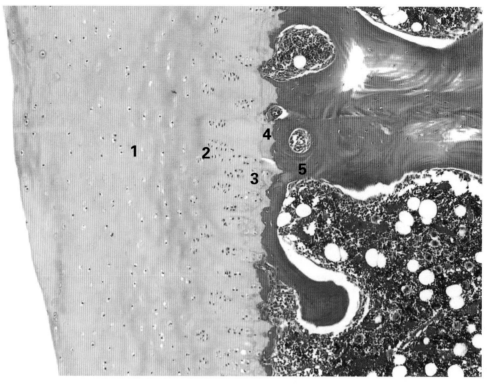

图 12-7　骺板（epiphyseal plate）
HE × 100
食蟹猴（cynomolgus monkey），雄性，29个月月龄（正常组织）

## 12-8　成骨区（zone of ossification）

骨组织发生的基本过程包括骨组织形成和吸收两方面。其基本步骤为软骨细胞增生、肥大，软骨基质钙化，软骨细胞退化死亡；血管和骨原细胞侵入，骨原细胞分化为成骨细胞（osteoblast，黑色箭头），并在残留的钙化软骨基质上形成骨组织。破骨细胞（osteoclast，白色箭头）的作用主要为骨组织吸收。

## 12-9　胸骨成骨不良（sternum osteodysplasia）

低倍镜（左图）见软骨成骨区内形态不规则的灶性嗜碱性区域。高倍镜（右图）见成骨区内大量软骨细胞（＊）不规则排列，突向骨髓腔并延伸至骨小梁内。

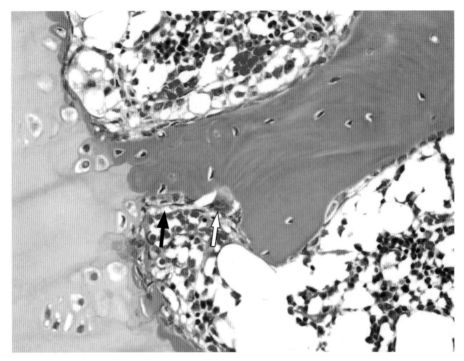

**图 12-8  成骨区 (zone of ossification)**

HE × 400

食蟹猴 (cynomolgus monkey), 雌性, 29 个月月龄 (正常组织)

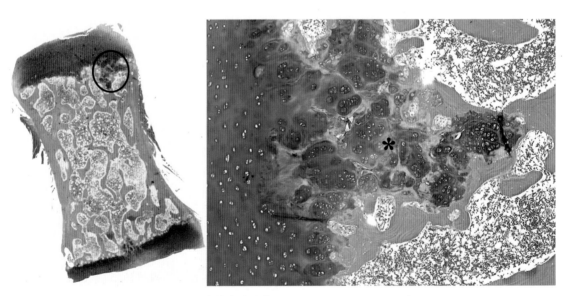

**图 12-9  胸骨成骨不良 (sternum osteodysplasia)**

左图 HE × 25, 右图 HE × 400

食蟹猴 (cynomolgus monkey), 雌性, 37 个月月龄 (药物相关)

（邱 爽　杜艳春）

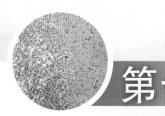

# 第十三章
# 神经与特殊感官
## (nervous system and special sensory organs)

  神经系统分为中枢神经系统和周围神经系统两部分，中枢神经系统包括脑和脊髓，周围神经系统包括脑神经和脊神经。中枢神经系统中神经元胞体集中的部分称为灰质（gray matter），仅含有神经纤维的部分称为白质（white matter）。大脑和小脑的灰质位于表层，故又称为皮质，白质位于皮质下面。脊髓的灰质则位于中央，周围包绕白质。神经系统的功能活动是通过无数神经元及其突起建立的神经网络实现的。机体各系统、器官的活动直接或间接受神经系统调控，神经系统同时能对体内、外各种刺激作出迅速而完善的适应性功能活动调节，共同维持整体的正常生命活动。

  神经组织由神经细胞和神经胶质细胞组成。神经细胞又称为神经元，是中枢神经系统的基本结构和功能单位，具有接受刺激、整合信息和传导冲动的功能。其常见的基本病变为：神经元急性坏死（红色神经元，red neuron）、单纯性神经元萎缩（simple neuronal atrophy）、中央性尼氏小体溶解（central chromatolysis）和神经元内包涵体形成（intracytoplasmic inclusion）等。神经胶质细胞的数量多，对神经元起支持、保护、营养和绝缘等作用，神经胶质细胞常见病变为噬神经细胞现象、卫星现象、格子细胞、胶质结节及胶质瘢痕等。

  中枢神经系统最常见的损伤是以血管为中心的病变，主要表现为脑膜和脊髓血管周围炎细胞浸润、脑实质淋巴细胞套、基底神经节矿化小体、血管周围色素沉积、局灶性神经胶质细胞增生。淋巴细胞套常发生于小脑脚、室周和脉络膜。蓝紫色矿化小体常发生于苍白球、壳核等基底神经节，小的矿化小体分布于血管周围，常伴发血管周围色素沉积或嗜酸性无定形物质等病变，大的矿化小体呈同心圆排列，不常位于血管周围。色素主要分布于皮质的血管周围，通常在尸体解剖时即可发现颞叶大片黑色区域。

  因血脑屏障能阻止血液中的很多物质进入中枢神经系统内，故在一般药物毒性试验中，脑组织没有接触到高浓度受试药物，但神经毒性化合物则能够直接作用于脑内的细胞或组织。神经元的毒性作用多表现为神经元的变性坏死，在慢性毒性试验中常见，如甲基溴化物可使大脑皮质发生神经元坏死。

  眼的毒性试验一般选用的动物是犬、兔与猴，其损伤可以是化学物的直接作用或全身病变的一部分。猴眼球的自发病变极少，偶见睫状体、脉络膜或结膜炎症细胞浸润。眼的毒性损伤因其独特的结构呈现完全不同的改变：角膜常见病变为角膜混浊、角膜脂质沉积症和角膜水肿等；环磷酰胺则可诱发睫状体炎；多种化合物均可引起晶状体的白内障改变；视网膜的变性与萎缩较常见；眼肿瘤通常由眶内注射某些化合物所诱发，如5-碘苷可诱发视网膜母细胞瘤。

## 13-1 大脑 (cerebrum)

大脑由表面的皮质 (cortex) 和深层的白质 (white matter, WM) 组成。大脑皮质又称大脑灰质 (gray matter, GM)，含有大量神经元，呈层状排列，由外到内依次为分子层 (molecular layer)、外颗粒层 (external granular layer)、外锥体细胞层 (external pyramidal layer)、内颗粒层 (internal granular layer)、内锥体细胞层 (internal pyramidal layer) 和多形细胞层 (polymorphic cell layer)，各层界限不明显。大脑白质由有髓神经纤维和神经胶质细胞构成。

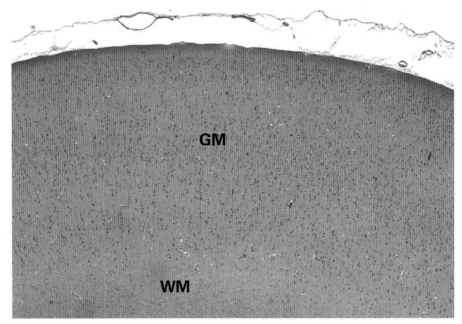

图 13-1 大脑 (cerebrum)
HE × 40
食蟹猴 (cynomolgus monkey)，雄性，29个月月龄 (正常组织)

## 13-2 小脑 (cerebellum)

脑膜深部是小脑的皮质和髓质。小脑皮质由外到内为分子层 (molecular layer, ML)、普肯耶细胞层 (Purkinje cell layer, PCL) 和颗粒层 (granular layer, GL)，各层分界清楚。小脑髓质由有髓神经纤维和神经胶质细胞构成。

## 13-3 深色神经元 (dark neuron)

大脑皮质神经元固缩，胞浆呈树突状，染色较深，通常为解剖时受到挤压或未及时固定所致 (黑色箭头)。

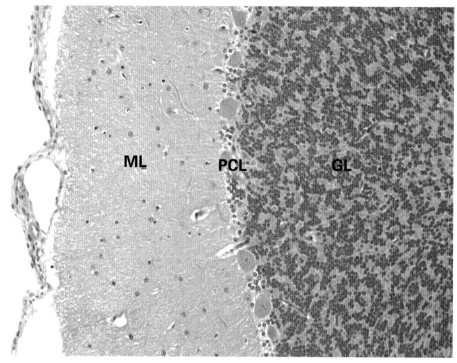

**图 13-2　小脑（cerebellum）**
HE×200
食蟹猴（cynomolgus monkey），雄性，29个月月龄（正常组织）

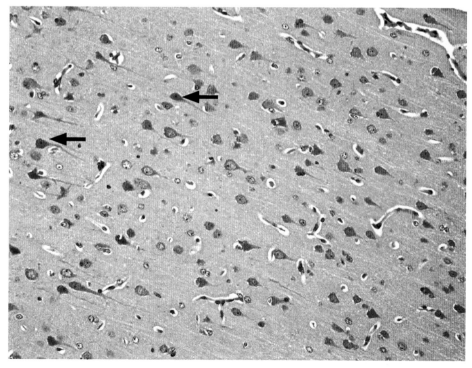

**图 13-3　深色神经元（dark neuron）**
HE×200
恒河猴（rhesus monkey），雌性，33个月月龄（人工假象）

## 13-4 蛛网膜下血管周围慢性炎症细胞浸润（subarachnoid perivasculitis）

大脑（上图）和小脑（下图）蛛网膜下血管周围以淋巴细胞为主的慢性炎症细胞浸润。

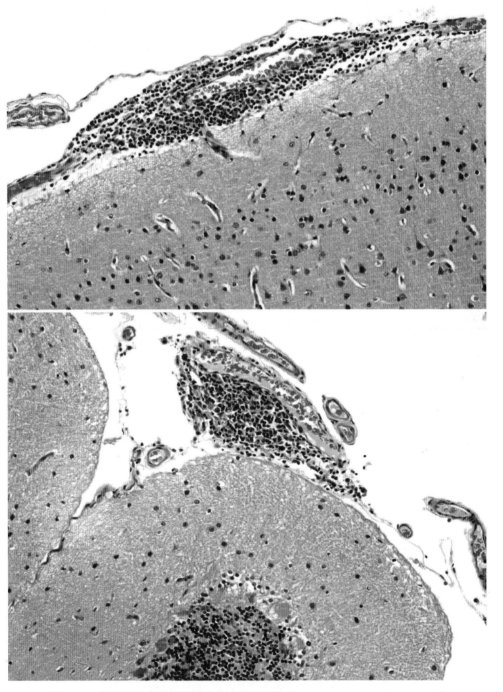

**图13-4　蛛网膜下血管周围慢性炎症细胞浸润（subarachnoid perivasculitis）**
HE×200
恒河猴（rhesus monkey），雄性，29个月月龄（自发病变）

## 13-5　脑淋巴细胞套（perivascular cuffs）

脑实质内以淋巴细胞为主的炎细胞呈袖套状围绕血管。

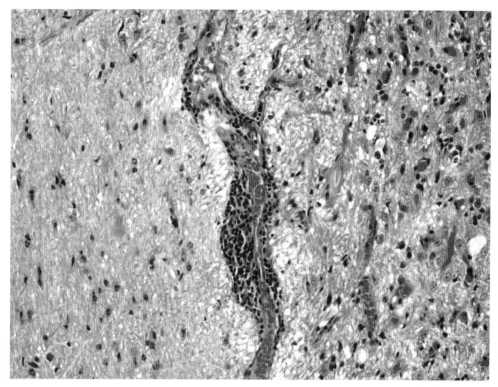

**图13-5　脑淋巴细胞套（perivascular cuffs）**
HE×200
食蟹猴（cynomolgus monkey），雌性，33个月月龄（自发病变）

## 13-6　蛛网膜血管内菌团（coenobia in blood vessels of arachnoid mater）

此为同一例动物的大脑（上图）和脑干（下图），蛛网膜血管内见紫蓝色、颗粒状的菌落。

## 13-7　大脑沙砾样钙化物（calcification）

脑实质内见紫蓝色沙砾样钙化，一般见于成年动物，为增龄性病变。

## 13-8　大脑小动脉矿化（arteriolar mineralization）

大脑小血管壁周围两团紫蓝色矿化小体。

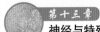
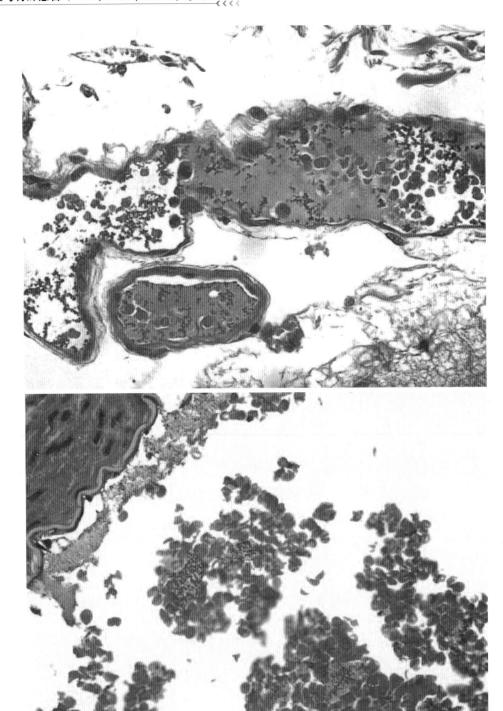

图13-6　蛛网膜血管内菌团（coenobia in blood vessels of arachnoid mater）

HE×400

恒河猴（rhesus monkey），雌性，32个月月龄（自发病变）

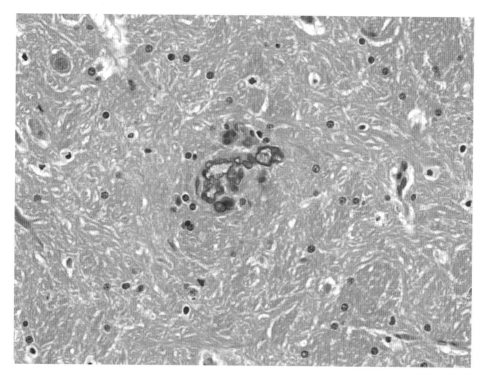

**图 13-7　大脑沙砾样钙化物（calcification）**
HE × 400
恒河猴（rhesus monkey），雌性，32个月月龄（自发病变）

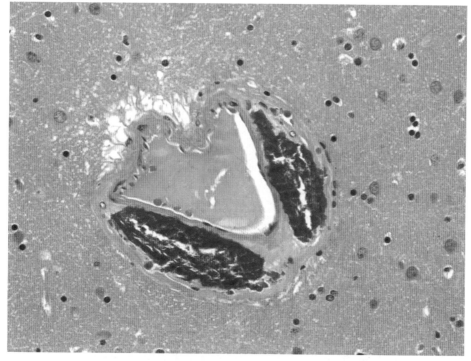

**图 13-8　大脑小动脉矿化（arteriolar mineralization）**
HE × 400
恒河猴（rhesus monkey），雌性，30个月月龄（自发病变）

## 13-9　大脑陈旧性出血（old hemorrhage）

　　此例动物为下丘脑注射给药，图示进针部位出血，巨噬细胞吞噬含铁血黄素，即红细胞血红蛋白降解产生的三价铁离子和蛋白质结合形成的铁蛋白微粒聚集体。含铁血黄素呈褐色颗粒状，可经普鲁士蓝染色成蓝色。

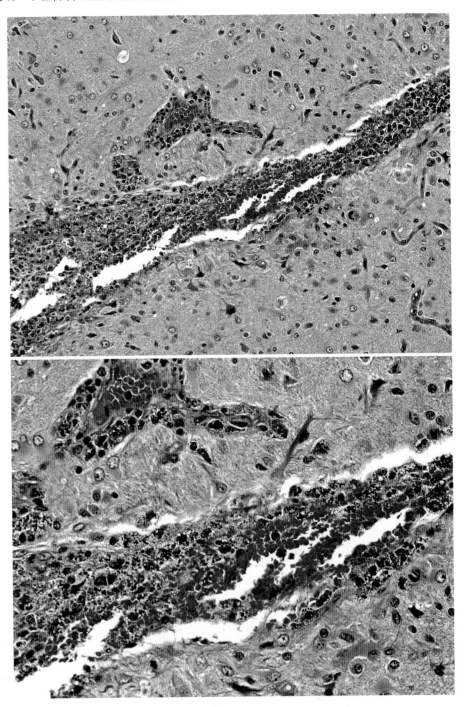

**图13-9　大脑陈旧性出血（old hemorrhage）**
上图 HE×200，下图 HE×400
食蟹猴（cynomolgus monkey），雄性，37个月月龄（机械刺激）

## 13-10　脑贫血性梗死（cerebral infarction）

　　左上图左下区域梗死灶脑组织核固缩、碎裂和溶解，胞浆嗜伊红染色，均匀一致。梗死灶与周围正常组织分界明显，交界处胶质细胞修复性增生及少量炎细胞浸润。GFAP为胶质纤维酸性蛋白，可表达各种胶质细胞。右上图示梗死灶区域GFAP（-），正常区域GFAP（+），交界处因胶质细胞增生而呈强阳性表达。左下图高倍镜下示梗死灶边缘区域修复性的肥胖性星形胶质细胞（黑色箭头），细胞呈角状或球状，偏心核，胞质呈均质玻璃样，嗜酸性。右下图示GFAP阳性星形胶质细胞胞浆及纤维呈棕褐色，周围胞体有放射状突起，细胞形如蜘蛛。

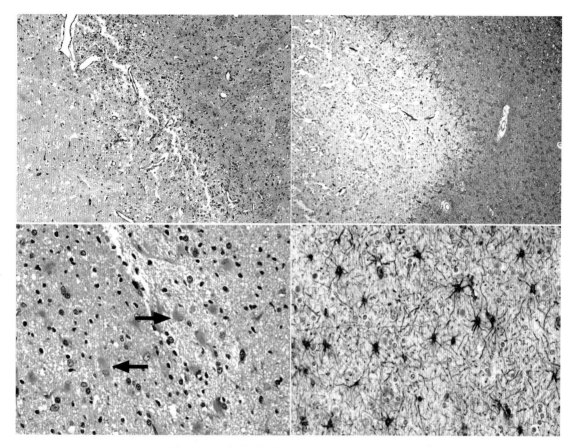

**图13-10　脑贫血性梗死（cerebral infarction）**
左上图HE×100，右上图GFAP免疫组化染色×100，左下图HE×400，右下图GFAP免疫组化染色×400
恒河猴（rhesus monkey），雌性，30个月月龄（动物模型）

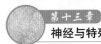

## 13-11 神经组织变性坏死 (neuro-degeneration and necrosis)

　　此例动物为下丘脑注射给药，左上图示进针部位神经组织变性坏死及大量格子细胞聚集（＊）。右上图示格子细胞（gitter cell），即小胶质细胞吞噬变性坏死的神经元或神经胶质细胞形成。左下图正常神经元胞体呈锥形，核大居中，胞质中均匀分布强嗜碱性尼氏体（黑色箭头）；红色神经元（red neuron），即坏死的神经元，核固缩，胞体缩小变形，胞质尼氏体消失（白色箭头）。右下图坏死的神经元被增生的小胶质细胞或巨噬细胞吞噬，称为噬神经细胞现象（黑色箭头）。

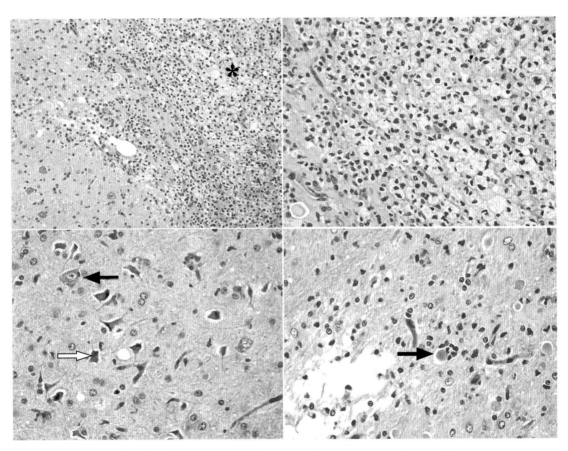

图13-11　神经组织变性坏死 (neuro-degeneration and necrosis)
左上图HE×200，右上图HE×400，左下图HE×400，右下图HE×400
食蟹猴（cynomolgus monkey），雄性，36个月月龄（机械刺激）

## 13-12 大脑软化灶形成（mollities cerebri）

　　左上图和右上图神经组织局灶性液化坏死，实质内形成背景空化的软化灶，即质地疏松、染色较淡的筛网状结构，其内可见大量格子细胞。左中图和右中图Masson三色染色示软化灶被吸收后，由增生的胶质细胞取代并产生蓝染的胶质纤维（＊）。左下图和右下图Weil染色示软化灶周围正常的髓鞘组织（黑色箭头），而软化灶内因髓鞘缺失染色空白。

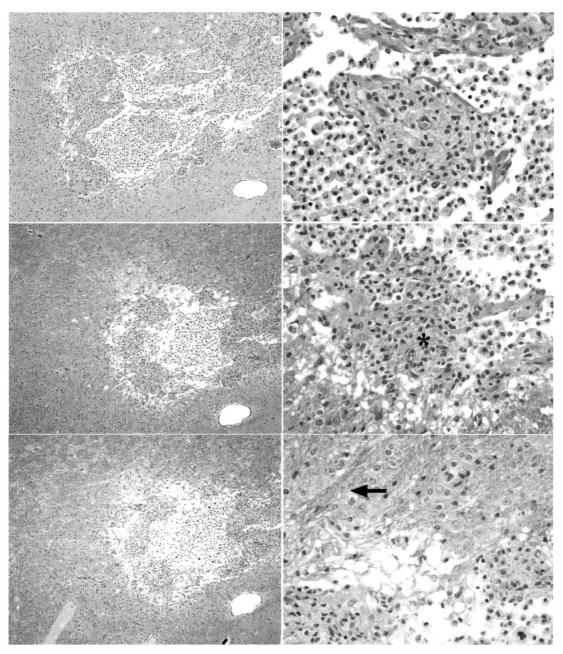

**图13-12　大脑软化灶形成（mollities cerebri）**
左上图HE×100，右上图HE×400，左中图Masson染色×100，
右中图Masson染色×400，左下图Weil染色×100，右下图Weil染色×400
食蟹猴（cynomolgus monkey），雄性，35个月月龄（机械刺激）

## 13-13　胶质瘢痕 (gliosis)

此例动物为下丘脑注射给药，左上图和右上图示进针部位脑组织变性坏死伴少量淋巴细胞及单核细胞浸润，星形胶质细胞反应性增生，进而形成胶质瘢痕。左下图和右下图为Masson三色染色，蓝染区域即显示胶质瘢痕形成的过程，增生的胶质细胞核呈红色。

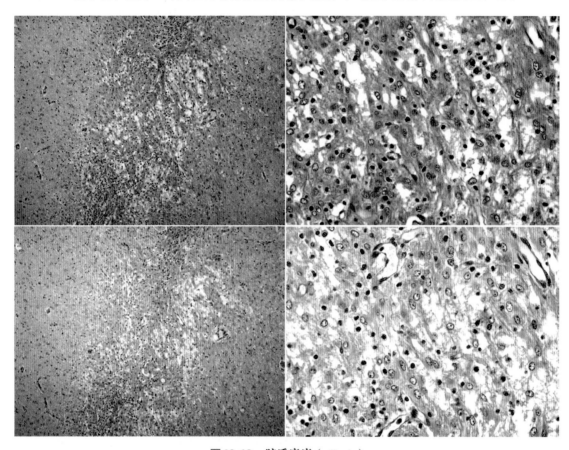

**图13-13　胶质瘢痕 (gliosis)**
左上图HE×100，右上图HE×400，左下图Masson染色×100，右下图Masson染色×400
食蟹猴 (cynomolgus monkey)，雄性，33个月月龄 (动物模型)

## 13-14　眼球前部 (anterior segment of eyeball)

眼球前部可见角膜 (cornea, C)、巩膜 (sclera, S)、虹膜 (iris, I)、睫状体 (ciliary body, CB)、眼前房 (anterior chamber, AC)、眼后房 (posterior chamber, PC) 和晶状体 (lens, L)。

## 13-15　眼球后部 (posterior segment of eyeball)

眼球后部由外向内依次为巩膜 (sclera, S)、脉络膜 (choroid, C) 和视网膜 (retina, R)。

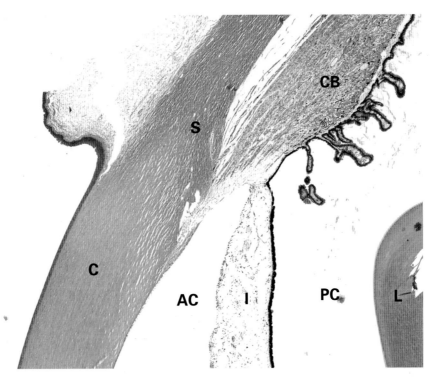

**图13-14　眼球前部（anterior segment of eyeball）**

HE×40

食蟹猴（cynomolgus monkey），雄性，33个月月龄（正常组织）

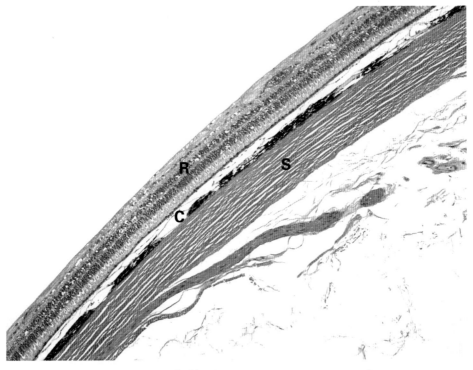

**图13-15　眼球后部（posterior segment of eyeball）**

HE×100

食蟹猴（cynomolgus monkey），雄性，33个月月龄（正常组织）

## 13-16　视网膜（retina）

　　视网膜位于眼球壁后部最内层，细胞成层排列，由外到内依次为色素上皮层（pigmented epithelium layer）（1）、视杆视锥层（photoreceptor layer）（2）、外界膜（external limiting membrane）（3）、外核层（outer nuclear layer）（4）、外网层（outer plexiform layer）（5）、内核层（inner nuclear layer）（6）、内网层（inner plexiform layer）（7）、节细胞层（ganglion cell layer）（8）、视神经纤维层（nerve fiber layer）（9）和内界膜（inner limiting membrane）（10）。

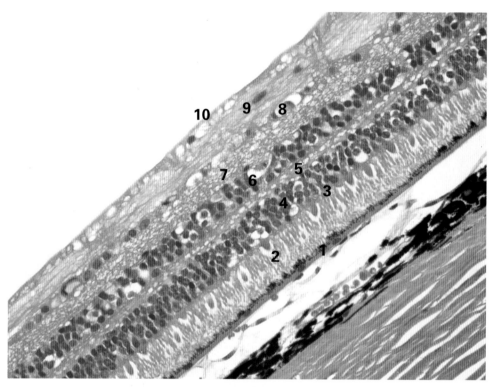

图 13-16　视网膜（retina）

HE × 400

食蟹猴（cynomolgus monkey），雄性，33 个月月龄（正常组织）

## 13-17　结膜相关淋巴组织（conjunctiva-associated lymphoid tissue，CALT）

　　正常结膜固有层常见慢性淋巴细胞分布（上图），有时可见淋巴滤泡形成，生发中心明显（下图）。

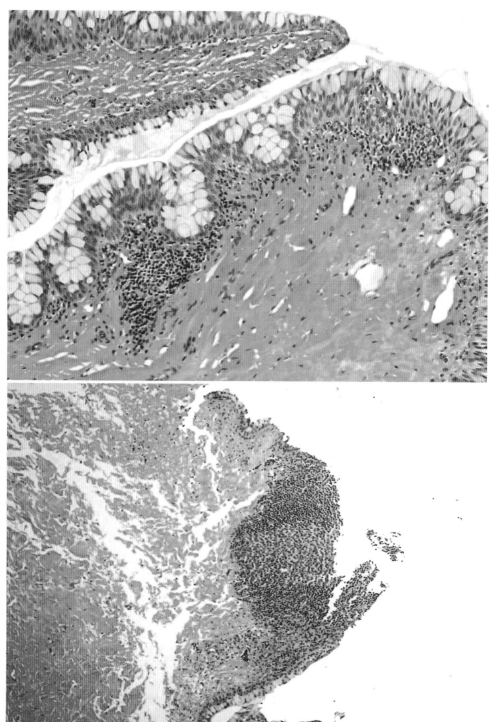

**图13-17　结膜相关淋巴组织（conjunctiva-associated lymphoid tissue，CALT）**
上图HE×200，下图HE×100
食蟹猴（cynomolgus monkey），雄性，36个月月龄（正常组织）

## 13-18 角膜坏死、巩膜血管周围炎 (corneal necrosis, scleral perivasculitis )

此例动物为玻璃体注射给药。左上图和左下图为正常对照，右上图示角膜缘上皮变性坏死、脱落，上皮下角膜基质少量慢性炎细胞浸润，右下图示巩膜间质小血管周围以淋巴细胞为主的慢性炎细胞浸润。

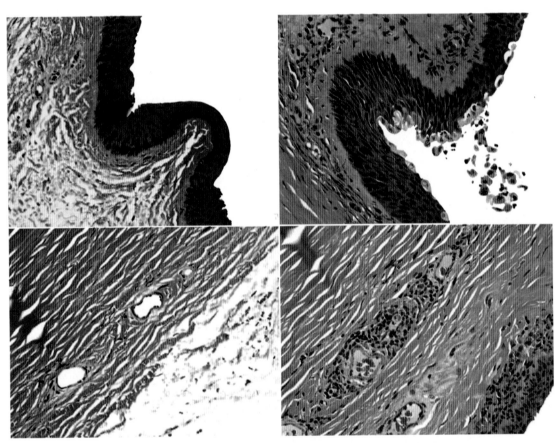

**图 13-18　角膜坏死、巩膜血管周围炎 ( corneal necrosis , scleral perivasculitis )**
左上图 HE×400，右上图 HE×400，左下图 HE×400，右下图 HE×400
恒河猴 ( rhesus monkey )，雌性，30 个月月龄 ( 自发病变 )

## 13-19 眼前房内嗜酸性物质沉积、睫状体嗜酸性粒细胞浸润（acidophilic substance deposition in anterior chamber of eye, eosinophil infiltration in ciliary body）

此例动物为玻璃体注射给药。左上图及左下图为正常对照，右上图示前房内稀薄、均质嗜伊红物质沉积（＊），右下图示睫状体肌间结缔组织中大量嗜酸性粒细胞浸润。

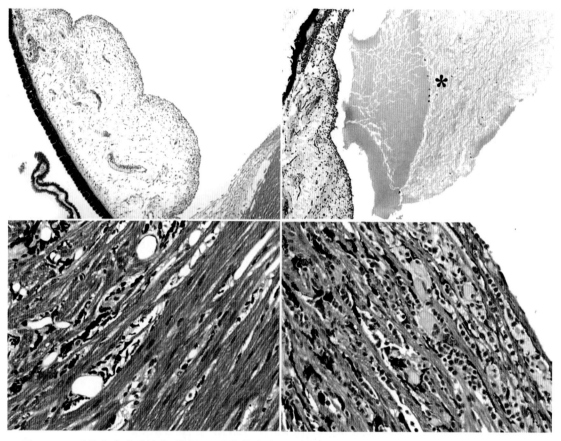

图13-19 眼前房内嗜酸性物质沉积、睫状体嗜酸性粒细胞浸润（acidophilic substance deposition in anterior chamber of eye；eosinophil infiltration in ciliary body）
左上图HE×100，右上图HE×100，左下图HE×400，右下图HE×400
恒河猴（rhesus monkey），雌性，30个月月龄（药物相关）

## 13-20 脉络膜血管增生（choroidal angiogenesis）

脉络膜局灶性增厚，其内血管数目增多。

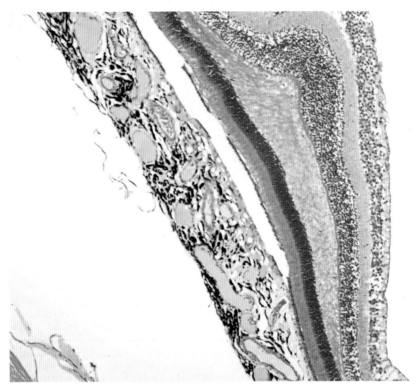

**图 13-20　脉络膜血管增生（choroidal angiogenesis）**
HE × 100
恒河猴（rhesus monkey），雄性，30个月月龄（药物相关）

## 13-21 视网膜下新生血管（mosaic blood vessels）

　　左上图和右上图示视网膜下新生血管形成，新生血管来自脉络膜毛细血管，在Bruch膜、色素上皮和神经上皮层之间发展，致使局灶性视网膜神经上皮与脉络膜脱离（黑色箭头）。左下图Masson三色染色蓝色示局灶性胶原纤维增生（黑色箭头）。右下图CD31/CD105免疫组化-AP染色，红色示视网膜内新生血管（黑色箭头）。

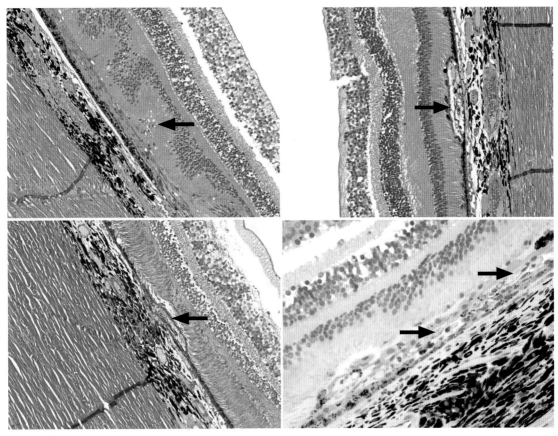

图13-21 视网膜下新生血管（mosaic blood vessels）
左上图HE×200，右上图HE×200，左下图Masson染色×200，
右下图CD31/CD105免疫组化染色×400
恒河猴（rhesus monkey），雄性，31个月月龄（动物模型）

（王 莉 刘开凤）

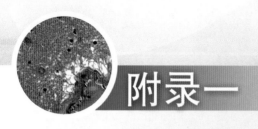

# 附录一

# 常规猴组织标本的制作及染色方法

随着病理诊断技术水平日新月异的发展，对病理切片质量的要求也越来越高。一张优质的切片要求在整个制片过程中脱水、包埋、切片、染色等步骤都能做到精益求精，而这一切的前提都是基于解剖过程中对组织、脏器的良好处理。

## 1. 解剖

### 1.1 解剖准备

解剖准备包括实验室硬件设施、实验人员、器械、记录表格和固定液的准备等。

#### 1.1.1 实验人员的准备

实验人员按每个小组进行独立操作，再配上麻醉人员、动物传递人员、清洁人员、病理协助人员等辅助人员，构成一个完整的实验准备小组。每个小组配备3~4名人员，分工为解剖主刀、第一助手、第二助手和记录人员。主刀人员职责是进行主要的解剖及脏器摘取过程，观察脏器有无异常；第一助手职责是协助主刀完成解剖全过程；其余两名人员的职责是剔除需称重脏器周围的多余组织、称重、记录脏器解剖过程等辅助工作。

所有实验人员在解剖工作开始前都应了解相应方案对脏器的需求，防止漏取、错取等现象。

#### 1.1.2 实验器械的准备

每台解剖包含如下器械：手术剪、强力剪、咬骨钳、有齿镊、眼科剪、眼科镊各准备2~3把；手术刀一把；生理盐水喷壶一个；电锯和电子天平（0.01g精度）各一台（可由几个小组一起共用）；电子天平（1mg精度）一台（垂体、甲状腺等称重选用）；解剖盘2~3个；包埋盒、尸体袋、吸水纸、50ml注射器若干；剪短脊柱用的钳子；冲洗胃肠道等脏器的生理盐水桶；病理照相的摄影器材和标尺。

#### 1.1.3 实验记录表格的准备

脏器确认、脏器称重、脏器异常描述等需现场记录用的表格。

#### 1.1.4 固定液的准备

10%中性磷酸缓冲福尔马林固定液1~2瓶（根据脏器大小确定所需固定液的量）；戊二醛福尔马林固定液一瓶；Bouin液或者改良Davidson's固定液一瓶。此外，其他特殊脏器的专用固定液也需提前配制，并贴上相应标签。

### 1.2 解剖步骤

#### 1.2.1 麻醉与观察

由负责麻醉的人员从笼内取出待解剖动物，确认其编号后实施麻醉，可采用针刺四肢时动物的反应以判定麻醉效果。首先由检验人员对需采集的样本进行采集，如骨髓、血液等。

待解剖人员接收拟解剖的动物后，首先观察动物的天然孔（眼球、口腔、鼻孔、外耳、会阴部、肛门）及可视黏膜有无渗出物、排泄物或分泌物，皮肤、被毛有无异常；雄性动物应观察有无隐睾现象。发现异常应及时记录。

#### 1.2.2 安乐死

安乐死常用股动脉放血或腹主动脉放血两种方法。股动脉放血首先确定股动脉位置后剪开相应的皮肤，用剪刀钝性分离血管周围组织，将动物头胸部抱起，然后剪开血管使血液受重力作用充分流出。采用腹主动脉放血时，首先剪开腹部皮肤和肌肉，然后用注射器通过腹主动脉抽血的方式抽取动物体内血液，确保动物安乐死亡。

#### 1.2.3 腹腔脏器的摘取

雌性动物应该首先摘取乳腺组织2cm×2cm大小，分离大腿根部和腹部相连的皮肤，摘取腹股沟淋巴结，然后依次取出脾脏、胰腺、肾脏和肾上腺。右侧肾上腺摘取时，需要助手将肝脏拨开后摘取，摘取时注意肾上腺的完整。

膀胱和生殖系统的摘取：雄性动物应先把睾丸从阴囊拉出后离断，再将膀胱、前列腺、精囊腺一同取出。由于猴前列腺较小，离断组织时应尽量靠近盆腔的位置。雌性动物先取出膀胱，再将子宫连同卵巢一同取出。固定膀胱前，应先于膀胱底部做一切口，将其内潴留的尿液排出后再行固定。睾丸附睾常规采用Bouin液或改良的Davidson's固定液固定。

胃肠道的摘取：在胃上端贲门位置将其离断，下端在距幽门5cm的小肠处离断，取出胃及十二指肠，沿胃大弯向下将胃剖开，观察其内容物有无异常，再用生理盐水将其冲洗干净，观察黏膜面有无异常，将胃与十二指肠一起固定。在距十二指肠离断处10cm处取3cm长的空肠固定。在回盲部的回肠端及结肠端分别距盲肠约3cm处离断，将回盲部及肠系膜淋巴结一起摘取后，在肠系膜对侧剪开盲肠，用生理盐水充分冲洗后固定。从肛门处向上分离直肠，取包括肛周皮肤在内的直肠约3cm肠段固定。将剩余肠段沿肠系膜对侧剪开，观察黏膜面有无异常，如有异常应保留相应异常部位，无异常则不需保留。

肝脏的摘取：用镊子夹住肝脏门部，分离周围结缔组织，将肝脏与胆囊一起摘取，胆囊于底部剪开排空。

#### 1.2.4 胸腔脏器的摘取

从两侧腋前线肋软骨处剪断肋骨，在靠近胸骨柄部位摘取5~6cm长的胸骨，去除胸骨两侧肋软骨，保留少许肌肉，以便脱钙。注意观察有无胸水及其体积；打开心包膜，观察有无心包积液及其量。在充分暴露各脏器情况下，检查脏器的大小、位置有无异常。

由于胸腺离断后颜色和附着其上的结缔组织不易分辨，因此，在胸腺摘取时，应尽量把胸腺与周围组织充分分离。在心底部离断血管，保留两侧心耳取出心脏。在气管末端离断气管和肺脏，如果肺脏需要称重，尽量保证每只动物气管的离断位置一致，以保证脏器重量称量标准的一致性。最后摘取位于胸腔位置的食管和主动脉。

#### 1.2.5 头颈部脏器的摘取

剪开颈部皮肤，在颈部皮肤两侧靠近头部位置摘取颌下腺和颌下淋巴结、腮腺。分离舌根部和口腔的连接组织，再分离颈部肌肉，然后将气管、甲状腺、甲状旁腺、舌、舌下腺和扁桃体一同取出固定。

剪开头部皮肤，去除头骨附着的肌肉，使用电锯前从眉骨上方、侧至颞骨上方、后至枕骨上方环状锯开，揭开头盖骨，剥离脑膜，暴露出脑及脑神经。在颅底部位切断脑神经，在延髓下部切断颈髓，将大脑、小脑、脑干一并取出。锯颅骨时，感到轻微落空感时即停，注意勿损伤脑组织。也可使用咬骨钳从头骨和颈部脊柱的交界位置逐步将头骨钳断，再进行上述操作取出脑组织。将垂体连同周围骨组织一同取出固定。

用镊子提起眼睑，从眼眶部剥离眼球周肌肉及结缔组织，将眼球与视神经一同取出后固定。

常规使用的固定液为戊二醛福尔马林固定液。

### 1.2.6 其他脏器的摘取

坐骨神经的摘取：切开臀部及后肢的皮肤，分离臀大肌，摘出一段长约2cm坐骨神经于固定液中固定。在分离坐骨神经过程中，避免牵拉、钝器压迫等，以免损害神经组织结构。

脊髓的摘取：通常需要取颈、胸、腰三段，每段以取3cm左右为宜。颈段在甲状腺位置、胸段在心脏位置、腰段在膈肌位置进行摘取。

注射部位的摘取：对于静脉注射，需摘取包含有注射部位静脉血管的皮肤大约2cm×4cm；肌肉注射需摘取包含有注射部位的肌肉（大小约2cm×2cm×2cm）。

股骨的摘取：分离股骨上附着的肌肉及结缔组织，保留股骨远侧端关节面，将股骨取出后固定。

肉眼病变的摘取：在解剖过程中如发现肉眼病变，应通知相关人员进行病变记录和照相，然后摘取相应病变并固定保留。

### 1.2.7 解剖过程中一些脏器的特殊处理

（1）脾脏沿脾门处将结缔组织分离后称重，然后在脾脏中段切取约1cm厚的组织进行固定。

（2）肾脏沿肾门对侧将肾纵切成两半，观察剖面有无异常后固定。

（3）肝脏先将左叶分离，沿短轴最大切面处用刀片切取约1cm厚肝组织固定保留，再分离肝中叶，连同胆囊一起保留，其余肝组织丢弃。

（4）心脏按血流方向剖开各心腔。首先沿腔静脉口经右心房，穿右房室口向右心室底部作一纵行切口，再沿右心室底向肺动脉作一垂直切口，由此将右心"V"形剖开。沿肺静脉经左心穿左房室口向心尖作一纵行切口，再沿心尖朝主动脉作一垂直切口，由此剖开左心。翻开左右心腔，充分冲洗其内的血液后，观察其心腔内壁、瓣膜、腱索及乳头肌的情况有无异常。

（5）由于垂体组织较小，可先放入包埋盒或者垂体袋中，然后再放入固定液中固定，便于查找。

（6）由于肺脏会漂浮在固定液的表面，可放置一张较厚的吸水纸或纱布将液体表面覆盖，使肺脏可以被充分固定。

## 1.3 解剖后处理

解剖人员确认所需脏器摘取完全后，将动物尸体放入尸体袋内，并贴上相应标签，放入–20℃冰箱。清洗使用过的器械和解剖台，填写相应的解剖记录，然后由专业清洁人员对解剖器械、解剖台和整个解剖室进行消毒杀菌处理。

## 2. 固定

将组织浸入某些化学试剂，使细胞内的物质能尽量保持其生活状态时的结构和位置，便于进一步的研究，这一过程称为固定。

### 2.1　固定瓶的选择

为了达到最佳的固定效果，每次组织固定都需要使用足够量的固定液，一般至少为组织大小的5~10倍量。根据固定液体积选择大小适宜的固定瓶，可用不同大小的固定瓶固定不同的组织标本。

### 2.2　固定液的选择、配制与操作

#### 2.2.1　固定液的选择

根据研究目的的不同选择适合的固定液非常重要。实验动物的脏器、组织推荐使用10%中性磷酸缓冲福尔马林液（10%NBF）进行固定。除此之外，眼球推荐使用戊二醛-福尔马林液，睾丸推荐使用改良Davidson's液，糖原的保存固定推荐使用Carnoy液进行固定。

#### 2.2.2　常用固定液的配制

（1）10%中性磷酸缓冲福尔马林（10%NBF）（常规固定液）：取去离子水800ml，加PBS磷酸缓冲液母液（10×）100ml、甲醛溶液（含甲醛37%~40%）100ml，混合均匀。

（2）改良Davidson's固定液：将95%乙醇15ml加入去离子水50ml，再加入甲醛溶液（含甲醛37%~40%）30ml，最后加入冰醋酸5ml混合均匀。

（3）Bouin液：取饱和苦味酸溶液750ml加入甲醛溶液（含甲醛37%~40%）250ml，最后加入冰醋酸50ml混合均匀。

（4）戊二醛-福尔马林固定液：取PBS磷酸缓冲液工作液（1×）1887ml，加入50%戊二醛63ml和甲醛溶液（含甲醛37%~40%）50ml，混合均匀。

#### 2.2.3　部分组织固定时的注意事项

（1）肝脏：为防止肝脏组织各叶之间贴附，影响固定效果，动物肝脏，在未发现肉眼可见病变的情况下，可只在肝左外叶及含有胆囊的肝右中叶分别选取足够取材3~4次大小的组织。

（2）肺：因肺内含有空气，固定时浮于固定液表面，需通过支气管向肺灌注固定液，固定液的量不可过多，以免组织变形，还须在固定瓶中固定液表面覆盖一层厚吸水纸或纱布，以防止漂浮面干燥，影响固定效果。

（3）胃：沿胃大弯将胃剖开，用生理盐水温和洗净胃内容物，以利于固定液进入胃。

（4）心脏：灵长类动物心脏由于体积较大，组织结构致密，不利于固定液的渗透。在解剖称重后，按血流方向剖开各心腔，以利于固定。

（5）血管、淋巴结：血管、淋巴结等，为明确取材部位，需连同用中性笔写明取材部位的小纸片放入包埋盒或专用固定袋内后固定。

（6）眼球：灵长类动物眼球在解剖时应将周围肌肉组织修剪干净，放入戊二醛-福尔马林固定液。在取材前12~24h将眼球移入70%酒精，目的在于增加眼球硬度，便于取材，防止视网膜脱落。

### 2.2.4　固定操作

（1）放在容器内的组织块如肝脏、肾脏等，易重叠或紧贴在容器壁上，显著影响固定效果。应及时振摇固定瓶，防止其重叠或贴附于容器壁。

（2）组织投入被血液、污物污染的固定液中，得不到良好的固定效果。组织若黏有较多血液，必要时应用生理盐水将组织洗涤后，放入固定液中固定。

（3）固定时间根据组织块的大小确定，但要保证固定液能渗透整个组织。如低温固定，则固定时间应相应延长。

## 2.3　脱钙

需脱钙的组织包括股骨、胸骨、关节及牙齿等含钙组织。

### 2.3.1　脱钙液种类

常见的脱钙液包括甲酸盐酸脱钙液、EDTA（乙二胺四乙酸二钠）脱钙液等。

### 2.3.2　脱钙方法

甲酸盐酸脱钙法：

（1）将固定后的骨组织流水冲洗1~2小时。

（2）将固定后的骨组织在100%酒精内脱脂12~24小时（摇床振荡）。

（3）流水冲洗标本1小时。

（4）放入20倍于标本体积的甲酸盐酸工作液中（保持透气）。

（5）每天换工作液一次，直到脱钙良好。

（6）流水冲洗标本15分钟。

（7）用0.3%氨水（每100ml水中加入5滴氨水）中和30分钟。

（8）流水冲洗标本1小时左右，常规脱水、透明石蜡包埋。

EDTA脱钙法：

（1）将固定后的骨组织流水冲洗1~2小时。

（2）放入20倍于标本体积的EDTA工作液中（摇床振荡）。

（3）每周换工作液一次，直到脱钙良好。

（4）流水冲洗标本1小时左右，常规脱水、透明石蜡包埋。

### 2.3.3　脱钙良好的判断方法

针刺或刀割脱钙后的标本时，无阻力，手感较软且富有弹性，可以判断脱钙良好。但有以下的注意事项：

（1）组织脱钙前要充分固定。

（2）脱钙组织往往含有大量脂质成分，故脱钙前采用100%酒精处理很关键。

（3）脱钙组织一次不宜过多，以保证脱钙良好。

（4）尽量去除标本表面多余的组织，如肌肉、结缔组织等。

（5）脱钙的组织块不宜太大、太厚，因为脱钙液要渗透到大块组织内部所需时间长。

（6）脱钙在室温进行即可；脱钙液的量应大于组织体积的20倍。

（7）定期更换脱钙液，甲酸盐酸每天一次，EDTA每周一次。

（8）在脱钙过程中，可适当修剪组织块，以缩短脱钙时间。

（9）脱钙过度亦会严重损坏组织，且影响染色效果，故判断脱钙何时终止十分重要。

（10）由于冬天温度较低，导致脱钙缓慢，可适当加温脱钙，但温度不宜过高，以37℃左右为宜。

# 3. 取材

取材是指从待检标本中按病理检查的目的与要求，在适当的部位切取一定大小和数量的组织块。

## 3.1　准备工作

（1）根据试验方案明确取材器官、组织。

（2）核对固定瓶标签内容，包括试验编号、动物编号、解剖日期等。

（3）准备足够数量的包埋盒。

（4）适当的器材及器具，如瓷盘、解剖板、取材刀片（可用使用过的一次性切片刀代替）、镊子、剪刀及铅笔等。

## 3.2　取材方法

取材过程中，正常组织按照常规取材方法进行取材，解剖当日记录肉眼观察病变，应与记录对应取材，若发现记录以外的肉眼病变也应进行取材，并及时进行补充记录。标本大小以载玻片能放下、盖玻片能覆盖为原则，一般以（1.5~2）cm×（1.5~2）cm×（0.2~0.3）mm为宜。

标本选取一般原则：

（1）各试验组相同组织选取标本部位应一致。

（2）所选组织应包括脏器的重要结构或全层，如肾应包括皮质、髓质和肾盂，要尽量保持标本的完整性。

（3）中空的管状器官如气管、肠等，应取其横切面。

（4）层次丰富的组织如皮肤，要完整保留全部的层次排列。如有小的新生物附着在组织表面，要适当处理避免脱离。

（5）小组织标本应整个留取并用易透水的材料（如拭镜纸）包好，放置于组织盒内。

（6）动物组织标本若为病变组织，选用正常与病变组织交界处，有利于对比观察。

（7）如病变小，固定后难以辨认，可在解剖当日记录的异常部位取材。

（8）取材应避开解剖时机械损伤的部位。

（9）动物自然死亡时间较长、组织自溶较重的动物标本可酌情放弃取材。

除特殊要求，一般情况下在组织充分固定（24~48小时）后进行取材。

在取材过程中的注意事项如下：

（1）注意防止人为因素的影响。

（2）切取组织应用锋利的刀，刀刃宜薄且长度足够。切取组织块时应从刀根部开始向后拉动，避免用钝刀前后拉动或用力挤压组织。用镊子夹取组织时应轻柔，过度用力会挫伤或挤压组织，致使组织结构变形和损伤，避免使用有齿镊。取材时若组织上有污染物，如血液、黏液、粪便等，应用生理盐水冲洗干净。组织周围的多余脂肪组织应注意清除，有线结时应去除，有钙化的组织及骨组织应脱钙后再取材。

（3）第一次取材后不能满足观察需要时，应再次甚至多次取材。

（4）组织块的大小一般为2cm×2cm，厚度为3~5mm。

（5）有特殊病变或实验有特殊要求的，标本可特殊处理。

## 3.3 标本保留原则

若标本较大，保留足够取材三次的组织，多余的组织按生物废弃物处理。

# 4. 脱水

脱水在病理制片过程中占据着重要的地位，它关系切片质量的优良与否。对不同脏器采用不同的脱水时间，又要让性质相近的脏器采用一个折中的脱水时间达到最佳的质量和效率相当困难。

脱水的过程分为脱水、透明和浸蜡。

## 4.1 脱水

将组织内的水分用某些化学试剂置换出来的过程称为脱水。常规使用乙醇、丙酮、异丙醇、正丁醇等作为脱水剂，但乙醇是最常用的脱水剂。乙醇可与水以任意比例混合，脱水能力强，穿透速度快，可硬化组织，有明显的收缩作用。

## 4.2 透明

由于常规使用的脱水剂和浸蜡用的石蜡是不相溶的，所以使用一些既能溶于脱水剂又能溶于石蜡的透明剂将组织内的脱水剂置换出来的过程叫做透明。常用的透明剂有二甲苯、氯仿、松柏油和丁香油等，最常用的是二甲苯，其折射指数为1.5，接近于组织蛋白的折光指数。渗透能力强，但是易使组织变脆，所以时间的控制很重要。

## 4.3 浸蜡

为保证组织均一的硬度，利于切片，需用石蜡浸透，其具体融点根据气温来选择。气温高时用高熔点石蜡，气温低时用低熔点石蜡。常规使用54~58℃之间的石蜡。

不同的脏器常用的脱水时间如下述流程所示：

| 脱水机试剂缸编号 | 脱水程序试剂 | P1 | P2 |
| --- | --- | --- | --- |
| 1 | 70%乙醇 | 60分钟 | 60分钟 |
| 2 | 80%乙醇 | 60分钟 | 60分钟 |
| 3 | 90%乙醇 | 60分钟 | 60分钟 |
| 4 | 95%乙醇 | 60分钟 | 60分钟 |
| 5 | 95%乙醇 | 60分钟 | 90分钟 |
| 6 | 无水乙醇Ⅰ | 60分钟 | 60分钟 |
| 7 | 无水乙醇Ⅱ | 60分钟 | 60分钟 |
| 8 | 二甲苯Ⅰ | 45分钟 | 45分钟 |
| 9 | 二甲苯Ⅱ | 30分钟 | 45分钟 |

| 脱水机试剂缸编号 | 脱水程序试剂 | P1 | P2 |
|---|---|---|---|
| 10 | 二甲苯Ⅲ | 30分钟 | 45分钟 |
| 11 | 石　蜡Ⅰ | 45分钟 | 45分钟 |
| 12 | 石　蜡Ⅱ | 60分钟 | 60分钟 |
| 13 | 石　蜡Ⅲ | 60分钟 | 60~120分钟 |
| 处理组织 | | 大脑、小脑、脑干、垂体、脊髓、肝脏、胆囊、脾脏、胰腺、胸腺、肠系膜淋巴结、肾上腺、给药部位淋巴结、肾脏、眼睛、视神经、甲状腺、甲状旁腺 | 颌下腺、颌下淋巴结、心脏、肺脏、气管、食管、胃、十二指肠、空肠、盲肠、结肠、回肠、直肠、膀胱、子宫/睾丸、卵巢/附睾、乳腺/前列腺、坐骨神经、给药部位、骨髓、其他 |

注意事项：

（1）脱水前将固定后的标本进行流水冲洗（使用特殊固定液者除外），其目的在于去掉未与组织结合的固定液及沉淀物。冲洗的时间根据固定剂的种类及固定时间长短而定。

（2）脱水从低浓度酒精向高浓度酒精过渡，通常使用的第一缸是70%乙醇，对一些柔嫩的组织应从30%~50%乙醇开始。

（3）脱水剂的量应为组织块的20~50倍，而组织在不同浓度乙醇中放置的时间则根据其种类和大小的不同而定。

（4）脱水时在无水乙醇中不能停放时间过长，否则使组织收缩、变硬，不利于切片。

（5）脱水开始前确认试剂缸及石蜡缸是否正确放至指定位置，并检查缸内是否有足够的试剂用于此次脱水，不足时要及时补充。

（6）确认脱水剂、透明剂的浓度，若浓度达不到所需要求应及时更换。脱水剂、透明剂的更换频度，根据已使用的次数、处理的组织块数量来决定。每次更换溶剂应及时记录。

（7）因为使用的乙醇、二甲苯、石蜡等均为易燃物，局部环境应有良好的通风和消防设施。

（8）脱水完毕后，由操作者填写相应的仪器使用记录和制作记录。

## 5. 包埋

一般选用熔点为54~58℃的石蜡作为包埋剂，但可以根据气温的不同，选择不同熔点的石蜡。气温高，选择熔点稍高的石蜡；气温低，则选择熔点稍低的石蜡。确认组织包埋机已预先打开，蜡缸内有足够的已融化的石蜡，工作台已达到适当的温度。此外，确认组织块已经过必须的脱水、透明、浸蜡处理。

常规石蜡包埋法如下：

（1）根据组织大小选取适当大小的包埋皿，注入石蜡。

（2）用已经加热的镊子从脱水包埋盒中取出组织，将切面向下迅速放入包埋皿底部。

多块组织包于同一蜡块中时，应排列整齐，且组织间需留有一定空隙。

（3）注意事项

1）实质性脏器的组织及肿瘤组织一般应把最大切面朝下包埋；食管、胃、肠等组织需将管壁横断面朝下包埋。若在同一蜡块中包埋数块管壁组织，组织块应平行横埋，且黏膜面（内膜）的方向应一致，以便切片及观察。

2）同一蜡块包埋多个组织块时，组织的性质应相同（如均为软组织），方向要一致，不能把大小、厚薄差别悬殊的组织包埋在一起，组织块间的距离不能太大。

3）皮肤、骨等较难切的组织及需要连续切片的组织均应单独包埋。

4）包埋（尤其在室温较低的情况下）操作应迅速，防止组织块变凉、蜡液凝结及出现气泡，否则组织块与蜡液不能很好融合在一起，导致组织与蜡分离。

5）遇有管腔及空洞标本与小标本同埋在一个蜡块时，不能将小标本放入其他标本的管腔或空洞内。

（4）将包埋皿移到临时冷台，摆放好组织块的位置后，将石蜡注满包埋皿，在包埋皿上放置脱水包埋盒的底座。

（5）将包埋皿移到冷台上，使石蜡凝固。

（6）待石蜡完全凝固冷却后，开启冷台，促使石蜡块与金属包埋皿分离，去掉包埋皿，然后用修块器具（如刀片）除去包埋盒周围多余的石蜡。

# 6. 石蜡切片

组织标本完成以上处理程序后，便可以开始进行切片。本中心选用徕卡系列2135、2235、2245各型轮转式切片机制作切片，一般无特殊要求的常规切片均能获得满意效果，以下是大概的切片流程。

## 6.1 切片准备

（1）提前打开病理组织漂烘仪，根据需要将漂片温度设定为40~48℃；摊片温度设定为50~60℃；烘片温度设定为40~60℃。待各温度恒定以后，便可进行切片。

（2）将蜡块放入冰箱冷冻柜中或冰块上放置。

（3）准备切片时需要的相关器具：一次性切片刀片、载玻片（磨砂边）、眼科弯头镊、毛笔、铅笔、吸水纸或纱布等。

## 6.2 切片操作

（1）刀座角度的调整：在切片前，首先确认刀座角度，调整至5°左右。

（2）蜡块的固定和取出：将蜡块固定于切片机机头蜡块卡匣中，调整机头方向，使蜡块表面与刀刃平行。切片完成后，建议先锁住右侧手轮，然后再小心地从蜡块卡匣上取下蜡块，尽量避免与刀片接触。

（3）初修：用已使用过的刀片进行粗修，将蜡块中的组织粗修至满意切面后，再连续匀速转动右侧手轮，将蜡块切面精修至平整光滑。

（4）薄切：薄切的主要要点如下：

• 微米杆调到指定厚度（一般为2~4微米）。

- 将新刀口移至薄切部分。

- 均匀转动手轮，蜡块在刀刃上下移动，使切片呈片状下移。若切片皱褶或脆裂，可向蜡块表面轻轻吹气。

- 停止摇动手柄，用镊子夹起切片一角（注意不要夹到组织），用毛笔从切片底部轻轻将切片扫起，将切片缓慢放入漂烘仪水槽中。

（5）切片的捞取、干燥：切片捞取与干燥的技术要点如下：

- 从数片切片中选择完整、厚度均一、无气泡、无皱褶的切片捞到干净的载玻片上。将玻片轻轻靠近切片后，慢慢捞起切片，使组织处于玻片下三分之一处。

- 在捞取切片后应确认切片编号与蜡块编号一致。

- 制作连续切片时，捞取切片的顺序、方向等应尽量保持一致。

- 应注意组织切面是否完整，小组织是否漏切。

## 6.3 切片结束后的处理

切片机使用后应用毛刷去除蜡屑，及时做好日常清洁维护。切片后的蜡块，应及时用熔化的石蜡将暴露的组织完全密封。切片要注意防尘并及时染色。

# 7. HE染色

## 7.1 染色前准备

确认各染色缸内溶剂种类无误，溶剂量足够且处于有效期内；若溶剂浓度不符合需求，应及时更换。确认封固剂中性树胶量足够且浓度适中，盖玻片的数量足够。

## 7.2 苏木精-伊红（HE）染色程序

染色程序如下：

（1）二甲苯Ⅰ，5~10分钟。

（2）二甲苯Ⅱ，5~10分钟。

（3）二甲苯Ⅲ，5~10分钟。

（4）95%乙醇Ⅰ，1~2分钟。

（5）95%乙醇，30~60秒。

（6）95%乙醇，30~60秒。

（7）95%乙醇，30~60秒。

（8）自来水洗，3~5分钟。

（9）苏木精溶液，5~10分钟。

（10）自来水洗，3~5分钟。

（11）5%饱和碳酸锂溶液或0.25%~1%盐酸酒精，5~20秒。

（12）自来水洗5~15分钟。

（13）70%乙醇，30~60秒。

（14）伊红溶液，10秒~2分钟。

（15）90%乙醇，5~10秒。

（16）95%乙醇，10~30秒。

（17）无水乙醇Ⅰ，1~2分钟。

（18）无水乙醇Ⅱ，1~2分钟。

（19）无水乙醇Ⅲ，2~5分钟。

（20）二甲苯Ⅰ，1~5分钟。

（21）二甲苯Ⅱ，1~5分钟。

（22）二甲苯Ⅲ，1~5分钟。

注意：此染色程序适合人工操作及染色机操作，可根据冬季或夏季的季节温度差异等情况酌情增减染色时间。

### 7.3　封片

封片前应该戴上手套、口罩等防护用具，封片时组织应避免干片，在组织上滴加适量的封片剂，选择干净且大小适当的盖玻片小心盖住全部组织，尽量防止气泡的产生和多余的中性树胶从盖玻片中溢出。

### 7.4　染色后期的工作

待切片封固后，先置于读片板上于通风柜中晾干，待充分晾干后由专人负责切片筛查。肉眼观察组织切面是否完整，封裱是否有气泡和过多树胶外溢，切片是否厚薄均匀，有无刀痕、皱褶。

镜检可以参照以下标准：红蓝分明、深浅适度、对比分明、色彩鲜亮。

细胞核染液苏木精溶液可选用成品或自制，若自制可采用以下配方配制，方法如下：

（1）Harris苏木精配方

| 苏木精 | 1g |
| 硫酸铝钾 | 20g |
| 无水乙醇 | 10ml |
| 蒸馏水 | 200ml |
| 氧化汞 | 0.5g |

先将苏木精溶于无水乙醇中，备用。把硫酸铝钾放入蒸馏水，加热溶解，再加入苏木精，煮沸2分钟，缓慢加入氧化汞，防止氧化过程中苏木精外溢，玻棒搅拌，然后，边搅拌边加入氧化汞。加完后，立即移至冰水中，加速其冷却，静置一夜后，过滤。用前以5%的比例加入冰醋酸，若配制后放置时间较长，冰醋酸的量可适当多加一点。冰醋酸的量可直接影响苏木精的着色能力和清晰度。加少了，会造成核浆共染，背景不干净；加多了，核着色能力下降。此液可放置3至6个月。染液的使用期限根据染色的切片总量而定。

（2）改良苏木精配方

| 苏木精 | 5g |
| 硫酸铝钾 | 44g |
| 碘酸钠 | 0.5g |
| 冰乙酸 | 20ml |
| 甘油 | 280ml |
| 蒸馏水 | 700ml |

蒸馏水加温使苏木精充分溶解，然后继续加入硫酸铝钾，摇动促溶，于温度加热至

80℃左右时（82℃）加入碘酸钠继续加热并煮沸3~5分钟，远离火源，冷却之后加入甘油，再加入冰醋酸混匀，pH值约为3，不需过滤即可使用。

（3）细胞浆染液伊红溶液（水溶性）的配制方法

贮存液：

    伊红Y      1g

    去离子水    20ml

    无水乙醇    80ml

将伊红Y 1g溶于20ml去离子水中，再加入80ml无水乙醇。

工作液：

1份贮存液加3份80%乙醇，再加入冰醋酸（按每100ml染液加0.5ml冰醋酸）。如200ml工作液即为：母液50ml，加80%乙醇150ml，另加1ml冰醋酸。

（4）细胞浆染液伊红溶液（醇溶性）的配制方法如下：

    伊红Y      2g

    75%酒精    1000ml

将伊红Y 2g溶于75%乙醇1000ml，再加入冰醋酸（1~2ml）搅拌均匀至半透明状。

（5）伊红藻红染色液：

    伊红Y          7.2g

    藻红（eryhtrosine）    4.8g

    蒸馏水或去离子水    600ml

    无水乙醇        2400ml

    冰乙酸         6ml

备注：不同配方染液各有优缺点，根据具体情况选择染色液。

（侯  俊   任超然   岑小波）

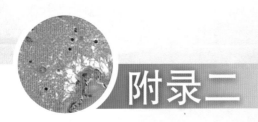

# 附录二
# 现代组织病理学的特殊方法和技术

## 1. 常用特殊染色方法

### 1.1 过碘酸雪夫反应（PAS）

#### 1.1.1 所需试剂
（1）0.5% 过碘酸溶液

过碘酸　　　0.5g

去离子水　　100ml

（2）1M 盐酸溶液

盐酸　　　　83.5ml

去离子水　　916.5ml

（3）雪夫试剂

碱性品红　　　　1g

60℃去离子水　　200ml

充分混合后加入偏重亚硫酸钠2g，40℃左右加入1mol/L盐酸10ml，避光静置8小时后加入活性炭粉0.5~2g，振摇1分钟，可见液体逐渐变为无色，然后用粗滤纸过滤，贮于4℃冰箱。

#### 1.1.2 染色步骤
（1）脱蜡至水。

（2）过碘酸溶液10分钟。

（3）去离子水漂洗。

（4）雪夫试剂10~20分钟。

（5）温水冲洗10分钟。

（6）苏木精溶液复染4分钟。

（7）自来水充分洗。

（8）梯度酒精脱水、二甲苯透明、中性树胶封片。

#### 1.1.3 染色结果
（1）糖原、黏液：红色到紫色。

（2）真菌：红到紫色。

（3）核：蓝色。

## 1.2 Perls blue反应

### 1.2.1 所需试剂

（1）Perls溶液

储存液A　10g亚铁氰化钾、100ml等离子水

储存液B　10ml盐酸缓慢加入70ml等离子水中，用等离子水补足至100ml

工作液　取等量AB液混合，用时现配，仅供一次使用。

（2）核固红溶液

核固红　　0.1g

硫酸铝　　5g

去离子水　100ml

先将硫酸铝加入去离子水中加热促溶，待溶解完全后，加入核固红继续加热直至沸腾，待沸腾后约2分钟。停止加热，冷却过夜，过滤后使用。

### 1.2.2 染色步骤

（1）切片脱蜡至水，蒸馏水洗两次，每次3分钟。

（2）切片入Perls工作液中5~30分钟，直至阳性组织呈蓝色。

（3）去离子水充分洗涤。

（4）核固红复染10分钟。

（5）自来水充分洗。

（6）梯度酒精脱水、二甲苯透明、中性树胶封片。

### 1.2.3 染色结果

（1）三价铁：蓝色。

（2）其他组织：浅红色。

### 1.2.4 注意事项

（1）Perls染液的工作液临用时配制，不能存放，使用后的染色液及时处理，试剂瓶清洗干净。

（2）使用分析级试剂。

（3）器皿必须洁净，操作中避免与铁接触，洗涤切片时应用蒸馏水。

## 1.3 MASSON三色染色法

### 1.3.1 所需试剂

（1）Bouin液

饱和苦味酸溶液　　　　　　　　　750ml

甲醛溶液（含甲醛37%~40%）　250ml

冰醋酸　　　　　　　　　　　　　50ml

（2）Weigert铁苏木精溶液

贮存液A　1g苏木精、100ml纯酒精

贮存液B　4ml 29%三氯化铁、95ml去离子水、1ml浓盐酸

工作液　贮存液A、B等量混合，保存期2周

（3）比布里希猩红溶液

1%比布里希猩红溶液　　90ml

1%酸性品红水溶液　10ml

冰醋酸　1ml

（4）磷钼酸-磷钨酸溶液

磷钼酸　5g

磷钨酸　5g

去离子水　200ml

（5）苯胺蓝溶液

苯胺蓝　2g

冰醋酸　2ml

去离子水　100ml

### 1.3.2　染色步骤

（1）脱蜡至去离子水。

（2）如果切片是甲醛固定的则用Bouin液56℃处理1小时或在室温过夜。

（3）冷却切片10分钟。

（4）流水冲洗切片直到黄色苦味酸颜色褪去，去离子水冲洗。

（5）Weigert铁苏木精溶液8分钟。

（6）流水冲洗3~5分钟，去离子水冲洗。

（7）比布里希猩红溶液10分钟，去离子水冲洗。

（8）磷钼酸-磷钨酸溶液分化5~20分钟。镜下观察至胶原红色消失为止。

（9）苯胺蓝溶液复染2~5分钟，去离子水冲洗。

（10）用1%醋酸水溶液分化3~5分钟。

（11）梯度酒精脱水、二甲苯透明、中性树胶封片。

### 1.3.3　染色结果

（1）肌肉、细胞质、角蛋白：红到紫色。

（2）胶原：蓝色或绿色。

（3）核：黑色。

## 1.4　焰红-酒石黄染色法

### 1.4.1　所需试剂

（1）苏木精染液：各种配方均可，最好为退行性染色的苏木精，如Harri铁苏木精液。

（2）0.5%盐酸分化液：0.5ml盐酸溶于100ml蒸馏水中。

（3）焰红染液：焰红和无水氯化钙各0.5g，溶于蒸馏水中。

（4）酒石黄染液：酒石黄0.5g溶于100ml乙二醇乙醚中（此液饱和）。

### 1.4.2　染色步骤

（1）切片脱蜡至水，蒸馏水洗两次，每次3分钟。

（2）苏木精染核8分钟，盐酸酒精分化适度。

（3）流水充分洗涤。

（4）蒸馏水3分钟，两次。

（5）入焰红染液染色20分钟左右。

（6）蒸馏水冲洗，至切片呈桃红色，此时可于镜下观察，部分结缔组织和小肠基底部部分细胞呈红色。

（7）即可将组织周围水分吸干（组织切不可干燥，以免影响分化）。

（8）酒石黄染液（上清液）5~20分钟，此步骤时间较为灵活，因为染色与分化同时进行，故需镜下控制。

（9）如需终止，可立即将切片转入乙二醇乙醚中，也可直接转入无水乙醇。

（10）无水乙醇3次，每次5分钟，二甲苯透明、中性树胶封片。

### 1.4.3　染色结果

（1）小肠潘氏细胞：红色。

（2）纤维组织：黄色或无色。

（3）核：蓝色。

## 1.5　PAS橙黄G染色法

### 1.5.1　所需试剂

（1）0.5%过碘酸溶液

　　过碘酸　　0.5g

　　去离子水　100ml

（2）1mol/L盐酸溶液

　　盐酸　　　83.5ml

　　去离子水　916.5ml

（3）雪夫试剂

　　碱性品红　　　1g

　　60℃去离子水　200ml

充分混合后加入偏重亚硫酸钠2g，40℃左右加入1mol/L盐酸10ml，避光静置8小时后加入活性炭粉0.5~2g，振摇1分钟，可见液体逐渐变为无色，然后用粗滤纸过滤，贮于4℃冰箱。

（4）苏木精

（5）1%盐酸酒精

　　100ml 95%酒精中滴加1ml盐酸

（6）橙黄G染液

　　橙黄G　2g

　　磷钨酸　5g

　　蒸馏水　100ml

先将橙黄G溶入蒸馏水中，搅拌均匀，再加入磷钨酸，边加边搅拌，直至完全溶化。在搅拌过程中会有白色沉淀产生，此为正常现象，继续搅拌5分钟。静置过夜。使用时取上清液。

### 1.5.2　染色步骤

（1）切片常规脱蜡至水，蒸馏水冲洗3次。

（2）入过碘酸氧化10分钟。

（3）流水冲洗2分钟，再用蒸馏水洗2次。

（4）入Coleman雪夫试剂染10~20分钟（室温、避光）。

（5）直接用偏重亚硫酸钠滴在切片上洗2次，每次1分钟。

（6）流水冲洗3分钟。

（7）入苏木精染4分钟。

（8）流水冲洗。

（9）1%盐酸酒精分化5~10秒。

（10）流水冲洗10分钟。

（11）加橙黄G染30秒钟。

（12）蒸馏水洗。

（13）直接入无水乙醇3次，二甲苯，封片。

### 1.5.3 结果

嗜碱细胞颗粒呈紫红色，嗜酸细胞颗粒橙黄色，嫌色细胞浅蓝或无色，红细胞鲜橙黄色，胞核蓝色。

### 1.5.4 注意事项

（1）高碘酸和无色品红染色适时即止，以免影响橙黄G的着色。

（2）染色后脱水时间尽量快，以免橙黄G在低浓度酒精中脱色。

（3）橙黄G试剂配制严格按照操作顺序，待过夜后取上清液。

## 2. 冷冻切片（涂片）制作

### 2.1 固定后组织的处理

#### 2.1.1 取材

大脑、心脏、肝脏、脾脏、肺脏、肾脏、胰腺、结肠、十二指肠、肌肉、睾丸、纵隔、肠系膜淋巴结置于4℃的4%多聚甲醛溶液中，或10%中性福尔马林溶液中，4℃避光过夜。取组织前也可根据情况进行全身灌注固定。对组织进行再次修剪，大小不超过1cm×1cm×0.3cm。PBS 1×洗2~3次，每次5分钟。将洗净组织放入10%蔗糖溶液中，4℃避光过夜，再转入20%蔗糖溶液，4℃避光过夜。

#### 2.1.2 包埋

将一100ml干净烧杯2/3埋入干冰中，向烧杯内倒入适量异戊烷，当异戊烷温度降至−35℃时方可进行包埋。将少量OCT包埋剂注入包埋皿中，将组织埋入包埋皿中，包埋面朝下，向包埋皿中再注入适量的OCT包埋剂，将组织完全埋入液体中。将包埋皿置于异戊烷中，至包埋剂完全凝固后取出，放入预先准备好的塑料袋中，−80℃保存。

新鲜组织的处理可直接进行如上包埋步骤2。

#### 2.1.3 切片

在运行中冷冻切片机内，将外固定头放于速冷台上，表面滴加OCT，使上述冰冻包埋块紧密接合在外固定头上，包埋面朝上，维持在−25℃左右，按包埋块大小约需10分钟不等。

使用冰冻切片机切片，切片厚度5~10μm，Fisher载玻片展片，−80℃避光保存。

#### 2.1.4 后固定

固定后组织的冰冻切片，可无需此步骤，直接进行各种染色。

新鲜组织的冰冻切片，可视实验的要求及抗体的要求而进行选择，如冷丙酮、冷甲醇固定、4%多聚甲醛溶液或10%中性福尔马林溶液固定。

#### 2.1.5 涂片

骨髓等涂片上滴加适量4℃的4%多聚甲醛溶液，20分钟后甩干，保存于–80℃冰箱中。根据实验需要还可选择将涂片直接冻存于–80℃冰箱中，用时提前取出晾干后，选择冷丙酮、冷甲醇、4%多聚甲醛溶液或10%中性福尔马林溶液固定。

#### 2.1.6 染色

根据需要进行常规HE染色、特殊染色、免疫组织化学染色、免疫荧光染色、原位杂交染色。

### 2.2 冷冻切片机操作

（1）冷冻切片机要始终处于运行状态，即使在不做冷冻切片时也要打开制冷，不能时开时关，以免影响机器寿命。

（2）待切组织冷冻要充分，组织不同时，时间略有差异，组织较大或脂肪组织时间可长一些，一般情况下10分钟左右即可。如果冷冻不足，则切片可呈粥糜状或切不下来；如果冷冻过分，则切片呈碎屑状或切片上呈条痕状，都得不到良好的切片。

（3）调整刀的角度，固定好，切片刀锋利。

（4）把冻好的冻头夹到切片机上，用精调修平组织，使其暴露最大切面，将微调刻度调在所需厚度（如5μm）；放下抗卷板开始切片，得到满意切片后，打开抗卷板，将组织贴在载玻片上。载玻片要放平，动作要稳，一次完成，这样才能将切片完整的贴在载玻片上。

（5）冷冻切片完成后取下冻头组织，固定后做常规切片。将冷冻机内的组织碎屑清扫干净，定期打开紫外线消毒。

## 3. 免疫组织化学技术

### 3.1 抗体的准备

#### 3.1.1 抗体的保存

获得新抗体后，按生产厂家提供的抗体效价，将其分装，可每10μl或20μl分装入带盖的塑料管中，密封。放入–20～40℃冰箱中保存备用，一般可保存1~2年。小量分装的抗体可1次用完，避免反复冻融而降低效价。一般用前新鲜配制抗体使用液，未用完的在4℃可存放1~3天，超过一周效价显著降低。

#### 3.1.2 抗体的稀释

抗体的浓度是免疫染色的关键。如果抗体浓度过高，抗体分子远多于抗原决定簇，可导致抗体结合减少，产生阴性结果，但此阴性结果并不一定是缺少抗原，而是由于抗体过量。因此，应按照有关说明书的提示作"棋盘式效价滴定"，检测抗体的合适稀释度，以得到最大强度的特异性染色和最弱的背景染色。常用0.01mol/L pH 7.4的PBS或TBS缓冲液作抗体稀释液。

### 3.2 抗原修复

经4%中性甲醛类含醛基固定剂固定的组织，其切片中的抗原决定簇因醛的交联作用而被封闭，从而影响抗原-抗体反应。进行免疫组化染色前，对组织切片进行抗原修复处理，会使组织中的固有抗原尽量多地暴露出来，提升大部分检测抗体的阳性率和反应强度。

根据需要选用不同的抗原修复缓冲液，常用的有 0.01mol/L 枸橼酸缓冲液（2.1g 枸橼酸溶于 100ml 蒸馏水中，用 2 mol/L NaOH 调节 pH 值至 6.0），0.01mol/L pH 7.0 PBS，0.05mol/L Tris-HCL，0.5mol/L EDTA 缓冲液（pH 8.0）等。

修复方法：

（1）微波处理：将切片插入 25 片塑料架上，在 250ml 塑料盒内加入 200ml 缓冲液，将微波高挡加温 96℃ 左右 1~2 分钟，并将切片移入修复液中，微波 4 挡 20 分钟 96℃ 左右，取出自然冷却至室温。

（2）水浴锅法：热水浴是一种传统的抗原修复方法，调节水温使标本达 95℃ 左右，将切片置入内含 200ml 缓冲液的塑料盒内，温度平衡后开始计算时间 20 分钟。取出塑料盒后自然冷却至室温。

（3）压力锅法：先在高压锅中加入适量缓冲液（能将切片完全淹没）加热至煮沸，将切片插入切片架并置于锅内，盖上锅盖，关闭气阀开始冒气后计时 5 分钟，压力锅置于流水槽中冲洗 10 分钟，冷却后取出切片。

在操作过程中应注意以下问题：热处理后应注意自然冷却，热处理液不能让其煮干。不能任何抗原的检测都使用该方法。

（4）酶消化法：蛋白酶消化法的作用是暴露抗原，增加细胞和组织的通透性，以便抗体与抗原最大限度的结合，增强特异性染色和避免非特异性染色。常用的消化酶有：0.1% 胰蛋白酶（溶于 0.1% pII 7.8 的无水氯化钙水溶液）和 0.4% 胃蛋白酶液（溶于 0.1mol/L HCl），0.1% 链霉蛋白酶（溶于 0.5mol/L pH7.4 的 Tris-HCl）。

### 3.3　免疫染色

一般程序是：先标记抗体与标本中抗原反应结合，然后用 PBS 洗去未结合的成分，最后显色后再用显微镜观察。在此基础上发展出间接法、多层法、双标记法等各种方法。应特别注意增强特异性染色，减少或消除非特异性染色。

#### 3.3.1　增强特异性染色的方法

（1）抗原修复。

（2）合适的抗体稀释度。

（3）温育时间及温度：大部分抗体温育时间为 30~60 分钟，必要时可 4℃ 过夜。37℃ 可增强抗原抗体反应，适用于多数抗原染色，但应注意在湿盒中进行，防止切片干燥而导致失败。

（4）多层染色法：许多弱的抗原可用间接法、PAP 和 ABC 法等，可以很大程度的提高敏感性，获得良好结果。

#### 3.3.2　减少或消除非特异性染色的方法

（1）最有效方法是在用第一抗体前加入与制备第一抗体相同动物的非免疫血清（1:5~1:20），封闭组织上带电荷基团而去除与第一抗体的非特异性结合。必要时加入 2%~5% 的牛血清白蛋白，可进一步减少非特异性染色，作用时间 10~20 分钟。

（2）常用 3% 过氧化氢溶液避光处理切片 20 分钟以阻断内源性过氧化物酶的影响。

### 3.4　免疫组化染色方法选择的原则

免疫组化染色方法有直接法、间接法、酶桥法、PAP 法、APAAP 法、ABC 法、EnVision 二步法等。要根据需要证明的抗原的种类，标本中的抗原保存情况，实验室的精度要求和实验室的条件来选择最佳的方法。简单来说，就是5个"S"：

1）Specificity（特异性）：特异性最为重要，其计算方法为：特异性=观察的阴性结果数/预期的阴性结果数×100%。

2）Sensitivity（敏感性）：敏感性高，则特异性下降，假阳性增加；反之，敏感性低，则特异性升高，假阴性升高。敏感性=观察的阳性结果数/预期的阳性结果数×100%。

3）Simplicity（简便性）：在达到要求的前提下，越简单的方法，越能节约时间和经费。

4）Safely（安全性）：免疫组化操作要使用DAB、酸、碱、二甲苯、过氧化氢等有害物质，这不仅对操作者有一定的危害，对环境也有一定的污染。在选用方法时，如果条件允许，应尽量用对人体危害小的方法。

5）Save of time and money：省时省钱。

## 3.5 免疫组化的预试验及步骤举例

### 3.5.1 链霉抗生物素蛋白-过氧化物酶连接法（streptavidin-perosidase）免疫组织化学染色（辣根过氧化物酶-DAB显色）

Ki-67免疫组化试验过程中主要抗体名称、来源、类别及理想稀释度如下表：

### 抗体名称、类别、稀释度及来源

| | 名称（克隆） | 抗体类别 | 稀释度 | 来源 |
|---|---|---|---|---|
| 一抗 | Ki-67（K-2） | 鼠（单克隆） | 1:100 | 中杉金桥 |
| 二抗 | 羊抗鼠IgG抗体-HRP多聚体 | 羊抗鼠 | – | 中杉金桥 |
| 显色剂 | DAB试剂盒 | | | 中杉金桥 |

染色结果：阳性染色为棕色细胞核染色

Ki-67抗体为鼠抗人单克隆抗体，可以识别除G0期以外其他细胞周期的细胞，用于判断细胞的增殖活性，适用于石蜡切片/冷冻切片，组织处理推荐，抗原热修复。阳性部位为细胞核，阳性对照可选择乳腺癌、扁桃体等。得出上述结果，需进行如下步骤：

首先根据抗体的推荐稀释比例设计预试方案，可采用对半稀释的方法设计多组稀释度，如抗体说明书推荐1:100，则可设计1:50、1:100、1:200、1:400四种抗体稀释度。并设计添加入阳性对照，阴性对照。

预试步骤：石蜡包埋组织4μm切片，防脱载玻片捞片，56℃烤片8h以上。

（1）切片脱蜡至水，蒸馏水洗涤3次，每次3分钟。

（2）使用3%过氧化氢抑制内源性过氧化物酶活性，10~20分钟。

（3）PBS洗涤3次×3分钟。

（4）抗原修复参考抗体说明书提供的最佳修复方法，可选择pH 9.0 Tris-EDTA或pH 6.0枸橼酸-枸橼酸钠热修复抗原或者酶消化等修复方法。修复完成后缓慢冷却至室温。

（5）PBS洗涤3次×3分钟。

（6）滴加一抗37℃孵育1~2小时或者4℃过夜（阴性对照则可选择滴加PBS）。

（7）PBS洗涤3次×3分钟。

（8）滴加二抗（羊抗鼠IgG抗体-HRP多聚体），孵育10~20分钟。

（9）PBS洗涤3次×3分钟。

（10）滴加新鲜配制的DAB显色，显微镜下观察显色强度，适时终止，流水冲洗。

（11）Harris苏木精复染30秒至4分钟。

（12）酒精脱水，二甲苯透明，中性树胶封片。

注意：DAB为强致癌物质，配制和使用时需戴手套，避免与皮肤接触。

根据阳性片、阴性片的染色情况判断染色过程的正确与否，再根据不同稀释比例的染色效果选择最合适的稀释比，得出一稳定的试验步骤，即可进行正式试验。若预试验结果不太满意，则寻找原因，并据此更改试剂浓度、孵育时间、温度乃至实验步骤等，直到得到较为满意的预试验结果为止，然后进行批量染色。

常用抗原修复液：

（1）pH 9.0Tris-EDTA缓冲液（抗原修复液）

Tris 6.055g + EDTA 0.2922g + 1000ml蒸馏水→pH 9.0

（2）pH6.0枸橼酸-枸橼酸钠缓冲液

A液　　　　0.1mol/L枸橼酸钠（$Na_3C_6H_5O_7 \cdot 2H_2O$）　　　29.41 g

蒸馏水　　　　　　　　　　　　　　　　　　　　　　1000 ml

B液　　　　0.1mol/L枸橼酸　　　　　　　　　　　21 g

蒸馏水　　　　　　　　　　　　　　　　　　　　　　1000 ml

工作液：82mlA+12mlB+900ml蒸馏水

（3）DAB底物溶液的配制

1）将3mgDAB溶于5ml的0.05mol/L，pH 7.6的Tris缓冲液中。

2）用移液器反复吹打溶液，直至DAB充分溶解。

3）加入0.1ml的0.3%的过氧化氢，充分混匀。

4）新配制的DAB需尽快用完，建议现用现配。

### 3.5.2　链霉卵白素-生物素法（LAS-SA）免疫组织化学染色（AP-红显色）

CD31和CD105免疫组化试验过程中的主要抗体名称、来源、类别及理想稀释度如下表：

#### 抗体名称、类别、稀释度及来源

| | 名称（克隆） | 抗体类别 | 稀释度 | 来源 |
|---|---|---|---|---|
| 一抗 | CD31（1A10） | 鼠（单克隆） | 1:50 | 中杉金桥 |
| | CD105（SN6h） | 鼠（单克隆） | 1:50 | 中杉金桥 |
| 二抗 | 羊抗鼠IgG抗体生物素标记 | 羊抗鼠 | – | 中杉金桥 |
| | 碱性磷酸酶标记链酶卵白素 | | | |
| 显色剂 | AP-Red试剂盒 | | | 中杉金桥 |

染色结果：阳性染色为红色细胞表面染色

CD31、CD105抗体表达于各种组织的血管内皮细胞，适用于石蜡切片，组织处理推荐（1mmol/L EDTA pH9.0）抗原热修复。阳性部位为细胞膜，阳性对照可选择含有大量新生血管的组织（如肿瘤）等。得出上述结果，需进行如下步骤：

首先根据抗体的推荐稀释比例设计预试方案，可采用对半稀释的方法设计多组稀释度，如抗体说明书推荐1:100，则可设计1:50、1:100、1:200三种抗体稀释度，并设计添加入阳性对照及阴性对照。

预试步骤：切片脱蜡至水，蒸馏水洗涤3次，每次3分钟。

（1）抗原修复，参考抗体说明书提供的最佳修复方法，可选择pH 9.0 Tris-EDTA或pH 6.0 枸橼酸-枸橼酸钠热修复抗原或者酶消化等多种修复方法。修复完成后缓慢冷却至室温。

（2）PBS洗涤3次×3分钟。

（3）滴加约20%（用PBS稀释）的非免疫动物血清（与二抗同源）孵育10分钟。

（4）倒掉液体（不要冲洗）。

（5）滴加一抗（同时滴加CD31和CD105一抗）37℃孵育1~2小时或者4℃过夜。阴性对照则可选择滴加PBS。

（6）PBS洗涤3次×3分钟。

（7）滴加生物素化二抗（生物素标记羊抗小鼠、兔、豚鼠和大鼠IgG），孵育10~20分钟。

（8）PBS洗涤3次×3分钟。

（9）滴加碱性磷酸酶标记的链霉卵白素（S-A/AP），孵育10~20分钟。

（10）PBS洗涤3次×3分钟。

（11）滴加显色液，配制方法后述，也可购买试剂盒。

（12）使用配制好的底物滴加显色，切片室温孵育5~30分钟。

（13）镜下观察染色进度，自来水中止。

（14）Harris苏木精复染30秒~4分钟，自来水洗，晾干。

（15）水溶性封片剂如：90%甘油封片（9ml甘油中加入1ml PBS）。

同样，根据阳性片、阴性片的染色情况判断染色过程的正确与否，再根据不同稀释比例的染色效果选择最合适的稀释比。

常用抗原修复液：

（1）pH 9.0 Tris—EDTA缓冲液（抗原修复液）：

Tris 6.055g+EDTA 0.2922g+1000ml蒸馏水，调至pH 9.0

（2）pH6.0枸橼酸-枸橼酸钠缓冲液：

| A液 | 0.1M枸橼酸钠（$Na_3C_6H_5O_7 \cdot 2H_2O$） | 29.41g |
|---|---|---|
| 蒸馏水 | | 1000ml |
| B液 | 0.1M枸橼酸 | 21g |
| 蒸馏水 | | 1000ml |

工作液：82ml A+12ml B+900ml蒸馏水

（3）碱性磷酸酶底物固红底物溶液配制：将2mg游离酸状态的萘酚AS-MX磷酸盐溶于0.2ml N，N-二甲替甲酰胺中，然后加入0.1mol/L，pH 8.2的Tris缓冲液9.8ml，可选择性加入0.01ml 1mol/L的左旋咪唑（主要作用是阻断内源性碱性磷酸酶的活性），上述溶液可于4℃储存一个月，−20℃长期保存。临用前于1ml溶液中加入1mg固红TR盐。混匀后滴加至玻片上，室温下孵育5~30分钟。

（4）碱性磷酸酶底物新品红底物溶液配制：将18ml的0.2mol/L 2-氨基-2-甲基-1，3-丙二醇和50ml 0.05mol/L pH Tris缓冲液及600mg氯化钠混合，可选择性加入28mg的左旋咪唑（主要作用是阻断内源性碱性磷酸酶活性）。将38mg萘酚AS-BI磷酸盐溶于0.42ml N，N-二甲替甲酰胺中。混合上述两液。

将新品红1g溶于20ml的2N盐酸中，吸取0.15ml，加入0.35ml新鲜配制的4%亚硝酸钠溶液中，混合均匀。混匀后滴加至玻片上，室温下孵育 5~30 分钟。

混合上述液体，并调节 pH 至 8.7，混匀后滴加至玻片上，室温下孵育 5~30 分钟。

## 4. 免疫荧光组织（细胞）化学染色

### 4.1 免疫荧光组织（细胞）化学技术的基本原理

免疫荧光组织化学是现代生物学和医学中广泛应用的技术之一，是由 Coons 和他的同事在 1941 年建立，免疫荧光技术与形态学技术相结合发展成免疫荧光细胞（或组织）化学。免疫荧光组织化学是根据抗原抗体反应的原理，先将已知的抗原或抗体标记上荧光素，再用这种荧光素标记抗体（或抗原）作为探针，检查细胞或组织内的相应抗原（或抗体）。在细胞或组织中形成的抗原抗体复合物上含有标记的荧光素，荧光素受激发光的照射，由低能态进入高能态。高能态的电子是不稳定的，以辐射光量子的形式释放能量后，再回到原来的低能态时发出明亮的荧光（黄绿色或橘红色），利用荧光显微镜可以看见荧光所在的细胞或组织，从而确定抗原或抗体的性质和定位，以及利用定量技术测定含量。

该技术的主要优点是：特异性强、敏感性高、速度快。主要缺点是：非特异性染色问题尚未完全解决，结果判定的客观性不足，技术程序也比较复杂。

### 4.2 荧光显微镜标本制作要求

#### 4.2.1 载玻片

载玻片厚度应在 0.8~1.2mm 之间，太厚的玻片一方面光吸收多，另一方面不能使激发光在标本上聚焦。载玻片必须光亮清洁，厚度均匀，无明显自身荧光，有时需用石英玻璃载玻片。

#### 4.2.2 盖玻片

盖玻片厚度在 0.17mm 左右，光洁。为了加强激发光，也可用干涉盖玻片，这是一种特制的表面镀有若干层对不同波长的光起不同干涉作用的物质（如氟化镁）的盖玻片，它可以使荧光顺利通过而反射激发光，这种反射的激发光又可激发标本。

#### 4.2.3 标本

组织切片或其他标本不能太厚。若太厚，激发光大部分消耗在标本下部，而物镜直接观察到的上部不能充分激发。另外，细胞重叠或杂质掩盖，背景非特异染色引起的荧光影响结果判断。

#### 4.2.4 封裱剂

封裱剂常用甘油，必须无自身荧光，无色透明，荧光的亮度在 pH 8.5~9.5 时较亮，不易很快褪去。因此，常用甘油和 0.5mol/L pH 9.0~9.5 的碳酸盐缓冲液的等量混合液作封裱剂，如果用抗褪色剂封裱荧光染色标本更有利于显微摄影。配方是将 P-次苯基二胺二氢氯 100mg 加入 PBS10ml 中，调 pH 至 9.0~9.5，再加入甘油 90ml，混匀，在室温放置过夜，待其中小气泡完全消失即可使用。

### 4.3 免疫荧光组织（细胞）化学技术的方法

免疫荧光组织（细胞）化学技术通常采用直接法和间接法。直接法方法简单，适合做细菌、螺旋体、原虫、真菌及浓度较高的蛋白质抗原如肾、皮肤的检查和研究。此法每种荧光素标记抗体只能检查一种相应的抗原，特异性高而敏感性较低。间接法只需制备一种荧光素标记抗体可以检出多种抗原，敏感性较高，操作方法较易掌握，而且能解决一些不易制备动物免疫血清的病原体（如麻疹）等的研究和检查，所以已被广泛应用于自身抗体和感染病人血清的试验。

### 4.3.1　直接法操作流程

（1）染色：切片经固定后，滴加经稀释至染色效价如1:8或1:16的荧光素标记抗体（如兔抗人 γ-球蛋白荧光素标记抗体或兔抗人IgG或IgA荧光素标记抗体等），在室温或37℃染色30分钟，切片置入能保持潮湿的染色盒内，防止干燥。

（2）洗片：倾去存留的荧光素标记抗体，将切片浸入pH 7.4或pH 7.2 PBS中洗两次，搅拌，每次5分钟，再用蒸馏水洗1分钟，除去盐结晶。

（3）用50%（0.5mol/L碳酸盐缓冲液pH 9.0~9.5）甘油封固，并镜检拍照。

### 4.3.2　间接法操作流程

（1）双层法

1）切片固定后用毛细滴管吸取经适当稀释的免疫血清滴加在其上，置于染色盒中保持一定的湿度，37℃作用30分钟。然后用0.01mol/L pH 7.2 PBS洗两次，每次10分钟，用吸水纸吸去或甩干余留的液体。

2）再滴加间接荧光素标记抗体（如兔抗人 γ-球蛋白荧光素标记抗体等），同上步骤，染色30分钟，37℃，缓冲盐水洗两次10分钟，搅拌，缓冲甘油封固，镜检。

（2）夹心法：未标记的特异性抗原加在切片上，先与组织中的相应抗体结合，再用该抗原荧光素标记抗体重叠结合其上，从而间接地显示出组织和细胞中抗体的存在。步骤如下：

1）切片或涂片固定后，置于染色湿盒内。

2）滴加未标记的特异性抗原作用切片于37℃，30分钟。

3）缓冲盐水洗2次，每次5分钟，吹干。

4）滴加特异性荧光素标记抗体作用切片于37℃，30分钟。

5）重复步骤3）。

6）缓冲甘油封固，镜检并拍照。


# 5. 电镜标本的制备

电镜在动物病理方面的应用比较广泛，几乎所有的组织、器官的细胞超微结构以及超微病理方面均可以用电镜来观察其细胞器的改变。

在动物病理电镜标本制作的过程中，取材和固定显得尤为重要，标本选取位置的准确，标本大小，形状，固定液的及时固定，脱水，包埋，均会对后期制片造成很大的影响。

## 5.1　标本的选取

组织从生物活体取下以后，如果不立即进行适当处理，会出现细胞自溶现象。此外，还可能由于污染，微生物在组织内繁殖，使细胞的微细结构遭受破坏。因此，为了使细胞结构尽可能保持生前状态，必须做到以下几点：

（1）动作迅速，组织从活体选取下后应在1分钟内立即投入2.5%戊二醛固定液中固定。

（2）所取组织的体积要小，一般要求不超过1mm×1mm×1mm，也可将组织修成

1mm×1mm×2mm大小的长条形。组织块如果太大，标本中央不能得到及时的固定。

（3）取材器械应锋利，操作宜轻、快，避免牵拉、挫伤与挤压，选取一个组织后应将取材刀片充分清洗，避免交叉污染。

（4）操作最好在低温（0~4℃）下进行，以降低酶的活性，防止细胞自溶。可用冷藏的固定液润湿操作台，以起到降温和固定的双重作用。

（5）取材部位要准确，具有代表性，包含所观察的各种组织细胞成分。

下面简单介绍电镜标本切片前的制备。

几种猴脏器组织的电镜标本取材法：

（1）脑组织取材法：在一般情况下，脑组织先进行灌注固定（4%多聚甲醛溶液），待固定完成后应马上打开颅骨，暴露出所要取材的位置，根据取材的要求以及实验目的割取相应的部位。

（2）血管取材法：一般小血管切成长约2mm短柱状即可。如果是大血管，可以将管腔剖开，沿着纵轴将血管壁切成约长2mm、宽1mm的长条形。注意不要挤压血管，由于血管内皮比较薄弱，容易脱落。包埋时应做好定向包埋，以保证整个切面的完整。

（3）骨组织取材法：骨组织取材需先进行固定，脱钙后再处理，在活体先将需选取的组织取下约2mm×2mm×2mm大小，立即使用4%戊二醛固定2小时左右，PBS漂洗后入EDTA脱钙液中脱钙，并适时观察。然后小心修块，将多余组织剔除，将组织块制作成约1mm×1mm×2mm大小，脱钙完成后PBS漂洗，再入4%戊二醛固定2小时。

（4）肺组织取材法：肺组织因为疏松多孔，固定时往往很难将肺泡内的空气排空，造成固定不良的情况，可选取组织后立即投入固定液中不断震荡，缓慢的排出组织中气体。当组织开始下沉时，说明组织中气体排除完全（若选取标本的部位带有部分支气管软骨等，可能直接会下沉，并不代表肺组织中气体被排出）。肺组织固定时，需排出整个组织中气泡，以免影响后期操作。

（5）肾组织取材法：肾脏选材往往取包含肾小球的皮质部分。因猴肾脏较小，所以尽量选取肾外包膜以下约0.5cm处，建议选取1mm×1mm×2mm，以尽可能包含肾小球。

（6）肝、肠道组织取材法：肝、肠道组织选材需快，尽量保证一分钟内将选取组织投入固定液中，以免自溶。

### 5.2　固定液的选用

常用固定液有如下：

（1）四氧化锇：四氧化锇是一种强氧化剂，与氮原子有较强的亲和力，因而对于细胞结构中的蛋白质成分有良好的固定作用。它还能与不饱和脂肪酸反应，使脂肪得以固定。此外，四氧化锇还能固定脂蛋白，使生物膜结构的主要成分磷脂蛋白稳定。它还能与变性DNA以及核蛋白反应，但不能固定天然DNA、RNA及糖原。四氧化锇固定剂有强烈的电子染色作用，用它固定的样品图像反差较好。锇固定的时间一般为1~2小时。

（2）戊二醛：戊二醛的优点是对糖原、糖蛋白、微管、内质网和细胞基质等有较好的固定作用，对组织和细胞的穿透力比四氧化锇强，还能保存某些酶的活力，长时间的固定（几周甚至1~2个月）不会使组织变脆。该固定剂缺点是不能保存脂肪，没有电子染色作用，对细胞膜的显示较差。

组织块固定常规采用戊二醛-锇酸双重固定法。分预固定和后固定，中间用磷酸缓冲液漂洗。前固定用2.5%戊二醛固定2小时以上，后固定用1%锇酸固定液固定1~2小时，pH 7.3~7.4。固定完毕，用缓冲液漂洗20分钟后进行脱水。

### 5.3 脱水

为了保证包埋剂完全渗入组织内部，必须事先将组织内的水分置换出来，即用一种和水及包埋剂均能混溶的液体置换出组织中的水分，常用的脱水剂为丙酮（丙酮为有毒挥发性物质，使用时注意个人防护）。

参考脱水步骤：

（1）50% 丙酮10分钟左右。

（2）60% 丙酮10分钟左右。

（3）70% 丙酮10分钟左右。

（4）80% 丙酮10分钟左右。

（5）90% 丙酮10分钟左右。

（6）95% 丙酮10分钟左右。

（7）100%丙酮10分钟（两次）。

部分需染色的组织块可在脱水至70%乙醇或丙酮时，将组织块放在用70%乙醇或丙酮配制的饱和醋酸铀溶液中，染色时间2小时以上，或在冰箱中过夜，然后进行后面的脱水程序——浸透和包埋。

### 5.4 浸透

浸透就是利用包埋剂渗入到组织内部置换出脱水剂，这种包埋剂在单体状态时（聚合前）为液体，能够渗入组织内，当加入某些催化剂，并经加温后，能聚合成固体，以便进行超薄切片。目前常用的包埋剂是环氧树脂（epoxy resin）。环氧树脂是一类高分子聚合物，它的分子中含有两种反应基团，即环氧基和羟基。当加入酸酐类时，树脂分子中的羟基能与酸酐结合，形成分子间的横桥连接，这种起横桥式连接作用的交联剂叫做硬化剂，它们参与交联反应，并被吸收到树脂链中。常用的硬化剂有十二烷基琥珀酸酐（简称DDSA）、甲基内次甲基邻苯二甲酸酐（简称MNA）及顺丁烯二酸酐等。当加入胺类时，就引起末端环氧基相连，形成首尾相接的长链状聚合物。这种促进末端相接的交联剂叫做催化剂或加速剂。常用的加速剂有2，4，6-三（二甲氨基甲基苯酚）（简称DMP30）、二乙基苯胺及乙二胺等。为了改善包埋块的切割性能，某些环氧树脂包埋剂配方中还加有增塑剂，使包埋块具有适当的韧性。常用的增塑剂为邻苯二甲酸二丁酯（简称DBP）。

### 5.5 包埋

常规将组织块包埋在包埋模中，然后置烤箱烘干，在45℃（12小时）、60℃（36小时）烤箱内加温，即可聚合硬化，形成包埋块。

包埋操作中应注意以下几点：

（1）所有试剂、器皿应在干燥的环境中操作。

（2）配制包埋剂时，必须小心搅拌均匀。

（3）包埋时动作要轻巧，防止产生气泡。

（4）一些特殊标本需注意包埋面，如血管、胃肠道等。

（5）盛放过包埋剂的容器要及时用丙酮清洗干净。

（6）注意个人防护。

## 5.6　切片

组织块完成后经过修块等处理即可进行后面的切片染色工作。切片原理及操作与石蜡切片大致相似，因为是超薄切片，所以切片厚度比石蜡更薄。切片刀可选用钻石刀或玻璃刀，在刀口下方做成一个小水槽，以便收集组织载网和支持膜。本质上来说它只是组织的载体，与HE染色中的玻片类似，只是用途与需求不一样。电镜中使用的载网一般常用铜网。载网一般为圆形，挑选并清洗好载网之后，要在载网上覆盖一层支持膜，厚度约为10nm。对支持膜的要求是透明无结构，并能承受电子束的轰击。聚乙烯醇缩甲醛膜（formvar膜）为常用的支持膜。

## 5.7　超薄切片的染色

未经染色的超薄切片，反差很弱，因此要进行染色处理，以增强样品的反差。一般是用重金属盐与组织细胞中某些成分结合或被组织吸附来达到染色的目的。重金属的原子对电子束形成散射，从而提高图像的反差。常用的染色剂有醋酸铀和枸橼酸铅，可根据需要选择组织块染色或者切片染色。染色过程中需要注意避免直接与染液接触，注意自我防护。

（侯　俊　易传佳　岑小波）

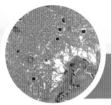

# 中文索引

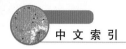

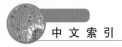

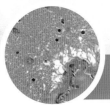

# 英文索引

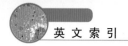

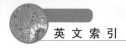